# L'Empreinte Sacrée

*Une nouvelle compréhension*
*des Principes Féminin et Masculin*
*du cerveau gauche et du cerveau droit*
*des gauchers et des droitiers*

**Données de catalogage avant publication (Canada)**

Marcoux, Jean-Philippe

L'Empreinte sacrée : une nouvelle compréhension des principes féminin et masculin, du cerveau gauche et du cerveau droit, des droitiers et des gauchers

ISBN 2-89436-147-5

1. Personnalité 2. Neuropsychologie. 3. Identité (Psychologie). 4. Empreinte (Psychologie). 5. Cerveau – Dualité. 6. Latéralité. 7. Identité sexuelle. I. Julien, Chantal. II. Titre.

QP402.M37 2005 612.8'2 C2005-941739-0

*Nous reconnaissons l'aide financière du Gouvernement du Canada par l'entremise du programme d'aide au développement de l'industrie de l'édition (PADIÉ) pour nos activités d'édition.*

*Nous remercions la Société de Développement des Entreprises Culturelles du Québec (SODEC) pour son appui à notre programme de publication.*

Révision linguistique :
Jocelyne Vézina

Photographie de l'auteur :
Sarah Zuili – sarahzuili@hotmail.fr

Infographie :
Caron & Gosselin

Mise en pages :
Composition Monika, Québec

Éditeur :
Éditions Le Dauphin Blanc
C.P. 55, Loretteville, Qc, G2B 3W6
Tél. : (418) 845-4045 – Fax (418) 845-1933
Courriel : *dauphin@mediom.qc.ca*

ISBN 2-89436-147-5

Dépôt légal :
3e trimestre 2005
Bibliothèque nationale du Québec
Bibliothèque nationale du Canada



Imprimé au Canada

Dr Jean-Philippe Marcoux, d.c.
en collaboration avec Chantal Julien

# L'Empreinte Sacrée

*Une nouvelle compréhension
des Principes Féminin et Masculin
du cerveau gauche et du cerveau droit
des gauchers et des droitiers*

Le Dauphin Blanc

# Table des matières

## Deuxième partie
## L'échiquier neurosociologique



## Troisième partie
## Remonter l'Échelle

# Une pensée d'entrée... en guise de bienvenue !

*Une minorité trop faible encore se demande si en définitive « la meilleure » façon de servir la société, les femmes, les hommes et les enfants, ne serait pas de commencer chacun par soi-même, d'essayer d'abord et uniquement sur sa propre personne, dans sa propre économie interne, les réformes prêchées à tous les carrefours.*

Carl Jung

Ma gratitude, toute mon immense gratitude à la Vierge Marie.

Ma profonde gratitude à mon amour, mon amie, ma partenaire et mon épouse, Chantal, qui sait où je me situe dans la vie. Elle est la conseillère parfaite pour attirer mon attention sur tout ce qui est en moi et autour de moi.

J'exprime aussi ma gratitude aux personnes qui ont été ou qui sont autour de moi : mes parents et beaux-parents, mes enfants, Réal Genest, Claude Sabbah et tous les élèves avec lesquels j'ai partagé, je partage et je partagerai des heures de joie, de rire et des instants d'émerveillement face a la vie.

Toute ma gratitude à mes bons professeurs (maîtres) pour m'avoir sagement et lentement communiqué leur savoir et leur science.

Toute ma gratitude à mes mauvais professeurs pour m'avoir orgueilleusement et rapidement enseigner leur savoir coloré de mensonges, d'injustice et de haine.

Ces bons et mauvais « maîtres » sont des repères permanents pour mon retour sur le chemin de Ma Vie et, grâce à eux, j'essaye de marcher dans une réalité d'équilibre, de justesse, d'harmonie et d'humilité, dans « la Voie du Centre » qui est si difficile à maintenir.

Bien à vous...
Jean-Philippe Marcoux

# Questions fondamentales... en guise d'ouverture

Pourquoi nos dirigeants (aux sens strict et élargi) ne nous offrent-ils jamais de vraies solutions pour transformer la société ?

Parce qu'ils viennent des mêmes écoles...
Parce qu'ils ont tous les mêmes professeurs...
Parce qu'ils parlent tous le même langage...
Parce qu'ils ont tous les mêmes repères...

Que faire pour qu'un changement de paradigme prenne place ?

Être visionnaire de ce paradigme...
Se donner le droit à ce paradigme...
Avoir le courage de l'appliquer.
Avoir :
De nouvelles écoles...
De nouveaux professeurs...
Un nouveau langage...
De nouveaux repères.

***Et si c'était vrai... !***

**Note au lecteur**

Afin de ne pas alourdir le texte et de faciliter la lecture, l'auteur a dû utiliser, d'une façon générale, le genre masculin. Selon le contexte, vous pouvez y substituer le genre féminin.

# Préface

Lorsque mon épouse et moi étions étudiants en mathématiques, il y a de cela près d'une vingtaine d'années, nous étions toujours étonnés de l'emphase donnée à certains propos, disons « philosophiques », par nos professeurs. Un de ces propos spécifiait que la première qualité d'un bon mathématicien était sans contredit son intuition. Pourquoi ? Parce que cette intuition donne toujours au scientifique l'idée de base qui l'amènera vers un nouvel horizon de découverte. La démonstration formelle et la rigueur scientifique feront le reste, bien entendu. Personnellement, cela m'a pris plusieurs années à comprendre toute la profondeur de cette simple remarque sur l'intuition également répétée par les plus grands mathématiciens de l'histoire.

Vingt ans plus tard, il nous est donné le privilège de suivre un séminaire du D^r^ Marcoux d.c., appelé « La Nouvelle Diplomatie neurosociologique / Cerveau-Gauche et Cerveau-Droit », où il nous est expliqué que les « *patterns* » de comportements, les relations interpersonnelles et, pire, la maladie, ne sont pas dus au hasard ni à la mauvaise fortune, mais qu'ils sont clairement fonction d'une certaine dynamique neurosociologique. C'est alors que les notions de cerveau gauche /cerveau droit et de positions neurosociologiques commencent à expliquer plusieurs dynamiques familiales, personnelles et professionnelles vécues dans le passé. De plus, une certaine logique mathématique semblait émerger au travers de concepts purement médicaux (neurologie et pathologie principalement). En effet, de la notion de positions neurosociologiques ressortaient une cohérence et un modèle de base qui faisaient mathématiquement beaucoup de sens et, bien sûr, plaisaient énormément à mon esprit très cartésien et rationnel. J'eus donc, à mon tour, cette fameuse intuition, à savoir (*ça voir*) : nous pouvons sûrement unifier les aspects mathématiques de la formation afin que ces derniers parlent d'eux-mêmes, qu'ils confirment la dynamique des relations interpersonnelles en plus d'expliquer plus clairement certains éléments du caractère sexuel des enfants résultant d'une relation Femme / Homme. Entre autres exemples : pourquoi dans une famille de 8 enfants, il pouvait y avoir 7 gars et une seule fille alors que l'on m'avait toujours enseigné que les chances étaient de 50 %-50 %.

Cette dynamique de 7 pour 1 se vérifiait du côté de ma mère, cette dernière étant la seule fille (en principe masculin en plus !) d'une famille de huit. Même chose du côté de mon père : 4 gars ! Et moi qui suis enfant unique ! Il n'y a pas à dire, dans ma famille, c'était un monde de gars ! Pour une mathématicienne-statisticienne comme mon épouse, ceci amène énormément de questions. Je vous propose une expérience simple : tirez pile ou face 8 fois (disons pile = fille et face = gars) et arrêtez votre expérience seulement lorsque dans vos 8 lancers vous aurez 7 faces et 1 pile. Bonne chance... Vous n'y arriverez pas de sitôt ! Il devait donc y avoir quelque chose de plus fort qu'une simple loi de probabilités.

Cette modélisation mathématique faite à l'aide de représentations matricielles (non présentées ici pour faciliter la lecture du livre), en plus de certaines discussions de validation avec notre entourage, nous a permis de cibler parfaitement et d'expliquer les « phénomènes étranges » ci-haut mentionnés et défiant les statistiques, en plus de nous faire comprendre beaucoup mieux la dynamique neurosociologique qui nous entoure tous. Quel enseignement !

En résumé, il est donc possible, dans beaucoup de cas, de mieux comprendre la dynamique d'une personne à partir d'une « cartographie mathématique » cohérente de la dynamique Mère – Père et de leurs Principes Féminin et Masculin. Notre dynamique neurosociologique est donc en quelque sorte la cristallisation de la dynamique Mère – Père. Intuitivement, cette dernière affirmation a beaucoup de sens, et mathématiquement également ; nous l'avons modélisée.

Inversement, la dynamique neurosociologique Mère – Père peut être déduite de notre propre dynamique.

Peut-être sommes-nous un peu plus proches d'une convergence entre les différentes sciences telles la médecine, la biologie, la physique, les mathématiques et autres. Et si les mathématiques étaient un langage unificateur ?

Même si ce que le D^r^ Marcoux d.c. nous propose ne nous donne que plus d'équilibre et moins de stress dans nos vies familiale et professionnelle par une meilleure compréhension de LA réalité, en plus de nous enlever à tous cette illusion que les choses nous arrivent par hasard, le pas effectué sera gigantesque.

En terminant, rappelez-vous que le hasard (théorie des probabilités pour les scientifiques) est sans contredit d'une grande utilité dans certains domaines, mais qu'il sert principalement, à mon humble avis, à modéliser une réalité souvent trop complexe encore pour être pleinement comprise dans toute sa certitude ou son déterminisme, sans plus ! Nous ne devons jamais baisser les bras devant la tâche énorme qui consiste à simplifier les choses et à les ramener à des modèles dotés d'un peu plus de certitudes. En fait, certains se souviendront peut-être comment Albert Einstein était convaincu que la réalité (physique) ne devait pas se modéliser sur des probabilités.

Et rappelez-vous que pour le scientifique, l'intuition demeure son outil de base. Pourquoi ne l'écoutons-nous pas plus?

En terminant, voici une suggestion: ne croyez pas simplement ce que vous lirez, ça serait trop facile. Observez-vous humblement ainsi que votre entourage et surtout, EXPÉRIMENTEZ! Vous serez surpris, comme mon épouse et moi le sommes tous les jours.

Michel Girard, M.Sc.
(mathématiques)
Annie Ouimette, M.Sc.
(mathématiques)
Mai 2005

# Avant-propos

***L'Empreinte Sacrée*** est une triple rencontre, une trinité dans son fondement.

Premièrement, c'est la redécouverte de notre « empreinte primordiale » et la rencontre avec elle, comme femme et comme homme.

Deuxièmement, c'est la redécouverte de la rencontre avec « l'empreinte primordiale » de l'autre, comme femme et comme homme.

Troisièmement, c'est la redécouverte et la rencontre avec notre processus « de verticalisation » pour émerger dans « l'Empreinte Sacrée » qui est l'Absolu.

Ce livre n'est pas un roman, mais une « carte au trésor ». Tu devras déchiffrer cette carte, en parcourant chaque étape, pour te retrouver, toi qui es le trésor. Alors tu deviendras un roman, un « best-seller », et tu pourras briller de toutes tes lumières.

Par un regard renouvelé et différent sur la dynamique neurosociologique qui a toujours existé pour la survie de chaque espèce, incluant la notion de relations de service, de partenariat, d'engagement, de mariage entre « l'épouse et l'époux » au sens strict et élargi, cette audacieuse réflexion sur un nouveau langage et sur des repères nouveaux permet de mettre en place un nouveau paradigme : se redonner le droit d'ouvrir une porte colossale sur une rééquilibration, une réharmonisation et une réunification de l'être humain. Ce nouveau modèle pourra redonner à la femme et à l'homme ce regard d'amour et de lumière qu'ils ont occulté depuis trop longtemps, et par lequel on reconnaît les « vrais Humains », bref, leur redonner le droit de simplement ÊTRE, en paix et dans la joie.

Ce livre est une ouverture sur une démarche ascensionnelle offerte à tout être ayant le courage et l'audace de redevenir lui-même par la rencontre, l'intégration et l'acceptation de son « empreinte primordiale ». Par cette rencontre, il se permet l'autonomie de son être, assumant ses responsabilités dans sa relation avec lui-même, avec les autres, dans sa profession, envers son pays, sa planète, son univers et son Absolu.

Impossible ? Possible ? Cela dépend de toi !

Si tu te retranches dans tes croyances et tes non-croyances (qui sont aussi des croyances), tu vas trouver la lecture de ce livre provocatrice, déstabilisante, insoutenable et insécurisante pour ton *petit monde* ou ton *grand monde* dont dépend ta survie.

Si, au contraire, tu choisis de lire et relire ce livre avec un esprit ouvert, tu découvriras lentement un nouveau langage qui t'offrira un autre regard et de nouveaux repères pour une nouvelle compréhension de ton monde.

Si tu te donnes le droit d'explorer et d'expérimenter cette autre façon d'Être en relation avec ce monde, alors tu seras celui qui traversera une porte pour redécouvrir un monde nouveau et différent, un monde qui t'offrira des réponses au *pourquoi* de ta vie, un monde qui te donnera le sens de ta mission et qui te montrera où se situent ton bonheur, ta joie et ton équilibre.

Bien entendu, il faut que tu fasses corps avec ce nouveau langage et ces nouveaux repères. Tu devras être présent à tout ce qui vit en toi et autour de toi... C'est après avoir lentement et parfois difficilement acquis, par ton expérience personnelle, cette autre façon d'être devant ta vie et dans ta vie que tu pourras cheminer sagement vers ta liberté, intérieure et extérieure, malheureusement absente de ta réalité présentement...

Alors, tu peux choisir de lire ou non ce livre !

Si tu choisis de lire ***L'Empreinte Sacrée***, alors va jusqu'au bout et fais ton travail ; il deviendra ton œuvre...

Si tu choisis de ne pas le lire, c'est bien ; mais alors, va jusqu'au fond de toi-même et constate ce que tu es... Regarde en toi et autour de toi et questionne-toi... Comment va ta vie ? Pourquoi cette vie ? Qui es-tu ? Pourquoi es-tu qui tu es ?

Tu pourrais demander pourquoi tu devrais te poser toutes ces questions...et tu pourrais me donner comme réponses :

- Parce que c'est comme ça !
- Parce que c'est mieux ainsi !
- Parce que je n'y peux rien !
- Parce que c'est mon karma !
- Parce que je suis trop vieux !
- Parce que je suis malade !
- Parce que j'ai tout !
- Parce que je sais tout !
- Parce que « j'en ai rien à foutre » !

Toutes les raisons que tu pourras invoquer sont des pièges qui te maintiennent dans une totale désorientation, balisée par tes repères de survie, comme tes croyances et tes non-croyances, et dans laquelle règne une totale ignorance, involontaire ou volontaire, de ce que tu es et de ce qu'est la vie.

Si tu continues de lire ***L'Empreinte sacrée***, alors nous devons, toi et moi, établir une seule règle de base : tu dois t'engager à accepter, avec honnêteté, intégrité et humilité, ce que tu es et en prendre la responsabilité sans jamais chercher à identifier un coupable ou une victime.

Pourquoi t'engager ainsi ?

Pour donner un repère à ton cerveau biologique afin qu'il puisse reconnaître et expérimenter sa réalité en toute sécurité, qu'il puisse apprendre un nouveau langage, créer de nouveaux repères avec des liens logiques et rationnels. Ceci va permettre à ton cerveau, pour ton cerveau et par ton cerveau, de s'ouvrir et d'émerger dans un nouveau monde aux possibilités infinies. Tu pourras réorienter ta façon de vivre, modifier la réalité de ta personnalité, aller vers un mieux-être, pour toi-même et ton environnement.

Ça t'intéresse ?

Avant d'aller plus loin, permets-moi d'ajouter quelques précisions.

J'utilise le tutoiement parce que c'est direct et que ça permet de créer et de mettre en place un partenariat plus personnalisé. Au fond, tu es directement concerné, non ? Je veux m'adresser à tout le monde, mais c'est avec toi que je partage présentement ce nouveau langage et ces nouveaux repères. C'est toi qui lis ce livre et non quelqu'un d'autre. Tu es seul avec moi ; nous créons un lien, une relation, je dirais même un échange, car au fil de la lecture des pages, tu auras cette douce impression que je suis à côté de toi, plus précisément à ta gauche, pour t'amener, par la porte magique de ton ouïe intuitive, sur le chemin des découvertes te concernant, pour t'aider à reconnaître qui tu es, à observer tes réactions émotionnelles et corporelles. C'est là qu'est la magie de l'âme (l'âme qui agit) ; c'est le début de la « verticalisation » de ton cerveau-corps et de tout ce qui est relié à toi et qui fait que tu exprimes cette « empreinte primordiale » sur ce corridor temporel relié à ton « histoire – mémoire ».

Tu dois savoir que je ne prétends pas être écrivain. Bien loin de moi cette pensée. Je viens simplement te redonner ce que tu as toujours eu en toi, en réactivant la mémoire de ces nouvelles informations par des réflexions, avec un nouveau langage et de nouveaux repères, pour permettre à ta vie de se transformer **si tu t'en donnes le droit**.

Je vais utiliser une certaine façon de livrer l'information en utilisant une approche répétitive de mots, de réflexions, de constats et d'explications de certains concepts pour éviter à ton cerveau neurologique de survie de mettre en application son processus de fuite. Alors, je te demande de passer outre l'aspect répétitif de certains passages et de focaliser sur le contenu du concept.

Il est important que tu saches, dès le début de ta lecture, que les chapitres sur la droitière, sur le gaucher, sur la gauchère et sur le droitier se lisent très facilement et rapidement, bien qu'ils soient étoffés. Mais avant d'arriver à ces chapitres attractifs, il est essentiel d'évoluer lentement à travers les six premiers chapitres afin d'intégrer et de comprendre les nouvelles notions. Tu en profiteras grandement lorsque tu seras rendu à lire les chapitres plus faciles.

Je vais aussi utiliser des mots ou des termes qui ne te sont pas familiers et que tu auras à apprivoiser. Ne te laisse pas décourager par ces termes qui *a priori* paraissent complexes et abstraits, mais que tu vas assimiler graduellement au fil de la lecture du livre. Persévère donc durant les premiers chapitres, car ce seront ceux par lesquels je mettrai en place les termes qui seront utilisés par la suite. Plus tu avanceras dans la lecture, plus ces concepts te paraîtront clairs.

Il est important de noter que dans ce livre, les termes « **inférieur** » et « **supérieur** » seront toujours écrits ainsi. Ils ne seront jamais accordés. Ces termes sont à considérer comme référence dans les graphiques qui sont insérés dans le livre.

De plus, dans ce livre, le mot « gourou » n'est pas employé au sens noble (le gourou étant un maître spirituel), mais bien au sens péjoratif que nous lui connaissons. Le mot « gourou » désignera donc ici une personne ayant une tendance dominatrice, voire tyrannique.

Je vais te parler avec tact, avec humour et fermeté, pour qu'ensemble nous fassions un pas de plus, non pas vers la division, mais vers l'Unité. Je sais que je peux t'aider à reconnaître qui tu es, grâce à des clés très simples et efficaces que tu vas utiliser pour toi et par toi.

***Et si c'était vrai... !***

# Introduction

De par le monde, des femmes et des hommes de bonne volonté recherchent des voies qui permettront d'offrir à l'humanité un nouveau souffle, un nouvel élan, un nouvel espoir, de nouveaux défis et de nouveaux projets pour nous sortir du cycle machiavélique que nous subissons depuis trop longtemps.

Il y a de cela quelques décennies, un de ces êtres de bonne volonté, un homme, le docteur H., médecin, scientifique, chercheur, un être logique mais meurtri par l'histoire de *l'empreinte primordiale* de sa vie, portant le fardeau de ses propres loyautés familiales invisibles, a élaboré la cartographie des mécanismes neuro-psycho-organiques des êtres humains.

De plus, cet homme a entrouvert une porte sur la compréhension des mécanismes des « relais neurologiques de survie », que je renomme « relais neurologiques de vie à Principe Féminin et à Principe Masculin ». Ce médecin remarquait déjà, il y a plusieurs années, qu'il serait intéressant de développer de façon approfondie toute la réalité de la droitière, du gaucher, de la gauchère et du droitier.

Ce médecin a réfléchi différemment. Il s'est posé la question suivante : « Si la zone hémisphérique cérébrale de survie droite est féminine et la zone hémisphérique cérébrale de survie gauche est masculine, qu'arrive-t-il si cette zone féminine ou cette zone masculine est partiellement ou totalement endommagée ?

À la suite de nombreuses observations cliniques d'êtres humains, il a observé que même si la zone féminine était altérée ou endommagée, les fonctions de base féminines continuaient à s'exprimer. De même, si la zone masculine était altérée ou endommagée, les fonctions de base masculines continuaient à s'exprimer. C'est à partir de ces premiers constats qu'une porte s'est entrouverte sur l'existence de la notion de « relais neurologiques de survie ».

J'ai décidé d'ouvrir grand cette porte, passionné que je suis par les comportements humains.

Le cerveau étant l'organe de base de fonctionnement pour la vie, mais aussi pour la survie du corps (le corps étant la projection du cerveau), le cerveau doit logiquement et biologiquement utiliser un système de protection parallèle de survie pour maintenir en fonction la réalité neurologique de sa nature féminine et aussi la réalité neurologique de sa nature masculine qui risquent potentiellement de subir des dommages neurologiques. Cette notion de protection parallèle de survie par « des relais neurologiques de survie » nous permet d'envisager la présence d'un pont-relais entre les deux hémisphères opposées en permettant de maintenir active la zone correspondante.

En d'autres mots, la position neurologique de survie de base pour le cerveau correspond à l'énoncé suivant : « L'hémisphère neurologique à relais féminin » se localise dans « l'hémisphère cérébral gauche », et « l'hémisphère neurologique à relais masculin » se localise dans « l'hémisphère cérébral droit ».

À partir de cette réalité de survie pure, la notion de l'existence des «relais neurologiques de survie » est devenue une nouvelle réalité et un passage logique et obligatoire dans ma réflexion sur une nouvelle compréhension des mécanismes de fonctionnement du cerveau.

C'est à partir de ce premier constat qu'un deuxième niveau de réflexion et d'observation s'est mis en place et que le nouveau langage relié à « l'empreinte primordiale », à « la neurologie de survie », à « la Neurologie de Vie », à « la Neurologie Sacrée », à « la Neurologie de l'Absolu », à « **L'Empreinte sacrée** » sont passées d'un état immatériel... à un état matériel.

À la suite de mes observations et recherches personnelles de dix-sept ans de pratique en clinique privée dans le domaine de la chiropractie spécifique des hautes cervicales, par la compréhension de la géométrie sacrée reliée au Principe Féminin et au Principe Masculin, par la compréhension des nouvelles données en Biologie Totale et par la pratique du iaïdo, j'ai lentement et logiquement élaboré, exploré, expérimenté, constaté et partagé tout ce qui va suivre.

Depuis plusieurs années, il est courant d'entendre dire que l'hémisphère droit du cerveau biologique correspond au principe féminin et que l'hémisphère gauche du cerveau biologique correspond au principe masculin.

Et si, par un autre regard qui permet une nouvelle compréhension tout à fait complémentaire aux données actuelles, nous pouvions aller plus loin dans la compréhension de nous-mêmes ?

Ne serait-il pas intéressant de comprendre et de redécouvrir, par un nouveau langage et de nouveaux repères neuro-psycho-patho-sociologiques, pourquoi les femmes et les hommes réagissent si différemment les uns des autres dans différents contextes où la pression coercitive, tant interne qu'externe, induit des « ressentis » et des comportements pouvant, dans les cas extrêmes, « déclencher » des pathologies psychiques et physiques. Notre société actuelle nous fournit quotidiennement de multiples exemples de ce type de constat, mais elle ne peut les expliquer.

Ne serait-il pas intéressant, dans une attitude de respect, de réaliser, d'expérimenter et de partager des faits nouveaux et de faire se rencontrer deux visions différentes, mais complémentaires, deux façons d'appréhender la réalité, dans le but de faire émerger une nouvelle réalité, un nouveau constat pour faire naître quelque chose de mieux ?

Ne serait-il pas intéressant d'avancer et d'évoluer ensemble, femmes et hommes, pour une même cause ?

Par exemple, ne serait-il pas intéressant de redécouvrir et de comprendre pourquoi l'hypoglycémie (insuffisance de sucre dans le sang) est présente chez les jeunes filles droitières et non chez les jeunes filles gauchères de base ?

De comprendre pourquoi nous retrouvons le diabète chez la jeune fille gauchère qui est « verrouillée » sur son « Principe Masculin » ? À partir de cette nouvelle compréhension, nous pourrions élaborer de nouveaux protocoles thérapeutiques pour mieux gérer un problème de santé.

Ne serait-il pas intéressant de redécouvrir et de comprendre pourquoi le diabète juvénile est présent chez les jeunes garçons droitiers et non pas chez les jeunes garçons gauchers de base ? Pourquoi nous retrouvons l'hypoglycémie chez le jeune garçon gaucher qui est « verrouillé » sur son « Principe Féminin » ?

Ne serait-il pas intéressant de redécouvrir et de comprendre pourquoi la droitière a un comportement social et sexuel si différent de celui de la gauchère, pourquoi le droitier a un comportement social et sexuel si différent de celui du gaucher ?

Ne serait-il pas intéressant de redécouvrir et de comprendre pourquoi les droitières expriment et vivent leurs maladies si différemment des gauchères, pourquoi les droitiers expriment et vivent leurs maladies si différemment des gauchers, pourquoi ces droitières de base et ces gauchers de base expriment-ils et vivent-ils leurs maladies dans des catégories similaires, pourquoi ces gauchères de base et ces droitiers de base expriment et vivent leurs maladies dans des catégories similaires ?

Par un regard totalement nouveau et par une nouvelle compréhension de la neurosociologie, si des réponses logiques et rationnelles apparaissaient pour toutes ces questions ? **Et si c'était vrai ?**

À partir de maintenant, tu peux envisager que tes relations avec ton entourage personnel, familial, professionnel, peuvent et vont s'améliorer si tu le choisis.

Les réflexions qui s'imposeront graduellement à toi seront le tremplin pour découvrir de nouvelles possibilités de compréhension de toi-même et des autres. Il faut juste te donner le droit de réapprendre un nouveau langage et de nouveaux repères, dans la compréhension des mécanismes de « la Nouvelle Diplomatie Neurosociologique Cerveau Gauche – cerveau droit, Principe Féminin – Principe Masculin ».

À partir de là, l'histoire, l'humanité, pourront s'offrir un changement de paradigme, quelque chose de différent, de nouveau, pour un mieux-être impliquant des qualités relationnelles optimales.

# Lexique

Avant de débuter l'étude du sujet que je te présente, avant de faire tienne la vision que je te propose, je me dois de te fournir ce lexique afin de te familiariser plus rapidement et plus facilement avec des termes sans doute nouveaux pour toi et que j'utiliserai tout au long de l'ouvrage. Ta lecture t'appartient; sens-toi à l'aise de revenir aussi souvent que tu veux à ce lexique. Il est un outil pour mieux avancer dans la compréhension du sujet que je développe.

## L'Empreinte sacrée :

Elle est la « première IDÉE », la « première PENSÉE ». C'est l'empreinte pure. C'est la première manifestation de l'Absolu... Dieu, le Sans-Nom, l'Innommable, d'où découle et émerge la première « empreinte primordiale » de nos ancêtres.

## L'empreinte primordiale :

C'est la manifestation du premier « projet-sens », immatériel ou/et matériel, de l'« Empreinte sacrée ». C'est aussi la somme de tous les projets-sens, négatifs et positifs, de tous tes ancêtres ainsi que les projets-sens de toutes les catégories de mémoires historiques reliées à ton cerveau. C'est en quelque sorte l'héritage de tes parents, qui t'ont légué une position neurosociale, ton empreinte primordiale.

## Le projet-sens :

C'est une projection d'idées, de pensées, de rêves et de désirs. Le projet-sens permet à toute réalité existante de quitter l'univers immatériel pour prendre forme dans le monde matériel et concret. À ton insu, tu exprimes les projets-sens de tes parents et de tous tes ancêtres, jusqu'à ce que tu puisses exprimer ton projet-sens.

## L'horizontalisation :

C'est un cheminement et une attitude dictés par un état dit de « survie », dans une dynamique de « prédaté » (proie) – prédateur. C'est l'héritage humain que tu reçois dès le début de ta vie. L'horizontalisation a pris place dès ta conception et se poursuivra jusqu'à ta mort, à moins que tu changes ton cheminement et que tu empruntes la « Voie du centre ».

## La verticalisation :

C'est un cheminement et une attitude dictés par un état dit de « Vie », dans une dynamique de partenariat. C'est chercher à vivre dans l'instant présent pour exprimer la justesse, l'équilibre et l'harmonie afin de servir l'Unité. La verticalisation est le véritable chemin que l'être humain doit emprunter. C'est son héritage divin.

## La Voie du centre :

C'est l'expression parfaite de la justesse, de l'équilibre et de l'harmonie qui sert l'Unité.

### Le Principe Féminin (P ♀):

C'est un repère symbolique et anatomique de la neurologie de Vie, qui correspond à l'hémisphère cérébral gauche et à tout le côté gauche du corps.

### Le Principe Masculin (P ♂):

C'est un repère symbolique et anatomique de la neurologie de Vie, qui correspond à l'hémisphère cérébral droit et à tout le côté droit du corps.

### Pat-hormonal:

C'est un mécanisme neurologique de survie qui provoque une neutralisation temporaire ou permanente d'une zone cérébrale, impliquant une bascule temporaire ou permanente dans la zone cérébrale opposée.

### Pat-hémisphérique:

C'est un mécanisme neurologique de survie qui provoque une neutralisation temporaire ou permanente des deux zones cérébrales opposées en même temps.

### Mini-maxi schizophrénie:

Lorsque j'utilise ce terme, je ne désigne pas un déséquilibre mental. Il faut que tu notes la nuance. Si la schizophrénie est une psychose caractérisée par une dissociation d'avec la réalité et une perturbation du rapport au monde extérieur, la mini-maxi schizophrénie, elle, désigne plutôt des petites plages d'informations émotionnelles occultées, temporairement ou de façon permanente, à la suite d'une pression coercitive externe ou interne ingérable par le cerveau. Pour le cerveau, c'est un magnifique et puissant mécanisme de survie et de protection. Par ce procédé, grâce à nos sens, le cerveau nous fait ressentir et percevoir la réalité différemment, positivement ou négativement. Il nous propulse ainsi dans une autre « réalité », ce qui met en place l'incohérence, le déséquilibre, l'injustice et un facteur de désorientation neuro-psycho-patho-socio-organique.

## Le réel :

Il se définit comme étant un fait quantitatif, spatial et temporel concret, que le cerveau expérimente par différents sens biologiques et, qui, de ce fait, peut être expérimenté par d'autres individus avec des résultats similaires. (Exemple : prendre un crayon dans sa main...).

## Le virtuel :

Il se définit comme étant un fait qualitatif qui utilise un support spatio-temporel non réel (en apparence), mais qui est ressenti par le cerveau comme étant réel. (Comme si = c'est...). (Exemple : voir un crayon à la télévision...)

## L'imaginaire :

Il se définit comme étant un fait qualitatif spatial et temporel, la forme étant considérée comme une idée avant la substance formée ou matière. (Exemple : imaginer un crayon). Pour le cerveau, cela est vécu comme étant réel.

## Le symbolique :

Il correspond à une référence, ni spatiale ni temporelle, d'un concept global que le cerveau biologique utilise à partir de ses références de mémoires. Cela peut être un mot, une image, un son qui exprime un symbole clef. Là aussi, « comme si = c'est » ; pour le cerveau c'est une réalité.

À la suite de ces termes que tu retrouveras fréquemment lors de ta lecture, j'ai cru bon de te donner un aperçu des notions qui seront élaborées. Cet aperçu te servira de référence et te permettra d'entrer plus facilement dans le sujet.

A) Il y a deux grands concepts : le concept à Principe Féminin et à Principe Masculin, qui est la pierre d'assise de ce livre, et le concept hémisphérique sexuel féminin et hémisphérique sexuel masculin.

Il est d'usage de dire que chacun des concepts siège dans un hémisphère du cerveau et, par un croisement neurologique, contrôle le côté opposé du corps. Ainsi, le concept hémisphérique sexuel féminin siège dans l'hémisphère droit du cerveau et contrôle le côté gauche du corps ; le concept hémisphérique sexuel masculin siège dans l'hémisphère gauche du cerveau et contrôle le côté droit du corps.

Cela correspond, selon ma vision, à une neurologie d'horizontalité, de survie.

J'avance qu'il y a des relais dans le cerveau, dans chacun des hémisphères. En fait, cette notion de relais est une des pierres angulaires du livre. Le concept hémisphérique sexuel féminin, qui siège à droite, a donc un relais dans l'hémisphère gauche à Principe Féminn, et vice versa pour le Principe masculin. Chaque relais peut contrôler le côté du corps qui lui correspond.

C'est ce que je nomme une neurologie de Vie, laquelle correspond à la verticalité.

B) Afin d'éviter une mort réelle ou imaginaire (irréelle), le cerveau bascule d'un hémisphère à un autre (pat-hormonal) ou neutralise les deux hémisphères (pat-hémisphérique)

C) Il y a quatre grandes positions neurosociologiques :

| | |
|---|---|
| Inférieur | Gourou |
| Esclave | Supérieur |

À ces quatre positions se juxtapose une position générale : celle du Sauveur ou de la Sauveuse.

La position neurosociologique que l'on occupe est déterminée, inconsciemment, par les parents lors de la conception. Elle correspond à notre empreinte primordiale. Cette position ne changera jamais, mais on peut « être meilleur » dans notre rôle à l'intérieur de notre position.

D) Tant que tu exprimes ton empreinte primordiale, tu seras en équilibre et en harmonie ; **tu ne seras jamais malade**, sauf si tu vas au-delà de ta résistance physiologique naturelle ou que tu subis des traumatismes chimiques ou physiques provoquant un désordre dans l'organisme, voire la mort dans les cas extrêmes.

E) Si tu sors de ton empreinte primordiale par une pression coercitive interne et/ou externe, tu seras en déséquilibre et incohérent. Tu positionneras ton cerveau sur le mode « détresse ». Ce positionnement obligera le cerveau à tout faire pour revenir à l'équilibre et à l'harmonie, car il est programmé pour survivre.

PREMIÈRE PARTIE

# LE CERVEAU DANS TOUS SES ÉTATS

*De nouveaux repères pour se redécouvrir*

## Chapitre 1

# L'Unité

*« Dans le devenir classé en règne, la genèse est le Temps, la matière ou substance formée est l'Espace, et l'Activité est la Conscience. Ainsi l'Activité, la Forme et l'Idée sont les différents aspects d'une même Puissance, le Soi ou « Conscience cosmique » qui se cristallise ou limite en forme spatiale, spécifiée pour qualifiée. »*

R.A. Schwaller de Lubicz
*Propos sur ésotérisme et symbole*

Regardons la réalité en face : tu as un cerveau-corps physique qui expérimente chaque instant des sensations agréables et désagréables, et ce, depuis ta conception, ta naissance, jusqu'à maintenant. C'est ce qui crée ta réalité, ton histoire-mémoire, ton empreinte primordiale, ta vie, quoi !

Cette réalité cerveau-corps est « toi » qui exprimes, dans ta nature corporelle, les principes féminin ou masculin avec toutes les implications cérébrales, corporelles, psychologiques, spirituelles, sociales, professionnelles qui en découlent, avec leurs avantages et leurs désavantages.

D'où viens-tu ? Qui t'as conçu ?

Tu pourrais dire que tu viens de ta mère et de ton père ! Ce sont eux qui t'ont fait en quelque sorte, et tu as raison à 100 %. Tu peux ajouter que c'est un fait qui peut être prouvé biologiquement. Effectivement, ta mère et ton père sont tes géniteurs, qui eux-mêmes ont été conçus par leurs parents, et ainsi de suite... Cela s'appelle l'hérédité familiale, avec toutes les implications du bagage légué par procuration. Cela revient à dire que tu n'as pas le choix. Pourtant, tous tes ancêtres ont quelque chose en commun : un cerveau biologique, que je nomme « C.B. », et une empreinte primordiale.

Je sais, tu te dis que tout le monde sait tout ça ! Nous ne faisons que commencer, alors continuons lentement ; tu vas redécouvrir d'autres choses que très peu d'êtres humains savent !

Et si tu ne faisais qu'exprimer les projets-sens conscients et inconscients de tous tes ancêtres ? Regardons cela de plus près, toi et moi.

Quand tes parents biologiques t'ont conçu, ils avaient chacun leur propre empreinte primordiale, ils avaient chacun leur propre histoire-mémoire, ils étaient, indépendamment l'un de l'autre, sur leur position neurosociologique du Principe Féminin et/ou du Principe Masculin, et ils ont eu, indépendamment l'un de l'autre, consciemment ou inconsciemment, des rêves, des idées, des émotions, des sensations, des attitudes négatives et positives internes et externes. Tout cela a permis de mettre en place, par les programmes héréditaires communs, ton empreinte primordiale.

Tu es l'expression parfaite des états spirituels, psychiques, sociologiques, moraux, émotionnels et physiques de tes parents. Tu es l'expression parfaite des conflits négatifs et « surpositifs » de tes ancêtres qui permet à la somme de leurs projets-sens de se matérialiser et devenir leur projet-sens commun.

Tu ne fais qu'exprimer à la perfection le programme projet-sens immatériel (idées, intentions, rêves, émotions, pensées, fractures émotionnelles initiales...) de tes ancêtres.

Ton empreinte primordiale est à l'image parfaite de la somme de deux projets-sens: le maternel et le paternel. Ton cerveau ne fait qu'obéir à une seule loi : « **Nous sommes la matérialisation parfaite du projet-sens négatif et positif de nos parents.** »

Difficile à concevoir et à admettre, non ?

Toi et moi, comme tous les autres, exprimons à la perfection, dans nos pensées et dans nos actes, tous les ressentis négatifs et positifs de tous nos ancêtres. Et cette expression est tissée par la très puissante « loyauté familiale invisible ». Pour ne pas trahir le « clan », tu vas ressembler à tes ancêtres et faire comme eux. En apprivoisant les notions de ce livre, tu pourras faire la paix avec cette « loyauté familiale invisible ». Si tu la combats, tu te combats toi-même, tu es en guerre avec toi-même, car tu portes en toi tous tes ancêtres. Tu sors alors de ton empreinte primordiale, ce qui te mène au déséquilibre et à l'incohérence. Il est donc important de ne pas trahir le clan... Tu comprendras la portée de ce que je te dis dans les pages qui vont suivre.

En d'autres mots, tu as une énorme banque de données de solutions de survie qui est aussi ton empreinte primordiale, et, chaque instant de ta vie, ton cerveau-corps est programmé pour survivre en temps réel à la mort, mais aussi sur une base virtuelle, imaginaire et symbolique. De cette banque de données, ton cerveau va puiser la meilleure solution pour toi, pour survivre à un contexte de pressions coercitives externes et internes ingérables. C'est ainsi que la réalité de ta vie est en place et qu'elle fonctionne depuis toujours, que cela te plaise ou non.

Nous sommes, tous sans exception, des unités biologiques avec une empreinte primordiale qui utilise un programme parfait de survie et qui est gérée **par** le cerveau biologique et **pour** le cerveau biologique.

Alors, quelle est la fonction du cerveau ?

Ton cerveau a comme mandat de tout faire pour te maintenir soi-disant en vie par tous les processus chimiques et physiques qui le relient à sa projection, son corps, avec ses extrémités, ses organes, ainsi que son système de communications qui, par tous les capteurs sensoriels, auditifs, olfactifs, visuels, kinesthésiques et émotionnels, redonne les informations au cerveau via la structure nerveuse.

« Par lui-même et pour lui-même », le cerveau va créer des actions-réactions qui mettent en place des attitudes de fuite, comme les croyances et les non-croyances, le pat-hormonal, le pat-hémisphérique, les maladies, et qui expriment les réalités du gaucher, de la droitière, de la gauchère et du droitier. Tout ça pour survivre un instant de plus par rapport à des réalités agréables ou désagréables. Le cerveau biologique est l'organe de survie idéal dans une relation permanente de « prédateur-prédaté », et cela chaque instant de ta vie.

Voilà que je crois entendre une réflexion de ta part...

> « Tu me dis que je suis un prédateur ? Moi ? Moi qui suis le patron de mon entreprise, moi, l'infirmière, moi, le juge, moi, l'écrivain, moi, le politicien, moi, la mère de famille. Et j'imagine que tu vas me dire que je suis aussi une proie ? Moi, le prêtre, moi, l'enfant, moi, la serveuse, moi, l'architecte et ainsi de suite... Tu es en train de me faire croire que nous sommes tous des prédateurs-prédatés dans différents contextes de nos vies, et que tout ça, c'est pour la survie ? »

Oui, exactement. Sois attentif à la vie: pour survivre (en réel, virtuel, imaginaire, symbolique), tu es obligé de performer, de confronter, de vaincre ou d'être vaincu pour garder la vie sauve. Tu permets à ton cerveau – corps de fonctionner dans cette dynamique de prédateur – prédaté. Tu as besoin de t'impliquer mentalement et physiquement avec les différentes contraintes que cela implique. Tu dois aussi confronter de ton mieux les oppositions et les résistances rencontrées; ton degré de performance et de réussite est évalué dans ce monde de dualité, de paradoxe, d'opposition. Tu fais des efforts pour tendre vers un certain équilibre, une certaine harmonie, et ces efforts sont reliés à une attitude de survie pour éviter et éloigner de toi cette mort réelle, virtuelle, imaginaire ou symbolique, cette mort que la plupart d'entre nous découvrons directement ou indirectement un jour ou l'autre. Et même, parfois, tu subis les assauts psychologiques, physiques et moraux de la maladie, mais aussi, parfois, les autres t'agressent.

Tout ceci constitue la dure réalité de « la notion de dualité », la loi des opposés, le négatif et le positif, le mal et le bien, le désagréable et l'agréable, la nuit et le jour, le prédateur et le prédaté, le vainqueur et le vaincu, et ainsi de suite! Réfléchis un peu...Tu vas constater que ton monde ne s'accorde pas tous les jours avec les expressions du bonheur total.

Et je crois entendre une autre réflexion de ta part...

« Tu me dis que j'ai peur de mourir? ... Jamais, car je suis un homme, un vrai! Jamais, car je suis invincible! Jamais, car je ne crois pas en la mort, je crois seulement en la vie! »

Remarque comment ton cerveau réagit lorsqu'on aborde le sujet de la mort!

Déjà, cette réaction qui émerge de ton cerveau démontre que tu as une crainte de la mort réelle, mais aussi de celle qui est virtuelle, imaginaire et symbolique. Déjà, par cette réaction, tu vis une fuite, une sortie de ton empreinte primordiale qui ouvre la porte au déséquilibre et à la peur. Il faut juste savoir que, biologiquement, ton cerveau fera tout pour éviter la mort, même en faisant une négation de sa propre réalité biologique.

Lorsque la mort s'installe, c'est le cerveau qui éteint partiellement ou totalement la transmission. Pourtant, tu dois savoir que pour ton cerveau, la mort réelle n'est pas la seule qu'il craint ; il redoute autant toutes ces morts symboliques, imaginaires et virtuelles qui, pour lui, sont aussi réelles ! Pour le cerveau, « comme si » veut dire « c'est ». Cette expression a un poids considérable sur son mode de réaction et sur le fonctionnement qui en découle, car le cerveau ne fait pas la différence entre le réel, le virtuel, l'imaginaire et le symbolique !

Alors il met en place la « mini-maxi schizophrénie » qui est comme « un voile », « un *klippa* », une protection pour occulter cette mort qui est ingérable pour lui.

Souviens-toi de ces émotions d'écroulement, de totale désorientation, de panique ou d'incompréhension. Souviens-toi comment ton cerveau-corps faisait tout pour retrouver cette petite bouffée d'air si vitale en te faisant réagir par de multiples façons : par la colère, les cris, les hurlements, la fuite, l'éclatement, la confrontation, le rire, le délire et toutes les maladies psychiques ou physiques. Souviens-toi de toutes les réactions de survie pour échapper à la mort réelle, virtuelle, imaginaire ou symbolique !

Toi, moi et tout ce qui se meut sur cette planète, avons le même programme biologique de base : survivre à la mort (réelle, virtuelle, imaginaire, symbolique) en étant en permanence dans une dynamique et une relation de « prédateur-prédaté ».

Et si il y avait une troisième option : « l'option du partenariat » ?

Prends quelques instants pour bouger si tu en ressens le besoin. Pose le livre, va respirer « un bon coup ». Puis, prends le temps de relire ce chapitre et d'en comprendre la portée, car il te permettra de cheminer avec facilité à travers les chapitres qui vont suivre.

Ne t'inquiète pas, tranquillement je mets en place un langage précis et rationnel qui permet à ton cerveau de ne pas fuir en laissant la place aux croyances et aux non-croyances. Graduellement, ton cerveau va intégrer les données de ce nouveau langage et lentement, tout va se mettre en place par de nouveaux repères : l'idée maîtresse va se cristalliser et ton cerveau va faire le reste...

***Et si c'était vrai... !***

## Chapitre 2

# Les quatre zones du cerveau pour la survie !

*« L'Être en tant d'existence ne se manifeste que par la relation, c'est-à-dire, l'inter – échange, entre deux compléments composants de l'Être. On appellera complément les deux qualités spécifiques d'une chose, l'une de ces deux qualités niant l'autre. Les compléments n'existent pas isolément pas plus que le pôle Nord sans le pôle Sud, ce sont les composants abstraits de l'Être ; ils sont essentiellement, les principes actifs et passifs mâle et femelle. Il y a inter – échange des activités, échange d'énergie, d'où la possibilité d'addition et de soustraction, d'annihilation mutuelle ou d'exaltation. Cette relation est alors symbole de l'Être : la chose ».*

R.A. Schwaller de Lubicz
*Du symbole et de la symbolique*

La relation symbole de l'Être, « la chose », est l'expression du projet-sens, « la chose » est l'expression de l'empreinte primordiale.

Reprenons l'idée de base: tu exprimes la somme des projets-sens de tes parents, tu es né avec un cerveau, un corps et des critères sexuels féminins ou masculins qui sont à l'image parfaite de cette somme des projets-sens, ce que Schwaller de Lubicz nomme: « la loi de la genèse ».

En plus, ton cerveau biologique se subdivise en quatre sous-classes qui sont, de la plus ancienne et profonde à la plus récente et superficielle: l'endoderme, le mésoderme ancien, le mésoderme nouveau et l'ectoderme.

## Les quatre zones du cerveau

Il faut savoir que ton cerveau est composé de **quatre zones neurologiques**, de quatre niveaux, si tu préfères, dont les mandats et les fonctions sont de mettre tout en œuvre – et je dis bien tout – ce qui est nécessaire pour et par ton cerveau biologique afin de « survivre » un instant de plus, face à la réalité qu'il affronte.

Ton cerveau est relié au temps dont il dépend. Considérons ton cerveau comme un volume (la réalité de l'espace-temps). En résumé, ton cerveau occupe « un volume dans l'espace » ; il utilise le temps, qui lui permet d'exister en tant que « repère biologique », avec un début (sa conception) et une fin (sa mort). Durant toute sa vie, le cerveau biologique va utiliser, **sans humour**, tous les programmes de survie dits positifs et négatifs qu'exprime son empreinte primordiale, laquelle est l'expression du projet-sens de ses concepteurs (les parents), aux sens strict et élargi.

Si tu le veux bien, allons visiter ton cerveau. Je ne donne pas ici un cours de neuro-anatomie, mais j'offre des repères-structures généraux pour ton cerveau afin que, par lui, ce nouveau langage et ces nouveaux repères prennent forme. Pour ceux qui ont soif de détails, il existe de nombreux textes de neuro-anatomie qui satisferont vos exigences.

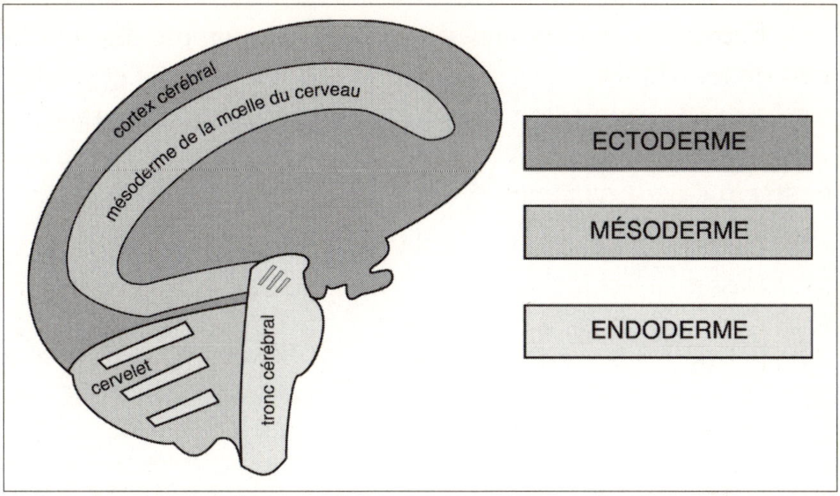


## La zone ectodermique

Cette zone est la plus jeune, la plus récente dans l'évolution neurologique de vie, si je puis dire. Elle est sexuée, c'est-à-dire qu'elle a un côté féminin et un côté masculin, nommés « hémisphère à Principe Féminin, à gauche » et « hémisphère à Principe Masculin, à droite ». Elle occupe, avec le mésoderme nouveau, la plus grande surface de l'espace dans la boîte crânienne. De plus, la zone ectodermique féminine et masculine, avec ses nombreuses sous-zones compartimentées, est reliée aux structures dites épithéliales, méso-épithéliales et aux muqueuses.

En résumé, c'est la zone neurologique qui gère et contrôle les zones neurocorporelles externes et internes, comme un radar ; celles-ci sont « les premières sur la ligne de front » en temps réel, mais aussi dans une réalité virtuelle, imaginaire ou symbolique. Exemple : la zone ectodermique est reliée à la peau, à la bouche, à l'œsophage, à l'estomac, aux intestins, aux sinus, à la trachée, aux bronches, à la vessie, au vagin, à l'utérus, aux vésicules séminales, à la vésicule biliaire, aux veines coronaires, aux artères coronaires, aux canaux lactifères, aux canaux pancréatiques (qui, pour l'exemple, sont reliés aux problématiques de l'hypoglycémie et de l'hyperglycémie-diabète).

Pourtant, toutes ces réalités, toutes les composantes neuro-anatomiques sont reliées à une relation et à une dynamique neuro-psycho-organo-sociologique dite de «SÉPARATION-CONTACT», la séparation étant reliée à l'épithélium, et le contact étant relié au système nerveux central et aux nerfs. Les nerfs, dont la fonction est de faire circuler les « messages-informations/émotions » entre un point et un autre, permettent de mettre toute la réalité « cerveau-corps » dans une dynamique de « motion », « de mouvement », pour se rapprocher ou s'éloigner du repère convoité avec toutes les nuances agréables et désagréables que le cerveau va utiliser comme références. De ces « émotions-réactions » s'ouvre une porte au « désir » de refaire ou non l'expérience avec les satisfactions ou les frustrations que cela implique, avec les attitudes de possession, de fuite, de peur du rejet ou de manque, de colère, d'agression, et toutes les implications psychologiques, physiques et sociales qui y sont reliées en temps réel, virtuel, imaginaire et symbolique.

Pour comprendre les mécanismes de fonctionnement interne du cerveau-corps, il faut savoir qu'il y a trois phases de fonctionnement utilisées en permanence pour permettre le processus de survie. En premier lieu, c'est la phase dite normale qui oscille à l'intérieur de « la fourchette physiologique ». En deuxième lieu, c'est la phase sympathicotonique, dite aussi phase de détresse active. En troisième lieu, c'est la phase vagotonique, dite phase de reconstruction. Je te rassure, ce n'est pas dans ce chapitre que nous allons aborder en profondeur cette partie. Pourtant, il faut savoir que cela existe, car c'est la survie d'une espèce qui est en jeu.

## La zone du mésoderme nouveau

Cette zone est un peu plus ancienne, ontologiquement parlant, que l'ectoderme. Cette zone est sexuée, c'est-à-dire qu'elle a un côté féminin et un côté masculin, que je nomme « mésoderme nouveau féminin gauche» et « mésoderme nouveau masculin droit ». Le mésoderme nouveau se situe au centre du cerveau et il est entouré par la zone ectodermique.

La zone mésoderme nouvelle féminine et masculine, avec ses nombreuses sous-zones compartimentées qui la composent, est reliée aux structures dites de la moelle du cerveau, qui se localise à partir du centre vers l'extérieur de cette zone. Cette zone correspond aux os, aux ligaments, aux muscles, aux veines et aux artères, aux ganglions lymphatiques et autres structures lymphatiques, aux graisses et à la dentine.

C'est la zone neurologique qui gère et contrôle les zones corporelles permettant à la structure cerveau-corps d'être en mouvement, en déplacement, dans des réalités dites réelles, virtuelles, imaginaires et symboliques. Toutes ces réalités, toutes ces composantes neuro-anatomiques, sont reliées à une dynamique neuro-psycho-organo-sociologique de « DÉVALORISATION » en rapport avec la performance, soit « stricte », c'est-à-dire une structure précisément localisée (comme par exemple une vertèbre cervicale ou bien un muscle précis de la cuisse droite), soit au sens « élargi », c'est-à-dire un regroupement de structures (comme par exemple l'épaule droite ou bien la zone lombo-sacrée).

L'ectoderme, relié à la structure des nerfs, donne et reçoit les messages agréables ou désagréables. Le mésoderme nouveau, lui, permet de se mettre en mouvement, par une action chimique et mécanique entraînant une performance musculo-squelettique visant la réalité d'une dynamique relationnelle de prédateur-prédaté en relation « avec » des émotions agréables ou désagréables ressenties « par et pour » le cerveau. Par ce constat, le cerveau-corps va choisir l'action de rapprochement ou de fuite, avec toute la gamme des réactions-émotions que cela implique. Tout peut être ressenti et vécu en positif ou en négatif. Tout dépend des « programmes-mémoires » encodés dans ton empreinte primordiale qui font réagir dans l'instant même chaque parcelle du cerveau-corps que tu utilises !

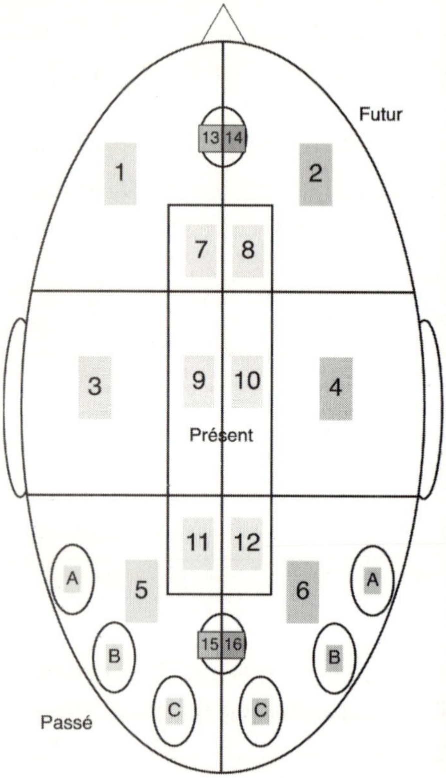


| ♀ | Cerveau côté gauche | ♂ | Cerveau côté droit | |
|---|---|---|---|---|
| 1 | Peur frontale, Thyroïde (Hypo ou hyperthyroïdie) et Larynx (peur bleue) | 2 | Peur frontale, Bronches (CHEGLT) (si couplé avec larynx = asthme) | Futur |
| 7 | Côté droit de la tête, cou, épaule, sauf pour les os qui demeurent à gauche[1] | 8 | Côté gauche de la tête, cou, épaule, sauf pour les os qui demeurent à droite | |
| 13 | Canaux pancréatiques, conflit de grande répugnance (Hypoglycémie) | 14 | Canaux pancréatiques, conflit de grande répugnance (Diabète) | |
| 3 | Territoire féminin, vagin, utérus, veines coronaires. (Embolie pulmonaire, arythmie) | 4 | Territoire masculin, artères coronaires (conflit de perte de territoire, infarctus, tachycardie). | Présent |
| 9 | Côté droit de la cage thoracique, dorsales, côtes, sternum, sauf pour les os[1] | 10 | Côté gauche de la cage thoracique, dorsales, côtes, sternum, sauf pour les os[1] | |
| 5A | Vessie féminine, conflit de marquage de territoire | 6A | Vessie masculine, conflit de marquage de territoire | |
| 5B | Peur dans la nuque | 6B | Canaux hépatiques (foie) en correspondances aux conflits de rancœur. Peur dans la nuque | |
| 5C | Cortex visuel de l'œil droit (Rétine, cristallin, corps vitré) | 6C | Cortex visuel de l'œil gauche (Rétine, cristallin, corps vitré) | Passé |
| 11 | Côté droit des vertèbres lombaires, du bassin, sacrum jambe et pied, sauf pour les os[1] | 12 | Côté gauche des vertèbres lombaires, du bassin, sacrum jambe et pied, sauf pour les os[1] | |
| 15 | Ovaire/testicule gauche Parenchyme rénal | 16 | Ovaire/testicule droit(e) Parenchyme rénal | |

**Ectoderme et mésoderme nouveau**

## La zone du mésoderme ancien

Ontologiquement, cette zone est encore plus ancienne que les deux zones précédentes. Cette zone est « androgyne » par sa nature, c'est-à-dire qu'elle est composée d'une partie féminine et d'une partie masculine. De plus, cette zone est composée d'une partie non sexuée. La partie sexuée est reliée au mésoderme nouveau et à l'ectoderme, qui eux sont sexués, alors que la partie non sexuée est reliée à la zone endodermique, qui est totalement asexuée.

Le mésoderme ancien, qui se nomme aussi « le cervelet », se cache – et je dis bien : se cache – derrière l'occiput qui est la partie arrière du crâne. Cette même zone est localisée dans une position anatomique « supério-postérieure » à la zone endodermique, dite aussi tronc cérébral. Il a été constaté que le cervelet est très protégé du point de vue anatomique. Le mésoderme ancien est composé de sous-zones compartimentées : le quatrième ventricule, le relais du péricarde droit et gauche, le relais de la plèvre pulmonaire droite et gauche, le relais du péritoine droit et gauche, le relais des glandes mammaires droites et gauches, et le relais du chorion (le derme) de l'hémicorps droit et gauche. De plus, le cervelet est relié au centre de l'équilibre.

Le mésoderme ancien gère et contrôle les émotions reliées à la peur, la peur d'être agressé, d'être souillé et la peur reliée au « conflit de nid » strict ou élargi au niveau de « nourrir » l'enfant ou la famille en réel, virtuel, imaginaire et symbolique.

Selon les informations reçues et interprétées par le cervelet, les différentes catégories de peurs se manifesteront psychologiquement ou physiquement. Ces manifestations émotionnelles impliqueront systématiquement les zones du mésoderme nouveau et de l'ectoderme pour mettre en action différents choix de procédures : si tout est normal, aucune crainte ressentie ; si c'est la panique, alors c'est la fuite ; si je suis tétanisé, c'est l'attaque ou la contre-attaque. Bien entendu, tout cela est vécu dans le réel, le virtuel, l'imaginaire et le symbolique « par et pour » ton cerveau-corps.

Si les peurs ressenties ont un impact relié à la survie pure, c'est-à-dire à une question de vie ou de mort, le cervelet va passer le « message-émotion » vers l'endoderme (tronc cérébral) et toutes les problématiques organiques de survie de base se déclenchent. Tous les organes reliés à la zone de l'endoderme, comme l'estomac, le foie, le pancréas, les reins, etc. en sont affectés.

## La zone de l'endoderme (tronc cérébral)

Cette zone, dite « archaïque ou reptilienne », est la plus ancienne. Elle est totalement neutre et asexuée. Sa position anatomique est localisée à la base de la boîte crânienne, profondément assise au centre et à l'orifice de la boîte crânienne qui se nomme le *foramen magnum*. Paradoxalement, cette zone neurologique devrait être la plus protégée vu le rôle dominant qu'elle joue ; pourtant, des recherches ont démontré que le tronc cérébral émerge de la boîte crânienne chez les êtres vivants et qu'il se localise dans une réalité anatomique de très grande vulnérabilité, ce qui implique un potentiel de plusieurs possibilités de traumatismes. Cette zone neurologique est située dans « l'espace biomécanique » de la première vertèbre cervicale, qui se nomme « atlas », et la deuxième vertèbre cervicale, qui se nomme « axis ». De plus, l'endoderme ou tronc cérébral est la zone qui gère le « centre de la température ». Les acupuncteurs nomment cette zone « la porte de l'Âme ». Cette zone gère tous les organes de « survie de base » : ceux du système digestif, ceux du système respiratoire alvéolaire, du système urinaire, du système de reproduction et du système hormonal.

En résumé, c'est la zone neurologique qui gère et contrôle toutes les structures organiques dites vitales. Si une ou plusieurs zones sont partiellement ou totalement endommagées, de sérieux problèmes organiques s'activent et risquent de mettre en péril la vie biologique de l'individu et, dans l'extrême limite, de provoquer la mort.

Toutes ces réalités et ces composantes neuro-anatomiques sont reliées à une dynamique de survie de base. La notion de « survie de base » fait référence à des ressentis émotionnels ingérables précis reliés à chaque organe géré par l'endoderme, par exemples le manque, la perte pure, l'héritage familial, un « morceau » trop gros à digérer, la notion d'effondrement, et ainsi de suite pour chaque organe endodermique.

Ça commence à être intéressant, non ?

Serais-tu à la recherche de solutions de survie qui te permettraient de mieux performer par rapport à toi-même et par rapport aux autres ? Si tel est le cas, dis-toi que c'est normal ; c'est « la survie » à l'œuvre.

Si tu ne te sens pas interpellé par le sujet, c'est que tu sais en partie ou totalement ce que je te dis, et que tu as hâte de découvrir des informations supplémentaires pour te permettre de continuer à jouer ton rôle de puissant prédateur ; si c'est le cas, tu veux augmenter tes chances de survie ; dis-toi que c'est normal : c'est encore « la survie » à l'œuvre.

Si tu réagis négativement à cette lecture en rejetant et en critiquant les différents sujets abordés, parce que tu crois tout savoir, ou si tu penses que tout ça est impossible, ta réaction est normale aussi : c'est toujours « la survie » à l'œuvre avec tous ses mécanismes de protection qui sont mis en place à ton insu.

Nous parlerons plus loin de ces mécanismes de protection.

## Chapitre 3

# Les mécanismes de survie

*« Ce qui est vivant se meut, ce mouvement est : soit quantitatif dans l'espace et le temps, soit qualitatif ou formel, c'est-à-dire définissant l'espace et le temps, la forme étant ici considérée comme idée avant la substance formelle ou matière. Il y a ainsi la vie apparente et la vie causale de cette apparence. »*

R.A. Schwaller de Lubicz
*Propos sur ésotérisme et symbole*

Ton cerveau biologique (neurologie de survie) est une structure magnifique dont la fonction est de mettre en œuvre tout ce qui est accessible à sa réalité biologique pour survivre, instant après instant, en utilisant toutes les données qui viennent à lui à partir du réel, du virtuel, de l'imaginaire ou du symbolique.

C'est comme ça depuis très longtemps, et de plus, chaque être vivant est régi par cette loi !

Mais ton cerveau qui se projette lui-même vers l'extérieur, ce que tu nommes « ton corps », féminin ou masculin, a ses raisons. Et si c'était parce que ton cerveau doit ressentir par ses sens les informations périphériques externes et internes afin de se permettre un repositionnement neurosociologique dans la meilleure réalité spatio-temporelle de nature réelle, virtuelle, imaginaire et symbolique pour mieux survivre et, en plus, sans humour ?

Je t'explique...

Est-ce que ce sont tes yeux qui voient ou ton cerveau qui voit par tes yeux ? Est-ce que ce sont tes mains qui prennent le livre ou ton cerveau qui le prend par tes mains ? Est-ce que c'est ton nez qui sent l'odeur du papier ou ton cerveau qui sent par le nez ? Et ainsi de suite...

S'il te plaît, réfléchis à ça.

Tu vas redécouvrir que ton cerveau est la structure qui ressent. Il s'offre des repères spatiaux et temporels pour encore et toujours davantage performer dans la survie.

Ces repères sont identifiés de différentes façons, mais ils ont aussi leur propre réalité, leur propre langage, leur propre symbolisme, accessibles ou non **à** ton cerveau, **pour** ton cerveau et **par** ton cerveau. Ces repères sont constitués de tout ce qui est ressenti **par et pour** ton cerveau-corps : les formes géométriques (comme le triangle, le cercle, le carré, les lignes droites ou courbes), l'espace, l'écriture, les mathématiques, les langages, les mots, les sons, les couleurs, les odeurs, les symboles, la nature et ainsi de suite.

Lorsqu'un de ces repères-symboles provoque un état de satisfaction, il est ressenti comme agréable, et le cerveau-corps veut, par réaction de désir, recréer ce lien qui, dans l'extrême limite, peut devenir un piège en occasionnant une sortie de l'empreinte primordiale et installer un état de déséquilibre...

Si le « repère-symbole » est ressenti comme désagréable ou nuisible, le cerveau-corps va par réaction éviter ce lien en utilisant le processus de fuite et déclencher une sortie de l'empreinte primordiale, installant ainsi un état de déséquilibre.

Est-ce que cela te ressemble un peu dans ta façon de fonctionner ? Est-ce que tu es plus souvent en état de déséquilibre (réel, virtuel, imaginaire ou symbolique) qu'en état d'équilibre et d'harmonie ?

Quand ton cerveau-corps (neurologie de survie) subit des pressions coercitives internes et externes ingérables pour lui, il utilise un gigantesque processus de fonctionnement de survie à partir de sa colossale banque de « mémoires expérimentales ».

## Le premier mécanisme de survie : la « mini-maxi schizophrénie »

Quand sa réalité est ressentie comme étant irrationnelle, illogique, problématique et/ou dangereuse, le cerveau utilise son premier mécanisme de survie, qui se nomme la « mini-maxi schizophrénie », en te propulsant en dehors de ton empreinte primordiale, donc en déséquilibre, et en te faisant exprimer une myriade de « réactions » positives ou négatives qui sont reliées à des états de « fractures émotionnelles initiales » qui deviennent tes pièges. Tout ça pour la survie de ton cerveau-corps...

Pense un peu au fait que tu as été conçu et que tu as peut-être toi-même conçu un être à partir de ces états altérés de conscience !

La « mini-maxi schizophrénie » est considérée comme étant « une plage d'informations occultées qui est en surtension et ingérable face à la réalité du ressenti de ton cerveau ». Ce qui fait que la réalité cérébrale est temporairement masquée, qu'elle est temporairement zappée et même qu'elle a temporairement disparu par un mécanisme neurologique réactionnel de protection de survie. Dans l'instant même, tu t'es sorti de ton empreinte primordiale et tu t'es installé dans un état de déséquilibre ! À ce moment-là, tu entres dans une dynamique de prédateur-prédaté en devenant le coupable ou la victime.

Si cette plage d'informations ingérables reste présente face à la réalité neuro-psycho-socio-patho-organique de ton cerveau-corps, elle déclenche un très grand choc ou une grande souffrance physique, psychologique, sociale et même mystique pour la réalité du cerveau-corps. Elle peut aussi devenir une opportunité et un tremplin colossal pour installer un changement de paradigme en restant sur ton empreinte primordiale. Tu es alors en équilibre, restant dans l'instant présent face à la réalité qui est en surtension, utilisant adéquatement la puissance de la loyauté familiale invisible pour enclencher le processus de verticalisation et de libération ; cela se nomme « avoir une conscientisation de soi ».

En d'autres mots, tant que ton cerveau ressent, par les sens, des réalités de repères qui sont logiques, rationnelles et gérables par lui et pour lui, il reste « là », présent, face au fait de cette réalité. Attention ! Cela peut devenir le plus vicieux et le plus problématique des pièges : « la satisfaction », qui s'installe très confortablement. Il faut être particulièrement attentif à ce type de réaction.

## Le deuxième mécanisme de survie : les croyances et les non-croyances

À la suite de chaque constat cérébral de « réalités – repères » illogiques et irrationnelles, par lui et pour lui, le cerveau (neurologie de survie) se « retire » par la « mini-maxi schizophrénie » et laisse place au deuxième processus de fuite : les croyances et les non-croyances. Ces dernières imposent leur mode de fonctionnement interne (la peur, l'attaque, l'arrogance, l'ego surdéveloppé, le mensonge, l'écroulement, le rejet, la fuite, le délire, l'agressivité, le non-respect, l'ingérence, le viol, l'abus de pouvoir, le fanatisme, le racisme, le jugement, le meurtre, etc.).

Par le processus cérébral neurologique de survie adopté devant une réalité en surtension et ingérable, il est très difficile de rester en contact avec cette réalité et de lui faire face. Pour survivre en temps réel, virtuel, imaginaire et symbolique, le cerveau « impose un retrait ou une fuite » qui est une réaction purement biologique de survie. Tout cela pour sauver « ta peau », tes croyances et tes non-croyances !

Est-ce que cela te permet de comprendre un peu mieux comment tu fonctionnes ? Es-tu sur le mode « neurologie de survie » ou sur le mode « neurologie de Vie » ?

Ressens en toi et autour de toi la réalité de ton monde et sois attentif à tes moindres réactions émotionnelles, psychologiques, spirituelles et physiques. Découvre avec stupéfaction la vitesse avec laquelle la réaction de survie se met en place... Expérimente consciemment ce fait et, simplement, donne-toi le droit d'être dans la réalité de ce fait sans fuir ni raisonner la réalité du fait. Expérimente et explore le monde avec ses repères de survie, que tu utilises à chaque instant, et prends conscience où tu te situes, quel est ton mode de fonctionnement, quelle est ton empreinte primordiale à partir de laquelle tu échafaudes ta réalité, ton monde, tes croyances et tes non-croyances.

À ce stade-ci de ta lecture, tu peux te positionner dans la fuite en pensant que tout cela est idiot, que ça ne te concerne pas... Souviens-toi de la règle de base que toi et moi avons établie : s'engager dans l'humilité, l'intégrité, la responsabilité de ce que tu es sans jamais identifier un coupable ni une victime.

Constate cette autre réalité : tant que c'est gérable, tu joues le jeu, mais quand cela devient ingérable pour ton cerveau et par ton cerveau, tu ne joues plus le jeu... C'est cela, la fuite.

Je te propose d'avoir un autre regard face à une nouvelle réalité, avec un nouveau langage et de nouveaux repères, et déjà une réaction de survie te maintient sur ta position de croyances et de non-croyances. Cette réaction de survie sert à ne pas trahir cette « puissante loyauté familiale invisible ».

## Le troisième mécanisme de survie : le « pat »

Il existe la troisième étape de survie avec un petit détail d'ordre purement neurologique que ton cerveau utilise sans que tu en sois conscient. Ce détail neurologique de survie s'appelle « le pat ».

Le *pat* est un mot qui symbolise l'arrêt du jeu, où personne ne gagne et personne ne perd, où tout est au neutre. Par ce mécanisme, nous pouvons « repartir » et « fonctionner » sur l'autre hémisphère neurologique ou sur une autre position neurosociologique à Principe Féminin ou à Principe Masculin. Ce repositionnement neurosociologique offre une nouvelle réalité de survie pour un instant de plus. En effet, ton cerveau utilise la notion de pat pour survivre de façon encore plus performante à la pression coercitive interne et externe ingérable de la réalité qui le confronte, et cela, dans une relation prédateur-prédaté.

Il existe deux types de pats : le « pat hormonal » avec son code symbolique Ph, et le « pat hémisphérique » avec son code symbolique PH.

Commençons par le premier. Le « pat hormonal » (Ph) est un mécanisme physiologique d'ordre neurologique et chimique qui s'active lorsque le cerveau évolue à travers différentes réalités en surtension ou en pression coercitive interne et externe ingérables qui sont de nature agréables ou désagréables (rupture, deuil, licenciement, confrontation, vieillissement, repositionnement social, dynamique familiale, dynamique interne d'acceptation ou de rejet de soi-même ou des autres, satisfaction.).

Lorsque le cerveau biologique est mis en état de détresse neurologique de survie (survie réelle, virtuelle, imaginaire, symbolique), le cerveau-corps biologique va utiliser et expérimenter la fuite en utilisant les paradoxes comportementaux ultérieurement expliqués (mini-maxi schizophrénie, croyances et non-croyances), mais aussi des processus de bascules neurochimiques. Le cerveau biologique peut neutraliser temporairement ou en permanence sa zone hémisphérique neurosociologique en surtension féminine ou masculine, et mettre en place une procédure de repositionnement sur une zone hémisphérique neurosociologique différente. Le cerveau met en place toutes les actions du repositionnement neurosociologique nécessaires pour sa survie, et en gère parfaitement les conséquences.

Cette bascule ou repositionnement peut être de courte ou de longue durée selon les paramètres ressentis par le cerveau-corps dans une dynamique de prédateur-prédaté. Cette même bascule ou repositionnement peut se faire **à l'intérieur** de la même zone neurosociologique à Principe Féminin ou à Principe Masculin reliée à la notion de « verrouillage neurosociologique », elle-même reliée à la réalité neurosociologique de l'esclave et du gourou. (J'aborderai plus longuement ces termes et ces notions dans les chapitres qui viennent).

Cette bascule ou ce repositionnement peut se faire sur la sphère hémisphérique opposée, c'est-à-dire : un passage ou un saut symbolique entre la sphère hémisphérique à Principe Féminin et l'autre sphère hémisphérique à Principe Masculin, ou elle peut être est reliée à la notion de « non-verrouillage neurosociologique », reliée à la réalité neurosociologique d'inférieur et de supérieur.

Maintenant, passons au deuxième type de pat. Le « **pat hémisphérique** » (PH) se met en place différemment chez la droitière ou le droitier et chez le gaucher ou la gauchère.

Le « pat hémisphérique » est considéré comme étant la dernière étape neurologique de survie reliée à des conditions extrêmes de pression coercitive interne et externe ; il met en place une double neutralisation des hémisphères à Principe Féminin et à Principe Masculin en même temps et pour une durée variable, avec des conséquences neuro-psycho-socio-patho-organiques qui, en apparence, semblent sans effet symptomatique secondaire ; l'individu est « malade sans être malade ». Cela se nomme une constellation schizophrénique, mais la réalité symptomatique devient catastrophique lorsque l'individu n'est plus sur le mécanisme du pat hémisphérique en retrouvant une position neurosociologique « non verrouillée » ou « verrouillée ».

Pour la droitière et le droitier, le « pat hémisphérique » se met en place lorsque l'individu est « verrouillé et non mobile » sur son hémisphère à Principe opposé à son sexe et relié en surtension à sa position neurosociologique sexuelle de base. Exemple : une droitière « verrouillée en gourou » sur son Principe Masculin et en même temps reliée à sa position de base féminine (non verrouillée en inférieur) à Principe Féminin.

Pour le gaucher et la gauchère, le « pat hémisphérique » est positionné initialement dès la conception, c'est-à-dire qu'ils fonctionnent en permanence sur le « pat hémisphérique mobile », sur les deux hémisphères à Principe Féminin et à Principe Masculin en même temps et sur deux positions neurosociologiques opposées et mobiles (inférieur et supérieur) en même temps (la zone du sexe opposé jouant un rôle plus dominant et la zone du sexe dominant étant sur un jeu de rôle secondaire, en position de « fantôme »).

Ce qui fait que lorsque le gaucher ou la gauchère sort du « pat hémisphérique », la notion et la réalité du « pat hormonal » s'appliquent. L'individu se « verrouille » sur la sphère hémisphérique à Principe opposé à son sexe.

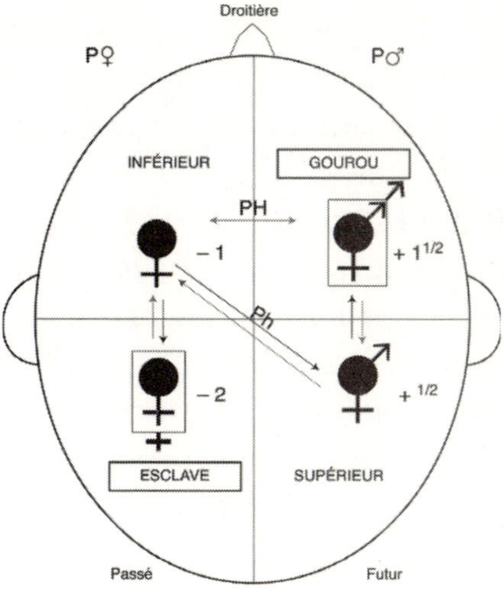


Pour mieux comprendre la notion du « pat hormonal » et du « pat hémisphérique », voici un nouvel exemple : une femme droitière, de trente ans, en position neurosociologique d'inférieur à Principe Féminin et vivant en couple, subit un choc ingérable à la suite d'un comportement inacceptable pour elle, venant de son partenaire de vie. Par cette position neurosociologique d'inférieur, par son ressenti et par sa réaction face à cet événement inacceptable et par ses mécanismes neurologiques de survie, son cerveau va mettre en place un « pat hormonal » sur la position neurosociologique de supérieur à Principe Masculin. Alors que se passe-t-il pour elle et son entourage ? Sans aucune raison apparente, cette femme va se comporter comme un homme : elle va s'intéresser aux activités mâles, devenir plus agressive, se comporter comme un « macho » dans sa relation avec les autres, et, dans l'extrême limite, développer les maladies reliées au Principe Masculin, comme par exemple, un début de diabète, certaines problématiques respiratoires, de légers troubles d'ordre cardiaque reliés aux artères coronaires, de la tachycardie, etc.

Si le partenaire de vie continue à persister dans sa dynamique de pression coercitive interne et externe sur elle, cette femme, qui est maintenant sur une position neurosociologique de supérieur, peut se repositionner dans un « verrouillage » en pat hormonal sur la position neurosociologique de gourou à Principe Masculin. À partir de ce repositionnement, elle peut mettre en place une série de comportements neuro-psycho-socio-patho-organiques beaucoup plus puissants et performants avec les conséquences que cela peut impliquer ! Et si les pressions coercitives internes et externes du milieu l'obligent à maintenir cette position neurosociologique verrouillée en gourou et qu'en même temps, le milieu lui impose d'être passive et non réactionnelle, alors, pour sa survie, son cerveau neurologique de survie va installer l'ultime mécanisme de protection : le « pat hémisphérique » sur la position neurosociologique d'inférieur à Principe Féminin avec les conséquences neuro-psycho-socio-patho-organiques de ce repositionnement. Elle va se retrouver en état de neutralité neuro-psycho-patho-sociologique. Je pourrais appliquer les mêmes procédures explicatives pour le droitier.

L'explication d'une procédure évolutive d'un gaucher et d'une gauchère est très différente de l'exemple donné précédemment sur la droitière.

(À partir du chapitre 4 jusqu'au chapitre 11 nous allons avancer lentement dans ces connaissances, d'une façon logique, rationnelle, étape par étape, avec un nouveau langage, de nouveaux symboles, de nouveaux repères, de nouveaux constats, de nouvelles propositions et de nouvelles solutions.)

Ces repositionnements neurosociologiques par le « pat hormonal » et le « pat hémisphérique » peuvent être de courte ou de longue durée selon les paramètres ressentis par le cerveau-corps dans une dynamique prédateur-prédaté.

Je suis conscient que cela peut (et doit sans doute) te paraître très complexe. Ne te décourage pas pour autant, car lorsqu'on (ré)apprend quelque chose, tout est complexe et difficile au début. Tout cela va devenir très simple pour toi dans quelques chapitres. Je t'offrirai des repères graphiques et tout sera expliqué et démontré étape par étape un peu plus loin. Patience, nous évoluons lentement mais sûrement, tout cela pour éviter les dérapages. Il s'agit juste pour toi de regarder par une autre fenêtre la réalité de ce que nous sommes. N'oublie pas que ce que tu redécouvres est essentiellement la compréhension de la Nouvelle Diplomatie Neurosociologique cerveau gauche-cerveau droit, Principe Féminin-Principe Masculin.

Revenons à notre « pat hormonal » !

Je pourrais te donner une longue, très longue liste de faits, que toi et moi exprimons, et qui se classent précisément dans l'une de ces positions neurosociologiques à Principe Féminin et à Principe masculin.

Un de mes objectifs est de t'offrir une cartographie cérébrale avec de nouveaux repères d'évolution neurosociologique qui te permettront d'évoluer d'une façon simple et rapide, pour lentement redécouvrir où est ta position neurosociologique et comprendre les subtilités du pourquoi de ce que tu es.

Parlons plus longuement du « pat hémisphérique ». Celui-ci est un peu plus complexe et implique des conséquences désagréables et même extrêmes s'il n'est pas compris et s'il est mal utilisé. Par exemple, à la suite de l'évaluation et des constatations de symptômes précis, sans prendre en considération la notion de « pat hémisphérique », la suggestion ou la prescription de certains médicaments hormonaux ou d'autres thérapies chimiques physiques ou psychologiques, risquerait d'augmenter les symptômes, au lieu de les abaisser, et de créer une confusion en mettant en place de nouveaux problèmes qui étaient inexistants.

Le « pat hémisphérique » est utilisé par le cerveau et pour le cerveau pour créer un effet de neutralité temporaire, que nous pouvons nommer « constellation schizophrénique ». Les femmes et les hommes qui expriment cette réalité sont totalement au neutre, temporairement. Ils sont en état de pause et ils attendent que la réalité prédateur-prédaté augmente la pression coercitive interne et externe pour leur permettre de repasser à l'action en retournant à leur position de base féminine ou masculine pour ce qui est du gaucher et de la gauchère, ou bien, de se repositionner à l'extrême, entre la position de « verrouillage » neurosociologique d'esclave à Principe Féminin ou de gourou à Principe Masculin, avec toutes les conséquences neuro-psycho-socio-patho-organiques de ce repositionnement.

J'ai une dernière chose à te livrer avant d'ouvrir une autre porte dans ce monde magnifique de « la Nouvelle Diplomatie Neurosociologique par cerveau gauche-cerveau droit ».

Il faut savoir qu'un lexique t'est offert en annexe à la fin du livre pour comprendre et utiliser ce nouveau langage, pour te permettre d'explorer sans difficulté la cartographie et les mécanismes de fonctionnement du cerveau biologique dans sa position à « Principe féminin » et dans sa position à « Principe masculin ». Tu y retrouveras également le descriptif des critères reliés au Principe Féminin.

Il te sera proposé de faire l'expérience de certains exercices qui se nomment « exercices de repères » que tu pourras explorer et utiliser à ta guise si tu le désires. Ces exercices te permettront d'observer et d'améliorer rapidement la compréhension de toi-même grâce à la reconnaissance de ta position neurosociologique. Toutefois, certains de ces exercices ne peuvent être divulgués dans ce livre, mais seulement en ateliers-formations : « La Nouvelle Diplomatie Neurosociologique, cerveau gauche-cerveau droit ». (Voir à la fin du livre pour des informations supplémentaires). Cette restriction a tout simplement pour but d'éviter à ton cerveau de se faire prendre aux pièges des interprétations, mais aussi de te permettre d'intégrer plus adéquatement tout le concept pour que tu puisses l'appliquer directement dans ta réalité de vie, sinon tu risquerais de te positionner selon tes désirs de survie à cause de tes plages de « mini-maxi schizophrénie » et cela t'empêcherait de reconnaître ton empreinte primordiale acquise à ta conception.

## Alors, faisons une petite synthèse de tout cela :

La fonction du cerveau biologique est de survivre à la mort dans une relation de prédateur-prédaté en utilisant le mode de repérage dit : « lecture de symboles ». Ces symboles peuvent être de nature réelle (le réel étant quantitatif et temporel), virtuelle, imaginaire ou symbolique (le virtuel, l'imaginaire et le symbolique étant d'ordre qualitatif et temporel).

Une fois que les repères sont mis en place, le langage se développe par des mots qui identifient chaque repère symbolique. À partir de ces constats, le cerveau biologique (neurologie de survie) évalue le degré de pression coercitive externe et interne reliée à sa réalité et met en place différentes procédures de survie, soit par l'appropriation et la satisfaction, soit par les différents processus de fuite : « mini-maxi schizophrénie », croyances et non-croyances, pat hormonal, pat hémisphérique, maladies, jeu des positions neurosociologiques à Principe Féminin et à Principe Masculin... tout ça « pour survivre » un instant de plus au lieu de « vivre »...

> « Le devenir en formation de la substance en matière est le mystère du « reflet », c'est-à-dire « le phénomène » qui est ré-action. Ni l'action ni son réflecteur (c'est-à-dire le passif de sa nature) n'est phénomène. C'est la ré-action qui est effet de la dualité, donc apparence relative. »
>
> R.A. Schwaller de Lubicz

> « L'apparence est la dualisation de principe unique et définit la nature ou l'esprit vivant. La « cause causale » est unité incompréhensible et, métaphysiquement, de un devient deux, ce qui donne la « cause cosmique », triple à une unité, celle-ci alors est accessible. »
>
> R.A. Schwaller de Lubicz

Donc, chaque instant de son ressenti, notre cerveau biologique survit en mode réel, virtuel, imaginaire ou symbolique dans sa relation avec son environnement interne et externe. Le cerveau biologique survit aussi en fonction de ses références mémorielles qui sont en position de prédateur-prédaté et qui produisent des réactions pour atténuer ou amplifier les mécanismes de survie. De plus, ces mêmes mécanismes de survie utilisent les « relais neurologiques de survie » féminins et masculins pour augmenter les résultats finaux.

Des mécanismes de « boucliers-protection » nommés « mini-maxi schizophrénie » sont présents pour augmenter les possibilités de survie dans la position de prédateur-prédaté. Si le contexte devient ingérable pour le cerveau, celui-ci met en place le pat hormonal et le pat hémisphérique. Il est entendu que tous ces « mécanismes-réactions » du cerveau biologique sont là pour nous aider à survivre lorsque nous quittons notre empreinte primordiale.

À partir de là, des pathologies (psychologiques, physiologiques, sociales) se mettent en place :

- pathologies qui s'expriment dans la dynamique « hors empreinte primordiale ».
- pathologies qui s'expriment dans la dynamique « retour à l'intérieur de l'empreinte primordiale ».

Ainsi vont la biologie et la vie des différentes espèces qui survivent (sur-vie) sur la planète.

Et puis, le cerveau biologique va s'imposer des repères géométriques essentiels pour lui ; ceux-ci doivent être logiques et rationnels en termes de notion de positionnement spatial biologique de vie, et non en termes de survie psychologique, de croyances et de non-croyances.

La réalité, la logique et l'aspect rationnel de survie biologique cérébrale sont liés directement aux langages, à l'écriture, aux dessins, à l'instant de la conception (« **le point** » qui est le « sas d'ouverture » et le passage entre « l'antimatière et la matière ») et à la première respiration. Le « **point** » est la somme de deux « yod »[1], l'un à Principe Féminin et l'autre à Principe Masculin, lesquels correspondent au symbole du TAO.

La hiérarchie spatiale, temporelle et conceptuelle d'un positionnement de repères neurosociologiques à Principe Féminin et Principe Masculin est utilisée par et pour le cerveau biologique pour lui permettre d'exister. Tout cela pour une seule et unique raison : refaire en conscience, par l'empreinte primordiale dans une dynamique neuro-psycho-socio-patho- organique, son lien avec « **l'Empreinte sacrée** ».

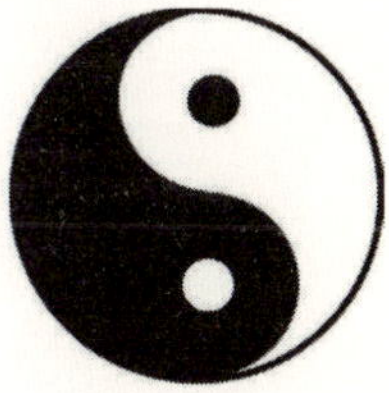

***Et si c'était vrai... !***

1. Yod correspond à 10e lettre hébraïque.

## Chapitre 4

# La dualité : « la loi de la genèse ». De la neurologie de Survie à la neurologie de Vie

*« L'Être en tant d'existence ne se manifeste que par la relation, c'est-à-dire, l'inter-échange, entre deux compléments composants de l'Être. On appellera complément les deux qualités spécifiques d'une chose, l'une de ces deux qualités niant l'autre. Les compléments n'existent pas isolément pas plus que le pôle Nord sans le pôle Sud, ce sont les composants abstraits de l'Être ; ils sont essentiellement, les principes actifs et passifs mâle et femelle. Il y a inter-échange des activités, échange d'énergie, d'où la possibilité d'addition et de soustraction, d'annihilation mutuelle ou d'exaltation. Cette relation est alors symbole de l'Être : la chose ».*

R.A. Schwaller de Lubicz
*Du symbole et de la symbolique*

Le cerveau biologique, comme le corps, a ses composantes sexuelles féminines et masculines, et de nombreux textes scientifiques et spirituels démontrent qu'il y a dans le cerveau une zone dite féminine et une zone dite masculine. De plus, selon les observations neuro-anatomiques, la zone féminine se situe dans l'hémisphère droit et la zone masculine se trouve dans l'hémisphère gauche. De ces zones, des fibres neurologiques sortent de la boîte crânienne, et par un mystérieux croisement, elles se dirigent vers le côté opposé du corps. Ces fibres neurologiques sont nommées les « tissus réticulés » et elles sont localisées dans le tronc cérébral (endoderme).

De ce fait, l'hémisphère cérébral droit féminin gère le côté gauche féminin du corps, et l'hémisphère cérébral gauche masculin gère le côté droit masculin du corps. Cette notion, acceptée par tous actuellement, correspond au langage « d'horizontalité » relié à la survie. Cette réalité neurologique correspond à « une Neurologie de survie » !

Et s'il y avait une autre neurologie qui nous aurait échappé à cause d'un immense voile de mini-maxi schizophrénie collective... ? S'il y avait « une neurologie de Vie » que nous aurions toujours utilisée à chaque instant, et que ce soit grâce à cette « neurologie de Vie » que nous sommes justement en vie ?

Lorsque nous exprimons notre vie à partir de notre empreinte primordiale, qui est l'expression de la justesse, l'équilibre et l'harmonie dans l'Unité reliée à cette « Neurologie de Vie », nous mettons en place la réalité de la « Verticalisation ».

Chaque fois que nous sortons de notre empreinte primordiale, nous exprimons une réalité d'injustice, de déséquilibre et d'incohérence face à l'Unité et nous exprimons un état « de survie » qui correspond au mode de fonctionnement de la neurologie de survie et de la notion « d'horizontalité ».

À partir de ce nouveau regard, de ce repositionnement et de ce nouveau langage, de nouvelles options s'offrent à nous pour concevoir une nouvelle neurologie : la neurologie de Vie qui correspond aux nouveaux constats des repères neuro-anatomiques et des mécanismes de fonctionnement de l'état matérialisé du projet-sens commun des parents, relié au processus fondamental de la survie de l'espèce.

Alors, offrons-nous cette nouvelle option, cette option d'une « Neurologie de Vie », mais cette fois, parlons de « Neurologie sacrée », de neurologie qui se positionne à partir de la compréhension d'un concept qui est dit « Sacré », d'un concept correspondant à l'Absolu, le concept qui correspond à « l'Empreinte sacrée » qui fait émerger la matérialisation de « **Son Idée** » (sur des plans inférieurs) dont nous sommes l'expression parfaite du projet-sens par l'empreinte primordiale.

Donnons-nous le droit à « la Verticalisation » neurologique pour éclaircir et remettre de l'ordre dans nos incohérences et dans nos déséquilibres neuro-psycho-socio-patho-organiques.

Au lieu d'avoir ce regard en face-à-face et horizontal, comme devant le miroir, donc en opposition et en inversion de la réalité, ayons « l'audace révélatrice » de regarder par les « yeux de l'Absolu », donc de l'Empreinte sacrée dont nous sommes le reflet par la matérialisation de l'empreinte primordiale. Tout se « re-positionne » dans une compréhension logique qui révèle « l'autre langage » et « les nouveaux repères ». À partir de ce repositionnement volontaire et conscient, un nouveau paradigme se met en place avec un nouveau point de vue et de nouveaux repères.

Mais revenons à « la neurologie de survie »....

Nous parlons ici d'une neurologie dite de « relais hémisphériques de survie ». Les relais neurologiques de survie sont le support essentiel de ta réalité spatio-temporelle qui est la matérialisation du projet-sens ou encore l'empreinte primordiale.

C'est cette réalité spatio-temporelle que la neurologie fondamentale de survie a observée, expérimentée, pour arriver à des constats.

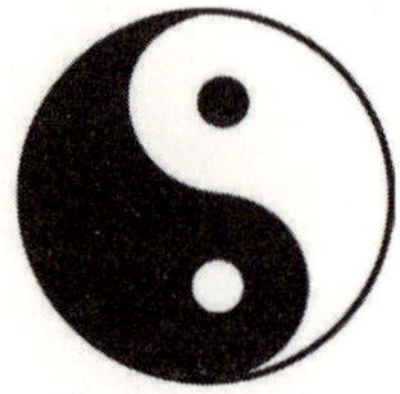

Je vais prendre l'exemple du symbole du TAO et de sa correspondance avec le cerveau biologique pour t'expliquer la notion des relais « neurologiques de survie » et des relais « Neurologiques de Vie ».

1) La **grande surface noire** correspond au **relais neurologique de vie à Principe Féminin.**
2) La **grande surface blanche** correspond au **relais neurologique de vie à Principe Masculin.**
3) **Le petit cercle blanc** à l'intérieur de la grande surface noire correspond au **relais neurologique de survie de l'hémisphère gauche masculin.**
4) **Le petit cercle noir** à l'intérieur de la grande surface blanche correspond au **relais neurologique de survie de l'hémisphère droit féminin.**

C'est de ce constat que je m'entretenais avec toi précédemment : le cerveau à hémisphère féminin, qui se localise à droite, est « le relais hémisphérique de survie » qui correspond au petit cercle noir. Le cerveau à hémisphère masculin, qui se localise à gauche, est « le relais hémisphérique de survie » qui correspond au petit cercle blanc.

Alors, où se localise, dans le cerveau, « la zone neurologique de Vie » ?...

C'est ici que le paradoxe se met en place : l'hémisphère « à relais neurologique de **survie** féminin » étant à droite, alors son hémisphère « à relais neurologique de **Vie** féminin » se localise dans l'hémisphère gauche cérébral, que j'ai nommé **l'hémisphère à Principe Féminin**, et il correspond à la grande surface noire.

L'hémisphère « à relais neurologie de survie masculin » étant à gauche, alors son hémisphère « à relais neurologique de Vie masculin » se localise dans l'hémisphère droit cérébral, que j'ai nommé **l'hémisphère à Principe Masculin**, et il correspond à la grande surface blanche.

Donc, quand j'utilise le nouveau langage d'hémisphères à Principe Féminin et à Principe Masculin, je fais référence à « la neurologie de Vie », à l'empreinte primordiale qui est directement liée à **l'Empreinte sacrée**.

C'est ce repositionnement des repères hémisphériques neurologiques à Principe Féminin à gauche et à Principe Masculin à droite qui nous fait comprendre la différence entre la notion « d'horizontalité » de la neurologie de survie, avec ses croisements neurologiques du côté opposé, et la notion de « Verticalisation » neurologique de Vie où tout le côté gauche du corps correspondant au Principe Féminin et tout le côté droit du corps correspondant au Principe Masculin.

Dans l'un des chapitres qui va suivre, je vais compléter l'explication de la neurologie de Vie avec le nouveau langage et le repositionnement du Principe Féminin et du Principe Masculin en utilisant de nouveau la symbolique du TAO.

Pour l'instant, revenons à la notion de relais de survie...

En sciences techniques, selon la définition du dictionnaire, un relais est un dispositif permettant à une énergie relativement faible de déclencher une énergie plus forte.

Chaque fois qu'un individu sort de son empreinte primordiale et de son état d'équilibre, les relais neurologiques de survie jouent un rôle de remplacement temporaire ou permanent pour lui permettre de survivre dans la réalité spatio-temporelle.

Je conviens qu'au début cela peut être très complexe. Je t'offre ces options comme nouveaux repères ; tranquillement, tu vas ouvrir « une porte » sur un monde nouveau. Grâce aux nouvelles données que je vais te communiquer, tu vas prendre conscience de l'incohérence de l'ancien langage. Ce sont les croyances et les non-croyances qui nous ont plongés dans des recherches dont les constats semblent évidents en apparence. Mais lorsque nous regardons le monde dans lequel nous « évoluons », nous sommes obligés de nous questionner sur l'incohérence des pirouettes explicatives qui nous sont offertes et sur le manque de solutions concrètes susceptibles d'offrir des résultats d'équilibre et d'harmonie.

Je te propose de prendre l'espace et le temps pour l'expérience personnelle, mais aussi pour l'expérience scientifique. Bien entendu, les constatations de ces expériences vont démontrer une autre réalité et de nouveaux constats. Cela va t'obliger à utiliser un nouveau regard, et te positionnera peut-être à nier encore plus les évidences, et de ce fait à mettre en œuvre tous tes mécanismes de survie pour protéger tes acquis qui ont été forgés par des croyances et des non-croyances par peur de perdre un pseudo pouvoir, et démontrer une fois de plus que la réaction n'est présente que pour une réalité de survie, pour ne pas aller vers une mort symbolique de certaines croyances ou non – croyances ! Cela peut aussi t'amener à constater des faits si tu expérimentes ce nouveau langage et ce nouveau regard dans tous les domaines comme la psychologie, la communication, la science médicale, le marketing, la politique, les relations de couple, le droit, la religion, les relations humaines.

Lentement, une réorientation va se mettre en place, par toi et pour toi, et le changement de paradigme va s'installer pour mieux servir l'humanité avec un sens de justesse, d'équilibre et d'harmonie qui rendra désuets les anciens systèmes de croyances et de non – croyances.

Espérons que l'humanité ne mettra pas trois siècles à se réorienter...

## Répéter l'histoire ou en écrire de nouveaux chapitres ?

L'histoire a démontré beaucoup de faits ou de soi-disant faits, entre autres que les femmes et les hommes reproduisent les mêmes schémas comportementaux depuis le début de l'humanité en créant à leur image ces grandes nations qui ont rayonné sur l'histoire de l'humanité. Et il y a aussi ces autres nations qui ont provoqué presque l'anéantissement de la soi-disant humanité.

De plus, ces nations ont bâti leur histoire sur de soi-disant faits, sur des croyances et des non-croyances de femmes et d'hommes qui étaient sous le contrôle des mécanismes de survie des positions neurosociologiques de leur cerveau, qui ne voulaient que « survivre » dans une relation de « prédateur-prédaté », de « coupable-victime », de « bien contre le mal » et ainsi de suite...

Alors pourquoi est-ce que rien ne change ? Pourquoi toujours la même histoire se répète-t-elle ? Pourquoi est-ce seulement « le décor qui change » ? Pourquoi, en apparence, semble-t-il impossible de réorienter l'histoire qui se répète ? Pourquoi s'accrocher encore et toujours à nos croyances et à nos non-croyances qui ne sont que les reliquats « d'histoires-mémoires » des empreintes primordiales de nos ancêtres qui, eux aussi, ont utilisé leur cerveau biologique pour leur survie ?

Et si la Loyauté Familiale Invisible, au lieu d'être un obstacle, te permettait de faire chaque instant un pas de plus dans la justesse, dans l'équilibre et l'harmonie pour l'Unité ? Impossible, crois-tu ? Possible, je te dis.

La loyauté familiale invisible peut devenir le puissant levier héréditaire qui va te permettre de t'élever. On doit juste respecter la loyauté familiale invisible sans en accepter les legs qui empêchent de se « verticaliser ». Ce n'est pas trahir le clan que de vouloir être meilleur. C'est, au contraire, reconnaître ce qu'est le clan, reconnaître ce qu'est ton clan et, à partir de cette constatation, vouloir une amélioration et être capable d'aller dans ce sens. N'oublie pas que tu portes en toi toutes les mémoires de ton clan. Il t'appartient de ne pas renier tes origines, mais plutôt de grandir à partir d'elles.

La science, les religions, notre façon d'aborder la vie, notre vie, la vie de tout ce qui a été, de tout ce qui est et sera ou ne sera pas... tout est basé sur des croyances et des non-croyances reliées à la survie d'une espèce par rapport à une autre. Mais l'histoire qui a fait notre humanité, dont toi et moi faisons partie, offre de nouvelles solutions avec un nouveau langage et de nouveaux repères ! Envisageons de nouvelles solutions qui vont nous obliger à nous repositionner par rapport à tout ce qui a été dit et fait jusqu'à maintenant. Nous pouvons faire en sorte que l'histoire puisse s'exprimer autrement, être nouvelle et différente, avec des objectifs nouveaux, avec de nouvelles lois audacieuses et visionnaires. Ainsi nos descendants pourraient vivre un « Nouvel Humanisme » !

Comme je te le disais dans mon introduction, il y a plusieurs années, « un médecin » a réfléchi différemment. Ce médecin a entrouvert une porte sur la compréhension des mécanismes des « relais neurologiques de survie », que je nomme pour ma part des « relais neurologiques de Vie » à Principe Féminin et à Principe Masculin. Il a osé penser autrement. À mon tour, j'ai pensé autrement. J'ai voulu aller plus loin et découvrir pourquoi nous agissons et pensons différemment selon que l'on est un homme ou une femme, un gaucher ou un droitier... J'ai compris que, par un autre regard et une nouvelle compréhension de la neurosociologie, des réponses logiques et rationnelles pouvaient enfin être redonnées.

Posons-nous la question suivante : si la zone hémisphérique cérébrale de survie droite est féminine et la zone hémisphérique cérébrale de survie gauche est masculine, qu'arrive-t-il si ces zones féminine ou masculine sont partiellement ou totalement endommagées ?

De nombreuses observations cliniques d'êtres humains ont permis à ce médecin d'observer que même si la zone féminine était altérée ou endommagée, les fonctions de base féminines continuaient à s'exprimer. Si la zone masculine était altérée ou endommagée, les fonctions de base masculines continuaient à s'exprimer. Ceci présuppose l'existence de la notion de « relais neurologiques de survie ».

Le cerveau étant l'organe de base de fonctionnement pour la vie, mais aussi pour la survie du corps (le corps étant la projection du cerveau), le cerveau devait « logiquement et biologiquement » utiliser un système de protection parallèle de survie pour maintenir en fonction la réalité neurologique de sa nature féminine et aussi la réalité neurologique de sa nature masculine qui sont potentiellement à risque de subir des dommages neurologiques. Cette notion de protection parallèle de survie par « des relais neurologiques de survie » nous permet d'envisager la présence d'un pont relais entre les deux hémisphères opposés maintenant active la zone correspondante.

Donc, en d'autres mots, la position neurologique de survie de base pour le cerveau correspond à l'énoncé suivant : l'hémisphère neurologique à relais féminin se localise dans l'hémisphère cérébral gauche et l'hémisphère neurologique à relais masculin se localise dans l'hémisphère cérébral droit.

C'est à partir de cette réalité de survie pure que la notion de l'existence des « relais neurologiques de survie » est devenue une nouvelle réalité et un passage logique et obligatoire dans une réflexion et une nouvelle compréhension des mécanismes de fonctionnement du cerveau.

À partir de ce constat, à l'appui de mon expérience et d'observations cliniques, de mon parcours sur « la voix du sabre, iaido jodo » et du jumelage d'informations pertinentes recueillies dans différentes lectures de textes sacrés, un deuxième niveau de réflexion et d'observation s'est mis en place et le nouveau langage relié à l'empreinte primordiale, à la « neurologique de survie », à la « Neurologie de Vie », à la « Neurologie Sacrée », à la « Neurologie de L'Absolu », à **l'Empreinte sacrée** est passé d'un état immatériel... à un état matériel.

Ainsi, l'hémisphère à relais féminin, qui est à gauche, représente le PRINCIPE FÉMININ et implique le terme plus juste de « Neurologie de Vie », et l'hémisphère à relais masculin, qui est à droite, représente le PRINCIPE MASCULIN et implique le terme plus juste de « Neurologie de Vie ».

À partir de ce repositionnement neurologique et grâce à l'utilisation d'un langage précis, la compréhension du comportement humain dans toutes ses nuances devient plus logique. Nous nous retrouvons sans cesse devant des évidences d'ordre clinique, comportemental et sociologique. Cette nouvelle approche, plus complète, permet une observation juste, une évaluation juste et une constatation juste dans tous les domaines.

Cela nous offre la possibilité d'avancer avec un autre regard face à la réalité des faits. À partir de là, l'humanité pourra s'offrir un changement de paradigme, quelque chose de différent, de nouveau, pour un mieux-être impliquant des qualités relationnelles optimales.

Tu constateras que la première raison pour laquelle j'utilise la notion de « relais neurologiques de Vie » n'est qu'une question de logique « des mécanismes cérébraux de Vie », où la justesse des observations expérimentées ne laisse pas d'espace aux croyances et aux non-croyances, mais seulement aux faits.

Avant de continuer sur l'élaboration d'un nouveau langage relié au fonctionnement des hémisphères cérébraux avec les notions de « relais neurologiques de Vie », de « Principe Féminin » et de « Principe Masculin », nous allons aborder avec un autre regard, une autre forme de neurologie. Je nomme cette neurologie : « LA NEUROLOGIE DE L'ABSOLU ».

## LA NEUROLOGIE DE L'ABSOLU

Retournons à une époque lointaine où des femmes et des hommes ont réfléchi sur la notion du TOUT, de l'ABSOLU.

> « Il n'y a pas Univers rationnel et Univers métaphysique distincte en leur essence, mais il y a Esprit ou Verbe ternaire ; de même il n'y a pas énergie et matière, il y a Esprit-substance et forme ; il n'y a pas microcosme et macrocosme, il y a Esprit et Vie ; il n'y a pas deux rives d'un fleuve, il y a la terre sur laquelle coule le fleuve d'où provient cette terre, comme l'Esprit ou Substance fait la matière à l'action de la forme. Les apparences sont relatives, donc passagères. La conscience innée en la matière n'est que la suite des étapes de la prise de conscience de l'Esprit dans toutes les possibilités de ses reflets. Quand il n'y a plus de reflets possibles, c'est l'immortalité consciente. »
>
> R.A. Schwaller de Lubitz

Dans la notion d'Absolu ou du Tout, il y a inclusion de la réalité des opposés, c'est-à-dire la notion de dualité. De même, le cerveau, comme symbole, est un tout ; il inclut la réalité des opposés, c'est-à-dire la notion de dualité. Cette notion de dualité est en référence à la réalité du principe féminin et du principe masculin.

Prenons l'exemple du symbole du TAO :

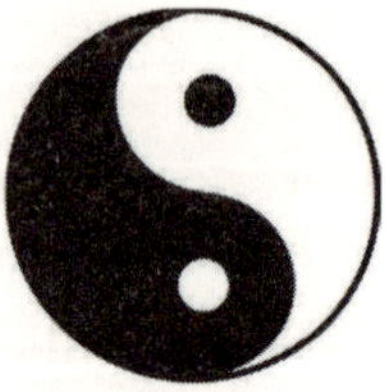

Observe et découvre avec moi son langage caché.

A) Le cercle symbolise le Tout, l'Absolu. Il n'y a ni début, ni fin, c'est complet.

B) Le cercle se subdivise en deux parties égales : partie de gauche et partie de droite. La notion de dualité prend place.

C) Une partie du cercle représente le langage symbolique féminin : la grande surface noire dans la partie de gauche, reliée à la « neurologie de Vie » à Principe Féminin, la polarité (-).

D) L'autre partie du cercle représente le langage symbolique masculin : la grande surface blanche dans sa partie de droite, reliée à la « neurologie de Vie » à Principe Masculin, la polarité (+).

E) Le petit cercle noir à l'intérieur de la surface blanche correspond au « relais neurologique de survie » de l'hémisphère droit féminin et se positionne selon les règles de la géométrie sacrée. Il est relié à la première vertèbre cervicale : atlas-C1.

F) le petit cercle blanc à l'intérieur de la surface noire correspond au « relais neurologique de survie » de l'hémisphère gauche masculin et se positionne selon les règles de la géométrie sacrée. Il est relié à la deuxième vertèbre cervicale : axis-C2.

Le cercle symbolise la vie avec son « Principe Féminin » et son « Principe Masculin » qui sont en opposition l'un par rapport à l'autre. Dualité... Paradoxe... et pourtant inséparables, pour permettre à une réalité de prendre forme, d'être repérable... et d'exister...

Comme le disait si bien TREES IARIDO et WILLY MAES : « Rien n'est absolument yin ou absolument yang. Tout existe de par les deux tendances en deux proportions différentes. Le yin et le yang ne sont pas des phénomènes, ils ne présentent que des tendances ».

L'Absolu, par son **Empreinte sacrée** regarde par l'empreinte primordiale qui est le cerveau-corps biologique, et c'est le cerveau-corps qui agit pour et par l'Absolu. Le cerveau-corps doit s'exprimer sur le même modèle que la référence symbolique de l'Absolu. L'hémisphère gauche à Principe Féminin yin est relié à la réception, et l'hémisphère droit à Principe Masculin yang est relié au don et à l'action. Par ce repositionnement, l'Absolu se projette par la « lentille cérébrale » en utilisant le Temps et les strates temporelles pour expérimenter, par et pour le cerveau-corps, des réalités émotionnelles négatives et positives pour « son expérience cérébrale » et pour « SON EXPÉRIENCE reliée à l'Absolu ».

> « À l'« Esprit Abstrait », il faut un « support concret » qui, par sa nature, doit être la synthèse, située dans l'« Espace » et le « Temps », de la forme à donner à l'« Esprit » afin que de lui offrir le corps nécessaire à l'expérience. »
>
> R.A. Schwaller de Lubitz

Cette nouvelle vision est possible grâce à ce qui est appelé la « RESTRICTON », qui signifie : « se retirer de... » et « observer à partir de... ». C'est à partir de la notion de « restriction » que toute la logique du langage et le repositionnement des repères neurosociologiques ont pris forme ; lentement, tout est devenu évident.

Pour ceux qui sont familiers avec la Kabale ou pour ceux qui souhaitent approfondir leurs connaissances, l'arbre séfirotique, avec ses trois colonnes, offre une richesse importante pour la compréhension des notions de Principe Féminin et Principe Masculin reliées au nouveau langage de la neurosociologie.

La colonne droite de cet arbre est reliée au Principe masculin. C'est le *Héssed*. Elle représente la générosité, l'expansion, la force. Elle implique des notions de territoire, de mouvement et d'action. C'est le Principe Masculin qui s'exprime. Il faut savoir que le Principe Masculin, par nature, est relié à l'action, à la performance, au territoire spatial, au « je, me, moi », à la totalité, au sens de l'orientation ; c'est la force, l'apprentissage par observation et expérimentation, etc. C'est la position neurosociologique du « supérieur » et du « gourou » (que nous allons voir plus loin).

La colonne de gauche est reliée au principe Féminin. C'est la justice, le *Din*. N'avons-nous pas, comme symbole qui représente la justice, une femme avec un balancier ? Et si tu inverses le mot, tu découvres le mot « nid » ; la notion de nid est la partie profonde de la femme, l'utérus. Les « conflits de nid » correspondent à certains cancers du sein. C'est l'expression du Principe Féminin. Elle représente l'univers de la maîtrise et du pouvoir, de la définition et de la justice » : n'est-ce pas l'expression parfaite du rôle que joue la femme, soit de faire naître à ce monde, en ce monde et par ce monde, l'enfant qu'elle porte et de le maintenir en vie par la maîtrise et le pouvoir de la vie ? C'est véritablement le Principe Féminin qui s'exprime ici. Il faut savoir que le « Principe Féminin » est, par sa nature, la réception, la passivité, le nid, la conception, l'abstraction, l'expression verbale, la séduction, l'intuition, le territoire féminin relié à la famille, la désorientation, etc. Ce sont les positions neurosociales de « l'inférieur » et de « l'esclave » (qui seront vues plus loin).

Quant à la colonne du milieu, c'est l'harmonie : *tiféret*. C'est la notion d'équilibre, d'harmonie et d'unité par « la voix du Centre. »

Et si la notion de « relais Neurologique de Vie » à Principe Féminin et à Principe Masculin « était » directement reliée à cet « autre regard...qui est « À partir de... » ? Et si la notion de « relais Neurologiques de Vie à Principe Féminin relié à l'hémisphère cérébrale gauche » et de « relais Neurologique de Vie à Principe Masculin relié à l'hémisphère cérébral droit » était LA CLEF de l'autre neurologie, « la Neurologique de Vie », « la Neurologie Sacrée » ?

Alors, nous devrions retrouver la logique et la cohérence de l'Absolu qui se projette sur cette réalité neuro-psycho-socio-patho-spatio-tempo-organique et y retrouver les correspondances avec la logique et la cohérence que cela implique pour la compréhension de notre réalité.

Le relais féminin relié aux veines coronaires se situe dans l'hémisphère cérébral gauche...

Le relais masculin relié aux artères coronaires se situe dans l'hémisphère cérébral droit...

Chaque relais neurologique de Vie est identifié et relié à différentes parties corporelles ou organes...Chaque relais neurologique de Vie est identifié et relié à une dynamique neuro-psycho-socio-patho-organique... !

Et si c'était vrai... !

De nouveaux repères commencent à poindre « par ton cerveau et pour ton cerveau » afin de mettre en place lentement la compréhension de « la Nouvelle Diplomatie Neurosociologique cerveau gauche-cerveau droit, Principe Féminin Principe Masculin ».

Continuons d'explorer, d'observer et d'offrir un tremplin d'expérimentation sur d'autres faits dont ta « réalité » est composée.

Ton cerveau perçoit et ressent par tes sens : visuel, olfactif, auditif, gustatif, tactile et ton ressenti émotionnel. Le corps est la projection du cerveau biologique. C'est pour cette raison que je t'offre un nouveau repère de langage que je nomme « cerveau-corps ».

Alors, pose-toi de nouveau les questions suivantes : Est-ce que ce sont mes yeux qui voient ou bien mon cerveau qui voit par les yeux ? Est-ce que ce sont mes mains qui prennent un objet ou est-ce mon cerveau qui, par les mains, prend l'objet ? Est-ce mon nez qui sent l'odeur agréable ou désagréable, ou bien mon cerveau qui, par le nez, sent l'odeur agréable ou désagréable ? Continue l'exercice en te posant cette question pour chacun des sens que ton cerveau utilise pour ressentir ce qui est en relation avec lui.

En d'autres mots, ton corps est la projection de ton cerveau. Ton cerveau ne peut « constater » ce qu'il est que par sa banque de données reliées à son empreinte primordiale. En utilisant la notion du miroir, ton cerveau observe une inversion d'images par rapport aux concepts de repères neuro-spatiaux (la gauche devient la droite et la droite devient la gauche).

La relation du face-à-face provoque et impose le « reflet-inversion ». Regarde-toi dans un miroir et expérimente le fait suivant : dans le miroir, ton épaule droite est localisée à ta gauche et ton épaule gauche est localisée à ta droite. C'est « l'effet miroir » par lequel tout s'inverse. Pour obéir à la « loi de la genèse des choses », ton cerveau-corps évolue, évalue et réagit en permanence dans des réalités d'inversion et maintient en permanence une relation d'inversion : la psychologie est à l'opposé du projet-sens.

De plus, sa propre structure neurologique a imposé, par critère de survie, des inversions neurologiques qui sont observées en neuro-anatomie. De même, pour la notion de l'hémisphère à Principe Féminin à gauche, son « relais-reflet neurologique de survie » est à droite, et pour l'hémisphère à Principe Masculin droit, son « relais-reflet neurologique de survie » est à gauche.

Tout cela pour te dire que lorsqu'on applique le concept de « La Nouvelle Diplomatie Neurosociologique cerveau gauche-cerveau droit, Principe Féminin-Principe Masculin », nous utilisons la notion des « relais neurologique de Vie », ce qui fait que tout le côté gauche de ton « cerveau-corps » exprime la réalité du Principe Féminin et tout le côté droit de ton « cerveau-corps » exprime la réalité du « Principe Masculin ».

Alors, voici le symbole du « Principe Féminin » : P ♀

Et voici le symbole du « Principe Masculin » : P ♂

Tu trouveras une description plus élaborée de ce « Principe Féminin, ♀ » et de ce « Principe Masculin, ♂ » en annexe à la fin du livre. Donne-toi le droit d'ajouter certains critères que tu considères comme faisant partie de l'un ou l'autre de ces principes. De plus, la notion de « Principe » est globale et non limitée aux critères sexuels de la personne. C'est-à-dire que la femme et l'homme expriment chacun autant le Principe Féminin que le Principe Masculin. Je t'encourage à reconnaître les nuances de chaque « Principe », car ils sont des repères majeurs pour te permettre de te situer lorsque tu exprimes la réalité du « Principe Féminin » ou du « Principe Masculin ».

En terminant, our l'exercice qui va suivre, je te propose de réfléchir et de fonctionner en faisant abstraction du « reflet-miroir ». Mets toute ton attention et tes efforts à « ressentir par l'autre » en permettant à ton cerveau de se repositionner dans ses perceptions pour lui offrir une « nouvelle réalité », pour se sortir lentement de la réalité de survie du « prédateur-prédaté », de la peur de l'autre. Ce qui fait que, pour ton cerveau et par ton cerveau, c'est comme si tu te voyais de dos dans le miroir, et de ce fait, tu vois et ressens au travers de l'autre et par l'autre qui est maintenant toi, et toute notion de prédateur-prédaté s'estompe graduellement. Cette attitude et ce repositionnement s'appellent de l'empathie.

Prends conscience que l'autre est ton miroir et ton reflet, positif et négatif. À chaque réaction émotionnelle en surtension négative et positive que tu connaîtras (mise en place par quelqu'un d'autre), l'autre est ton miroir ; il te permet enfin de comprendre et de réaliser que la Vie ne fait que projeter vers toi ce que tu portes en toi et que tu n'es que la projection du projet-sens de ce qui te compose : ton empreinte primordiale, ton programme. Nous appelons ce repositionnement, faire une « restriction » de premier niveau.

***Et si c'était vrai... !***

Chapitre 5

# L'anatomie sous le regard de la géométrie sacrée

*« L'expression la plus vraie, l'expression fondamentale pour ainsi dire, est donnée par le Nombre. La faculté d'énumérer une connaissance a priori. Elle est la conscience innée de la nature : la dualité est un rapport, c'est compter... La science du Nombre n'est pas celle des chiffres, ni même celle des proportions qui fait la géométrie ordinaire... Le nombre est vivant, l'expression de la Vie, il a directement à l'Intelligence du cœur. Son vrai « secret » réside dans le devenir de Un à Deux. »*

R.A. Schwaller de Lubicz
*Propos sur ésotérisme*

Je suis heureux de constater que tu as franchi les premiers chapitres de ***L'Empreinte sacrée***. Je sais que cela t'a demandé du temps, des efforts et un peu de travail afin de redécouvrir lentement ce que tu es... toi, comme femme avec ton Principe Féminin et Ton Principe Masculin... et toi, comme homme avec ton Principe Féminin et ton Principe Masculin.

Sans doute mes propos commencent-ils à prendre forme et à devenir compréhensibles pour ton cerveau.

Je vais maintenant te partager une connaissance reliée à la Géométrie sacrée qui s'exprime en toi et par toi. Fort probablement que personne, jusqu'à ce jour, ne t'a parlé de cette réalité ! Lorsque tu auras reconnu cette réalité, avec son sens sacré, tu auras la possibilité de comprendre ton rôle de femme et d'homme dans tes dynamiques personnelle, de couple, familiale, sociale, professionnelle, humanitaire et universelle. De plus, par les notions des « relais neurologiques de Vie » que nous avons expliquées dans les chapitres précédents, tu auras la possibilité de comprendre, d'une façon très objective, le rôle sacré du Principe Féminin (P ♀) et le rôle sacré du Principe Masculin (P ♂).

Je t'épargne l'explication du cheminement qui m'a permis de découvrir ce qui va suivre. Ce qui est important à réaliser et à comprendre, c'est que chacun d'entre nous a en soi cette réalité de la dualité, ce paradoxe, cette bipolarité, ces nombres et cette géométrie sacrée. Cette réalité est la pierre angulaire qui nous permet de bâtir notre monde, notre réalité physique et métaphysique.

Reconnaître cette réalité nous offre la possibilité de nous repositionner du point de vue social et enfin exprimer avec joie, l'équilibre, l'harmonie et la justesse des deux principes : Féminin et Masculin.

## La dualité

La première notion est celle de la dualité, du paradoxe, des contraires. Cette notion de dualité est la pierre angulaire qui bâtit notre monde. Voici différents symboles de dualité que nous retrouvons dans notre monde.

| | *Gauche* | *Droit* |
|---|---|---|
| **Pôles électriques :** | négatif | positif |
| **Symboles :** | – | + |
| **Nombres binaires :** | 0 | 1 |
| **Symboles sexuels :** | ♀ **Féminin** | ♂ **Masculin** |
| **Caractéristiques sexuelles de base externes :** | vagin 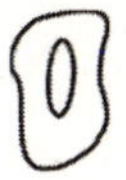 | pénis 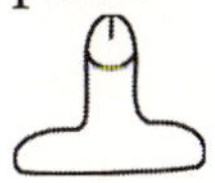 |
| **Caractéristiques sexuelles de base internes :** | ovule 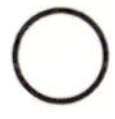 | sperme 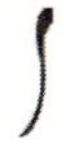 |

La notion d'électricité s'exprime par des symboles. Son mode de repères et son fonctionnement sont basés sur la notion de polarité négative (–), fiche femelle, et de la polarité positive (+), fiche mâle. Cette réalité se retrouve partout autour de toi et elle vaut pour tous les objets électriques que tu utilises quotidiennement. Tu la retrouves aussi dans tous les mécanismes de fonctionnement neurologique et physiologique de ton cerveau et de ton corps.

Tout ce qui se situe dans la colonne de gauche du graphique ci-haut est l'expression du symbole négatif (mais pas négatif dans le sens péjoratif, évidemment).

## *Colonne de gauche*

*Le symbole négatif* correspond à (–) = O = ?... Prends une pièce de monnaie et regarde-la à plat, à l'horizontal. Le symbole représente l'aspect du (–) dans sa forme géométrique. Reprends cette pièce de monnaie et fais-la basculer pour la voir de face. Le symbole représente maintenant l'aspect d'un cercle (O) et du symbole du chiffre ou du nombre zéro qui est relié au système binaire. Nous retrouvons une référence similaire dans l'aspect des symboles reliés à l'anatomie chez les êtres humains.

*Le Principe Féminin* est représenté par le symbole P ♀, qui est composé du cercle (O) et d'une croix inversée (+). Le symbole du cercle (O) correspond à la réalité du point, le « tout », la notion d'une porte. Le symbole sexuel féminin (♀) avec la croix inversée (+) correspond à la réalité de la rencontre de deux lignes créant de nouveau un point, une « porte » dans la partie inférieure du corps. Le symbole de la croix inversée est relié au langage plus subtil d'être « en terre » (mort vivant) et d'être « sur terre ».

*Le symbole anatomique externe inférieur du corps féminin* correspond au vagin qui est la rencontre du vertical (le haut, le tout) avec l'horizontal (le bas, le temporel), créant la notion de « porte » pour permettre la rencontre et la pénétration de la réalité correspondant au symbole masculin qui est le pénis.

*Le symbole anatomique interne inférieur du corps féminin* correspond au col de l'utérus. Il est sur le même principe : un point, une porte, un orifice qui permet le passage du sperme. Puis, l'ovule qui représente lui-même le symbole anatomique du « cercle, de l'œuf », l'étape finale pour ouvrir la porte de la vie.

## *Colonne de droite*

Tout ce qui se situe dans la colonne de droite est l'expression du symbole positif (+).

*Le symbole positif* est (+) et rappelle la rencontre de deux réalités symboliques : le vertical qui rencontre l'horizontal. Par leur union et leur fusion, ces deux réalités vont créer une nouvelle réalité, de nouveau un point.

Ce qui est important de comprendre et d'observer est la rencontre de ces deux lignes de force qui se juxtaposent en nous offrant le symbole du chiffre « 1 ». Le « 1 » exprime le pointu, le phallus pour pénétrer ou perforer un orifice qui est symbolisé par le « **O** », qui est relié au système binaire.

Nous retrouvons une référence similaire dans l'aspect des symboles reliés à l'anatomie de surface.

*Le Principe Masculin* est représenté par le symbole P ♂, qui est composé du cercle (O) et d'une flèche orientée à 45° vers le haut, à droite. Nous avons la notion du cercle, le point, le tout, la réalité, la porte qui permet la pénétration, et celle de la flèche reliée à la réalité future qui est en évolution vers un « pro-jet » ! Mais nous y voyons aussi une érection pour pénétrer le vagin, la porte, le point, le nombre zéro, pour expulser de son méat urinaire qui est un point, une porte, une sortie, la semence qui ira à la rencontre avec l'ovule.

*Le symbole anatomique extérieur inférieur du corps masculin* correspond au pénis et aux testicules. Observe la similitude dans la forme géométrique du « 1 » et de la forme anatomique extérieure du pénis et des testicules. Une similitude et une correspondance dans les repères géométriques deviennent une évidence avec les notions de pointe, de forme phallique, de flèche pour pénétrer le point zéro (O).

*Le symbole anatomique interne de la réalité masculine* correspond à la symbolique du sperme. Nous retrouvons de nouveau une similitude entre le pénis, le « 1 », et la forme longitudinale du sperme qui est la semence.

Dans l'acte sexuel, nous retrouvons tout le langage symbolique de la rencontre des deux opposés avec la notion de dualité : le vagin (–) qui reçoit le pénis (1) par la pénétration des deux opposés, tout le processus d'excitation-résistance, l'éjaculation du sperme qui, à son tour, va à la rencontre de l'ovule avec l'excitation-résistance du sperme pour pénétrer l'ovule. Une femme qui « reçoit », un homme qui « donne » de sa semence,

semence qui est « reçue » par l'ovule ; le sperme qui pénètre pour « ouvrir la porte » à la Vie pour qu'elle accomplisse « Son œuvre » par la conception et la matérialisation de l'expression du projet-sens, de l'empreinte primordiale. Et en dernière phase, la naissance de l'enfant qui est « re-donné » par la femme, à la Vie.

Maintenant, observe bien les nuances suivantes.

L'acte sexuel, avec le support d'Éros, est un acte d'Amour et de « Verticalisation ». C'est un acte Sacré, car il *ré-unit* deux principes opposés dans leur polarité symbolique pour permettre de créer le « 3 » qui symbolise la communication, la communion, la famille et la Trinité dans son symbole sacré (dans le réel, le virtuel, l'imaginaire et le symbolique) et dont nous retrouvons de multiples correspondances dans les plus petits aux plus grands symboles.

L'acte sexuel pour seulement copuler est de l'illusion et il correspond à un acte « d'horizontalisation ». Il se dirige vers un état morbide.

Observe et ressens la justesse du langage relié aux différentes positions de chaque symbole. Ressens la « rencontre »... Ressens la « poussée de Verticalisation » par la pénétration... Constate que le symbole du TAO prend naissance avec la polarité négative (–) à gauche et la polarité positive (+) à droite. Observe le symbole du « 8 » verticalisé lors de la division de la structure embryonnaire... Constate la présence de la « Fleur de vie » par les 16 pétales... Prends conscience que c'est grâce à cette géométrie sacrée que tu es là. Perçois TA vraie nature, ta nature sacrée.

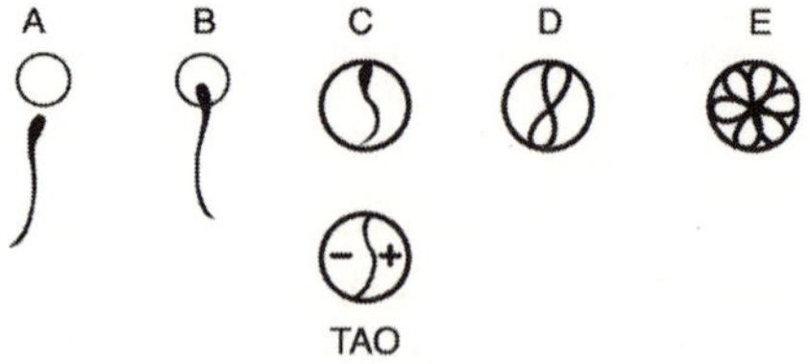

De nouveau, ressens la réalité. Mais cette fois-ci, celle de l'horizontalisation de la rencontre du sperme (+) et de l'ovule (–).

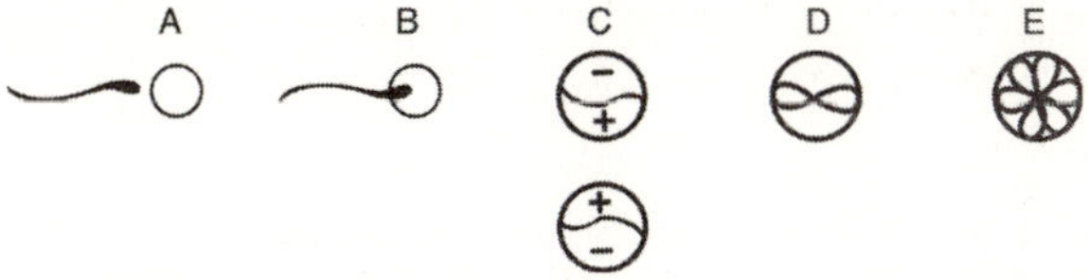


Observe le symbole du TAO qui a été positionné dans le sens de « la neurologique de survie » avec ses polarités inversées : pôle positif (+) à gauche et pôle négatif (–) à droite. Le symbole exprime et rayonne autre chose qui n'est pas dans le sens de la justesse. Pourtant, les apparences ne démontrent rien d'anormal... Ressens cette « descente » dans la matière !

Observe le symbole évolué étape par étape et découvre un nouveau symbole qui n'est pas le symbole du TAO, mais autre chose... Cette chose qui écrase et qui domine soit par la polarité positive (+) au-dessus de la polarité négative (–) ou à l'inverse la polarité négative (–) qui domine la polarité positive (+). Observe cette nouvelle forme avec ces deux grands yeux qui t'observent... Pourtant, nous retrouvons le symbole de l'infini (8)...

Réapprends à ressentir, à observer ton monde, le monde à l'intérieur et à l'extérieur de toi... Il est important, si tu as le désir de te *trans-former* et que tu choisis de le faire, que tu ré-apprennes un nouveau langage...Que tu ré-apprennes à observer différemment ce qui est autour de toi...Que tu ré-apprennes à regarder avec un autre regard...Que tu ré-apprennes à vivre « autrement », « autre-ment », « autre que celui qui ment ».

## La géométrie sacrée

En lisant ce qui va suivre, tu vas redécouvrir et rencontrer la géométrie sacrée de ton Principe Féminin et de ton Principe Masculin.

Toute la réalité neuro-psycho-organique fonctionne sur le même principe de base: la dualité. Logiquement, tu devrais retrouver précisément la même réalité symbolique au plus profond de ta réalité biologique que l'on nomme les « os ».

Ta colonne vertébrale est composée de 24 vertèbres, en plus du sacrum. Toutes ces vertèbres sont intercalées l'une dans l'autre, avec leurs disques intervertébraux, sauf deux vertèbres qui sont totalement différentes dans leur forme anatomique, dans leur mobilité articulaire (qui est supérieure à celle des autres vertèbres) et dans leurs relations avec le système nerveux central dont principalement le tronc cérébral ou endoderme. Ces vertèbres s'appellent l'**atlas**, reliée à la première vertèbre cervicale (C-1), et l'**axis**, reliée à la seconde vertèbre cervicale (C-2).

L'atlas et l'axis ont leur propre forme anatomique distincte, elles n'ont pas de disques intervertébraux, elles sont interdépendantes l'une de l'autre et elles ont une mobilité articulaire plus complexe que toutes les autres vertèbres.

L'atlas, la première vertèbre cervicale, est en référence avec le pôle négatif, (–), le Principe Féminin, et elle fait référence à la colonne de gauche du tableau en début de chapitre. L'axis, la deuxième vertèbre cervicale, est en référence avec le pôle positif, (+), le Principe Masculin, et elle fait référence à la colonne de droite du tableau en début de chapitre.

Voici la description de l'atlas C1 relié au langage symbolique du Principe Féminin, P ♀, (–).

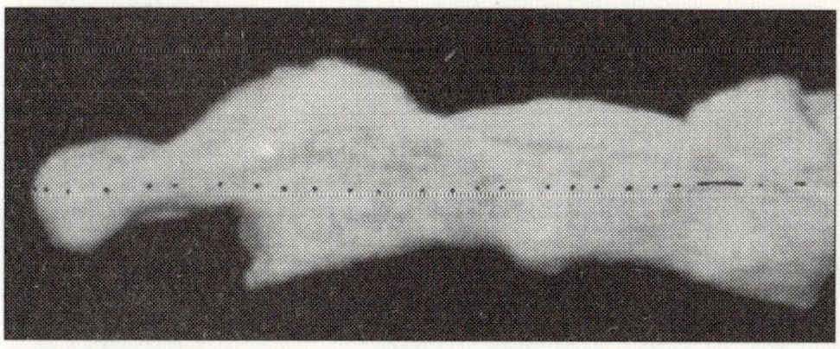

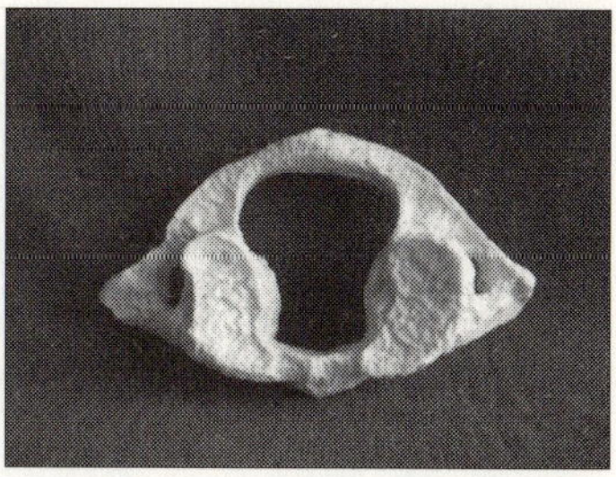

Observe, de face et à plat, la forme structurale géométrique de l'atlas. Remarque à quel symbole cette vertèbre est reliée : le symbole (–).

Fais maintenant basculer cette vertèbre et observe la symbolique de la forme géométrique qui prend forme. Prends conscience de la forme du bassin de la femme. Remarque les fortes similitudes entre le symbole de la polarité négative (–), le (O) et l'atlas. Refais l'expérience de la pièce de monnaie qui est à plat et celle qui est à la verticale. Souviens-toi que toutes ces références symboliques sont reliées à la caractéristique du PRINCIPE FÉMININ.

## En résumé : C-1 ATLAS est reliée à la réalité du PRINCIPE FÉMININ

Maintenant, observe la forme structurale géométrique de l'axis par une vue de la vertèbre de face qui est bien assise sur sa fondation. Observe le personnage masculin qui prend forme devant toi, avec la tête, les épaules, le cou, le thorax tout en puissance. Cette vertèbre est reliée au symbole (+).

Voici la description de l'axis C2 reliée au symbole à Principe Masculin, P ♂, (+).

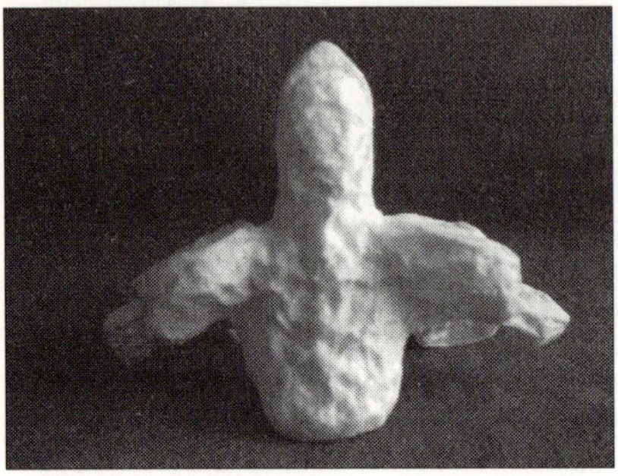

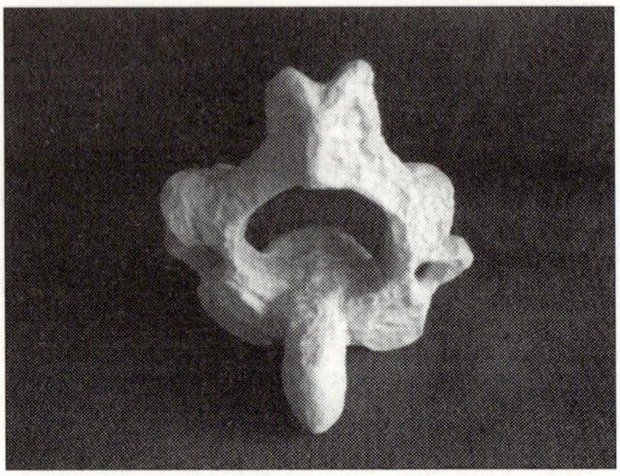

Remarque les fortes similitudes entre le symbole positif (+), le (1) et l'axis.

Souviens-toi que toutes ces références symboliques sont reliées à la caractéristique du PRINCIPE MASCULIN.

## En résumé : C-2 Axis est reliée à la réalité du PRINCIPE MASCULIN

Voici le positionnement d'une vue de face et d'au-dessus de l'aspect biomécanique de l'atlas et l'axis.

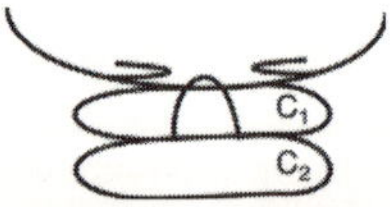


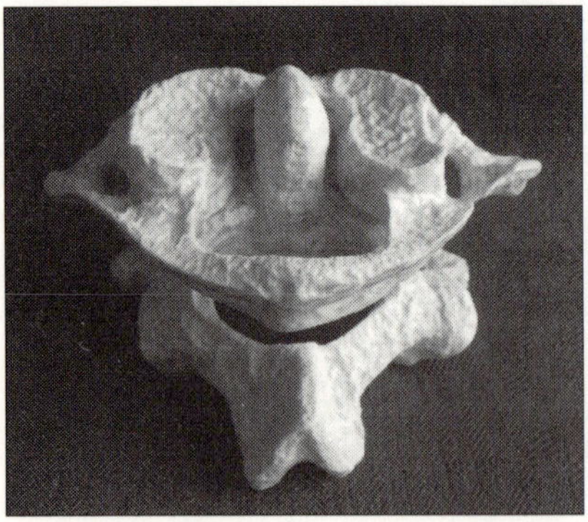

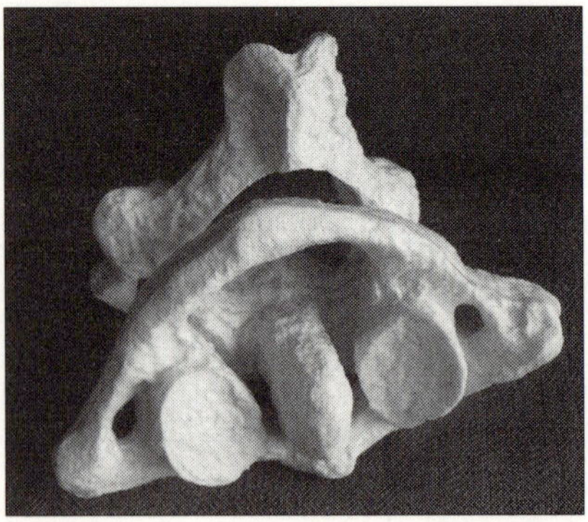

Il est important de réaliser que la première vertèbre cervicale, l'atlas – C 1, est au-dessus et assise sur la deuxième vertèbre cervicale, axis-C-2, et que l'atlas est « pénétrée » et « supportée » par l'axis, pour maintenir l'équilibre par son axe central qui se nomme « *odontoïde* ». Cette position bio-anatomique permet une grande mobilité pour recevoir les messages neurologiques de survie qui viennent du cerveau, le cerveau étant le transposé symbolique de « l'Absolu, du Tout, du TAO ».

En résumé, le Principe Féminin prédomine sur la position du Principe Masculin dans sa relation et sa dynamique de « Verticalisation ». Son rôle est d'être symboliquement en réception, en méditation, en prière, pour offrir, par l'intuition, les messages et les inspirations.

Le Principe Féminin (P ♀) joue un rôle de guidance pour le Principe Masculin (P ♂) en lui permettant de passer à l'action sans délai, après réception des messages.

Réfléchis et cherche à comprendre quels sont le rôle et la fonction de la femme et de l'homme, à partir de leurs correspondances reliées à la géométrie sacrée. Réfléchis à leur empreinte primordiale et sur quel Principe ils expriment leur mode de fonctionnement.

Il faut cesser de vouloir être autrement que ce que tu es : ton critère sexuel, ta correspondance de géométrie sacrée et ton empreinte primordiale. Dès que tu négliges la relation de partenariat avec ce que tu es et avec l'autre, tu mets en place une dynamique de surtension à pression coercitive externe et interne qui provoque un déséquilibre.

Le Principe Féminin (atlas-C1) a besoin du Principe Masculin (axis-C2) pour maintenir l'équilibre et pour mettre en action la directive reçue d'en haut, qui correspond au « cerveau neurologique de Vie ». Le Principe Masculin (Axis-C2) a besoin d'être inspiré par le Principe Féminin pour être dans une action de justesse, d'équilibre et d'harmonie pour le principe de l'Unité. Sinon, tu n'es qu'en réaction, adoptant une position offensive ou défensive au détriment des autres et de toi-même. Les Principes Féminin et Masculin ne doivent pas essayer de jouer le rôle de l'autre, de prendre la place de l'autre. Ils fermeraient alors la porte aux « messages » qui viennent d'en-haut, à l'intuition et à la Vie.

Il est intéressant d'observer que si la première vertèbre cervicale subit une fracture d'éclatement et que la deuxième vertèbre cervicale accapare l'espace de cette vertèbre qui vient d'éclater (nous nommons ce phénomène une occlusion du foramen magnum par l'odontoïde de l'axis), les centres neurologiques de survie du tronc cérébral se retrouvent compressés, provoquant la mort du cerveau-corps.

Le Principe Féminin (atlas-C1) ne doit pas rester passif à attendre que le Principe Masculin (axis-C2) vienne à lui ! Ce dernier est occupé à sa mission de performance. La déesse, la messagère, le Principe Féminin doit aller vers le Principe Masculin et lui remettre « le message reçu », lui redonner ce qui lui revient de droit, en gardant espoir qu'il utilise sagement « ce message ». Le Principe Féminin (atlas-C1) ne doit pas chercher à prendre la place du Principe Masculin (axis-C2), sinon il risque sa perte et la perte du Principe Masculin, car sa structure et sa position anatomique sont faites pour porter le Graal, le calice, le crâne. Le Principe Féminin doit avoir la sagesse de reconnaître son rôle, sa place ; il sera dans la joie et la justesse de sa mission.

Regarde autour de toi. Malheureusement, tu vas constater que, trop souvent, tout est inversé et en déséquilibre, parce que personne ne connaît son empreinte primordiale, personne ne reconnaît sa place, son rôle et sa mission. C'est le déséquilibre et l'orgueil de l'un qui va tuer l'autre !

Pourquoi ?

Parce qu'on t'a caché la réalité, on t'a caché ta vraie nature, on t'a enlevé ton aspect sacré, on t'a enlevé ton droit à être dans l'équilibre, dans l'harmonie et dans l'Unité par la justesse de la vie qui est Sacrée. On t'a fait croire que tu avais perdu ou que tu n'avais pas de lien avec **l'Empreinte Sacrée**. Réfléchis sur « Toi »... Retourne vers « Toi »... Repositionne-toi sur ton « Toi »... Retrouve ton « Toi » et « Verticalise-Toi ».

Ta réalité et la réalité sociale correspondent au jeu et aux positions biomécaniques de l'atlas-C1 (Principe Féminin) et de l'axis-C2 (Principe Masculin), et tout déséquilibre de l'un par rapport à l'autre se répercute dans ta réalité du jeu de position neurosociologique.

Je suis conscient que le concept que je viens d'élaborer est nouveau et qu'il ouvre la porte à un monde fantastique où une nouvelle réalité neuro-psycho-socio-patho-organique se met en place, par la compréhension de nouveaux repères. Aucune croyance ni non-croyance n'a sa place dans cette nouvelle réalité ; seulement des faits concrets, anatomiques et sociologiques s'y retrouvent. C'est être en face de sa réalité où la fuite est impossible.

Par l'arrogance, l'orgueil ou les croyances et non-croyances, tu peux essayer de nier la notion de cette géométrie sacrée. Pourtant, tu portes en toi cette géométrie sacrée ; tu ne peux pas nier cette réalité qui fait partie de toi et qui est toi, sinon tu deviens illogique, irrationnel et dangereux pour toi et ton entourage.

## Quelques réflexions, constatations et expériences

Observe où tu dors dans ta chambre ; observe où tu dors dans ton lit... Ton lit est-il plus à gauche, au centre ou à droite de l'espace de ta chambre, par rapport à la tête de ton lit ? Est-ce que, dans ton lit, tu dors à gauche, au centre ou à droite ? Est-ce que tu es relié au Principe Féminin (côté gauche du lit) ou au Principe Masculin (côté droit du lit) ?

Si tu as besoin d'une journée de méditation, de réflexion, d'attente, d'observation, je te propose de coucher dans la partie gauche de ton lit et d'expérimenter ce qui se passe. Ta dynamique de position neurosociologique dans la journée sera le reflet de ta position neuro-socio-spatiale de la nuit précédente.

Si tu as besoin d'être dans l'action, dans la performance pour une période plus ou moins longue, je te propose de coucher dans la partie droite de ton lit. Dans la journée qui suit ton sommeil, tu vas expérimenter la dynamique de la position neurosociologique du Principe Masculin reliée à la performance, à l'action; c'est la dynamique la plus territoriale.

Voici un fait intéressant et facilement observable : si tu as un partenaire qui dort avec toi, demande-lui de changer de position de repos au lit ! Tu vas découvrir, avec stupéfaction, que ce partenaire aura de la difficulté à jouer le jeu, car pour son cerveau relié à la notion de son positionnement neuro-psycho-spatio-sociologique par rapport à sa position sur l'échiquier neuro-psycho-spatio-sociologique, il perd son repère territorial, surtout s'il dort habituellement à droite dans le lit.

Si tu es une femme qui dort à gauche dans le lit, tu es dans ton axe d'équilibre féminin par rapport à ton sexe féminin. Tu reçois les messages, tu rêves, tu te reconstruis à partir de ton Principe Féminin. La journée sera le reflet de ta position de repos durant la nuit précédente.

Si tu es un homme qui fait l'expérience de dormir à gauche du lit, c'est-à-dire dans le territoire du Principe Féminin, observe comment tu te comportes dans ta journée : tu es cool, plus penseur, tu es plus dans la réflexion, légèrement désorienté et tu ressens une légère dépression. Ton sommeil aura été plus léger.

Si tu dors à droite dans ton lit, tu vas expérimenter, dans la journée qui suit, le Principe Masculin, donc la performance, l'action, l'agressivité. Ton sommeil sera beaucoup plus profond.

En fonction de tes besoins pour le lendemain, tu n'as qu'à te repositionner dans ton lit et expérimenter les Principes Féminin et Masculin par un changement de position neuro-spatiale durant ton sommeil.

Le même concept peut s'appliquer par un repositionnement des meubles : les tables, les lits, les chaises. Il peut en fait s'appliquer à tous les domaines connus.

La compréhension des concepts neuro-spatiaux, neurotemporels, neuropsychologiques, neuropathologiques et neurosociologiques nous permet d'envisager des solutions tangibles respectant les lois qui gèrent le fonctionnement de notre réalité, pour comprendre et élucider de nombreuses questions sans réponse que notre société amène avec une angoisse permanente d'échec dans la recherche de son équilibre.

Nous aborderons dans les chapitres suivants l'application de ce nouveau concept directement relié à la nature humaine, notamment en étudiant les réalités des droitiers, des droitières, des gauchers et des gauchères.

Voici un autre exercice de réflexion et de constatation que je te propose.

Lorsque tu es assis sur une chaise, observe quelle est ta position neuro-spatiale de survie préférée. Préfères-tu être à la droite ou à la gauche de l'autre ? Préfères-tu te positionner à partir de ton Principe Féminin ou à partir de ton Principe Masculin par rapport à l'autre ? As-tu l'impression d'être dans une position de « prédaté-proie » ou de prédateur par rapport à l'autre ?

Recherche et redécouvre lentement ton empreinte primordiale neurosociologique, mais aussi le ressenti auquel tu te relies dans un contexte précis. Sache que tu peux te repositionner sur une autre position neuro-spatiale pour reproduire des effets surprenants sur ton cerveau et par ton cerveau, et créer de ce fait un changement sur toi-même et sur ton entourage. Il y a tellement de possibilités de mettre en place l'équilibre, l'harmonie et l'unité en toi et autour de toi par l'application de ces simples techniques de repositionnement neuro-spatial.

Ou encore, lorsque tu es assis face à l'autre, observe et ressens quelle est ta position neuro-spatiale de survie préférée. Préfères-tu être rapproché ou éloigné de l'autre ? Préfères-tu te tourner un peu vers la gauche et être dans la position de « prédaté-proie » ? Préfères-tu te tourner un peu vers la droite et être dans la position de prédateur, ce qui te permet d'entendre par ton oreille gauche les moindres nuances qui viennent à toi et saisir l'occasion d'utiliser les mots justes qui te feront maîtriser la situation, si tu le désires ?

Et si tu t'assoies directement face à face, que ressens-tu ? Envahissement ? Cherches-tu à reculer comme une proie, ou bien ressens-tu que tu enveloppes et cherches à dominer totalement la réalité dans ton espace comme un prédateur puissant ?

Prends conscience de la portée et de la réalité du Principe Féminin et du Principe Masculin selon les repères neuro-spatiaux et neurosociologiques. Prends conscience que la compréhension et la maîtrise de ce concept peuvent te permettre d'améliorer la communication avec les autres, sans chercher à dominer ou à être dominé, mais dans l'idée d'un partenariat permettant aux individus qui le désirent d'avancer ensemble, côte à côte.

Veux-tu un autre exercice de réflexion et de constatation ? Regarde tes photos de famille. Observe qui est assis à gauche ou à droite de l'autre, qui est debout à gauche ou à droite de l'autre... Où se dépose la main de celle ou de celui qui donne, de celle ou de celui qui veut contrôler l'autre. Observe la façon dont les personnages sont assis, de quel côté ils sont tournés, vers la gauche ou vers la droite. Si tu savais ce que tu peux découvrir par une photo ! Tu peux savoir qui est sur le Principe Féminin, celle ou celui qui est dominé, celle ou celui qui exprime une réalité d'inférieur ou d'esclave, celle ou celui qui est « retenu », celle ou celui qui veut « s'en aller » ! Tu peux savoir qui est sur le Principe Masculin, celle ou celui qui est le dominant, celle ou celui qui est le prédateur, celle ou celui qui exprime une réalité de supériorité ou de gourou, celle ou celui qui « retient », celle ou celui qui « verrouille » l'autre !

Regarde aussi les publicités dans les revues. Observe les photos dans les journaux et commence à réfléchir en termes neurospatiaux et de repères à Principe Féminin et à Principe Masculin. Graduellement, tu vas découvrir vers où nous nous dirigeons, vers quoi nous sommes dirigés et qui domine le jeu. Graduellement, tu vas découvrir qui donne des ordres et qui les reçoit. Tu vas reconnaître le dominant et le dominé.

Observe également la façon dont tu écris. Mets sur papier tes états d'âmes, puis observe l'orientation de chaque lettre et de chaque mot (vers la gauche, centré, vers la droite). Porte attention aux temps de la conjugaison (passés, présent, futur). Observe où tu concentres tes dessins (selon la notion neurospatiale). Tu découvriras différentes expressions de tes positions neurosociologiques à Principe Féminin ou à Principe Masculin. Maintenant, interroge-toi : pourquoi ton mode de communication fonctionne-t-il plus ou moins bien par rapport au message que tu veux donner aux autres ?

Prends conscience que pour être en équilibre, dans la justesse, en harmonie et pour l'Unité, tu ne peux qu'exprimer « la réalité » de ton empreinte primordiale, sinon tu es en déséquilibre et en survie.

Prends conscience que, présentement, la position neurosociologique de ton cerveau est choisie pour exprimer sa meilleure position de survie, tout en sachant qu'un repositionnement neurosociologique à Principe Féminin ou à Principe Masculin peut s'imposer pour offrir une meilleure solution de survie. Il devient impératif de comprendre que ce n'est qu'en utilisant un nouveau langage, des nouveaux repères et une compréhension différente de « la neurologie de Vie » que tu peux t'offrir la possibilité d'améliorer directement ou indirectement ta qualité de vie et celle des autres.

Si tu te donnes le droit de sortir de tes croyances, de tes non-croyances et des préjugés qui en découlent, et que tu expérimentes, pour ton cerveau et par ton cerveau, le message que je m'efforce de te redonner, alors tu seras celui qui ouvrira la porte de la « Nouvelle Diplomatie Neurosociologique cerveau gauche-cerveau droit, Principe Féminin-Principe Masculin » et qui en découvrira toute la richesse pour exprimer l'équilibre, la justesse, l'harmonie et l'Unité.

***Et si c'était vrai... !***

# Chapitre 6

# Les quatre positions neurosociologiques

*« La conscience innée s'inscrit dans la matière et en subit toutes les transformations, naissance et mort, tout en conservant ses caractéristiques essentielles qui se transmettent. La conscience vitale s'inscrit dans l'essence immortelle de la forme matérielle, c'est-à-dire la puissance causale qui, à travers la prise de conscience de toute la nature, va vers la possibilité de sa libération ou conscience en soi, au-delà de l'outil matériel. »*

Schwaller de Lubicz
*Propos sur ésotérisme et symbole*

Nous allons bouger une nouvelle pièce maîtresse sur l'échiquier de la compréhension de « La Nouvelle Diplomatie Neuro-Sociologique cerveau gauche-cerveau droit, Principe Féminin-Principe Masculin » en mettant en place les notions des quatre positions sociales (ou repères « neurosociologiques ») et des repères « neuro-spatio-temporels ».

Partant de la notion que le Principe Féminin (P ♀) correspond à tout le côté gauche de ton « cerveau-corps » et que le

Principe Masculin (P ♂) correspond à tout le côté droit de ton « cerveau-corps », nous allons découvrir ensemble les repères neurosociologiques du jeu très subtil de notre position neurosociale. Avec tous les mécanismes de survie qui impliquent et règlent minutieusement les nombreux repositionnements neurosociologiques d'un Principe Féminin à un Principe Masculin et vice versa, la notion de « prédateur-prédaté » et ses jeux de force sont les catalyseurs de ces déplacements de position sur l'échiquier neurosociologique.

Les repères neurosociologiques sont classifiés en quatre catégories de base. Nous retrouvons l'empreinte primordiale de l'**esclave**, de l'**inférieur**, du **supérieur** et du **gourou**. Le repère « du sauveur » est intrinsèque aux quatre catégories de base.

Prends le temps d'évaluer le graphique de l'échiquier des positions des repères neurosociologiques. Par ton cerveau et pour ton cerveau, crée la réalité des positions hiérarchisées du langage symbolique qui correspond à une empreinte primordiale. Ressens et observe où se positionne chacune de ces empreintes primordiales. Ressens le poids de la réalité de chacune de ces empreintes primordiales. Ressens ! Ressens ! Laisse venir à toi ces émotions, ces sensations et ces images qui sont en résonance et en écho avec les croyances et les non-croyances de la compréhension de chacun de ces repères neurosociologiques. Laisse venir à toi cette empreinte primordiale qui est la partie intégrante de ta réalité...

**Position Neurosociologique**

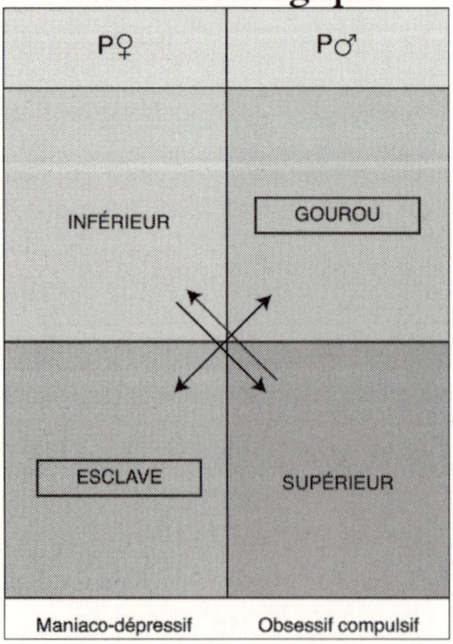

**Position des repères neurosociologiques**

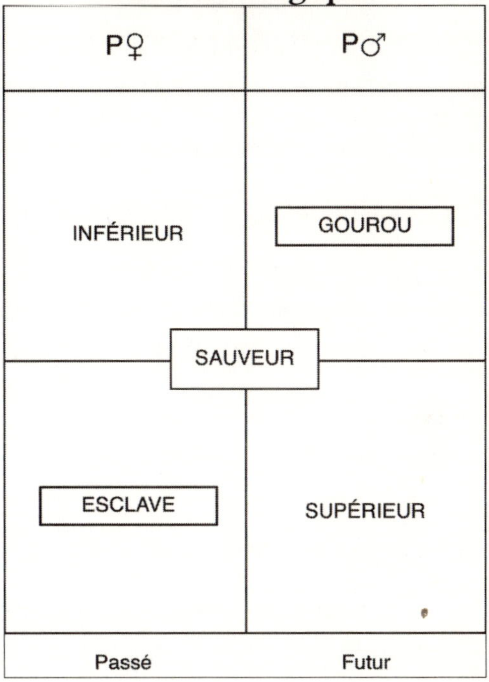


Lors de ta conception, tes parents ont permis la matérialisation de ton empreinte primordiale et ils t'ont positionné neurosociologiquement sur une position ou sur une combinaison de positions d'esclave, d'inférieur, de supérieur, de gourou et de sauveuse/sauveur. Tes parents t'ont légué, par procuration, une empreinte primordiale conflictuelle. Ta vie dépend de cette empreinte primordiale conflictuelle. Tout le reste est une histoire-mémoire, ton histoire. Cette histoire qui s'écrit et « qui se crie » est composée de déséquilibres, d'équilibres et de satisfactions. Ressens où tu te situes et quelle est ton empreinte primordiale, sois honnête avec toi-même, regarde la réalité en face... Et prends conscience que ton empreinte primordiale se situe sur l'échiquier d'une ou de plusieurs positions de repères neurosociologiques en même temps. Commence à comprendre le sens de ta vie...

Et maintenant, comprends pourquoi nous disons régulièrement « Je veux bien, mais je ne peux pas ».

## L'esclave

Il est relié au Principe Féminin.

Il est « verrouillé », « emprisonné », « non mobile ».

C'est la dernière position dans la hiérarchie neurosociologique.

Il se localise en bas à gauche, « sous » la position d'inférieur et « parallèle » à la position de supérieur.

C'est la position la moins avantageuse et la moins désirée.

Sa seule raison de vivre : survivre « pour » les autres.

La porte est ouverte pour les cancers et les maladies extrêmes qui sont très difficilement gérables et qui se prolongent sur une longue période avec beaucoup de souffrances.

## L'inférieur

Il est relié au Principe Féminin.

Il est « non verrouillé », « mobile », « versatile ».

C'est l'avant-dernière position dans la hiérarchie neurosociologique.

Il se localise en haut, à gauche, « au-dessus » de l'esclave et « parallèle » à la position de gourou.

C'est la position la plus avantageuse et la moins désirée.

Sa raison de vivre : survivre « pour les autres et par les autres ».

La porte est ouverte aux maladies sans cancer, facilement gérables et qui se prolongent sur une durée plus ou moins longue.

## Le supérieur

Il est relié au Principe Masculin.

Il est « non verrouillé », « mobile », « versatile ».

C'est la deuxième position dans la hiérarchie neurosociologique.

Il se localise en bas, à droite, « sous » le gourou et « parallèle » à la position d'esclave.

C'est la position la moins avantageuse et la plus désirée.

Sa raison de vivre : survivre « par les autres et pour l'autre ».

La porte est ouverte aux maladies sans cancer, facilement gérables, et qui se prolongent sur une durée plus ou moins longue.

## Le gourou

Il est relié au Principe Masculin.

Il est « verrouillée », « emprisonné », « non mobile ».

C'est la première position dans la hiérarchie neurosociologique.

Il se localise en haut, à droite, « au-dessus » du supérieur et « parallèle » à la position d'inférieur.

C'est la position la plus avantageuse et la plus désirée, mais avec le plus haut niveau de risques.

Sa raison de vivre : survivre « par les autres ».

La porte est ouverte aux cancers et aux maladies extrêmes difficilement gérables, courtes et foudroyantes.

Aucune de ces positions neurosociologiques n'a plus ou moins d'avantages qu'une autre position, car chacun d'entre nous a sa propre position neurosociologique et sa propre mission à exprimer. Chacune de ces positions est une pierre angulaire dans l'équilibre de l'architecture de la réalité cérébro-organique, cerveau-corps, cerveau-couple, cerveau-famille, cerveau-société, cerveau-sociologique, cerveau-humanité. Chacun d'entre nous est une « pierre angulaire » qui permet à ce monde d'être ce qu'il est. Toute la question est de savoir ce que l'on fait et ce que l'on va faire de cette « position angulaire » !

## La position de sauveur-sauveuse

À ces quatre positions de base, ajoutons la réalité du **sauveur** ou de la **sauveuse**. Le sauveur exprime la dynamique de se sauver soi-même ou de sauver les autres en fonction des croyances et des non-croyances. De plus, la réalité du sauveur se retrouve d'une façon intrinsèque dans chaque position énumérée ci-haut. Il y aura donc le sauveur-esclave, le sauveur-inférieur, le sauveur-supérieur, le sauveur-gourou.

De plus, il y a deux catégories de sauveurs. Dans la première, le sauveur universel exprime sa réalité sur les quatre positions neurosociologiques à Principe Féminin et à Principe Masculin **en même temps**. Dans la deuxième, le sauveur de base exprime sa position sur les positions neurosociologiques à Principe Féminin **ou** à Principe Masculin.

À l'intérieur de chaque repère neurosociologique, il y a un sauveur qui sommeille et qui est plus ou moins actif en toi : un sauveur pour se sauver lui-même ou bien pour sauver les autres. Il faut réfléchir sur le terme « se sauver » et « sauver »... Est-ce en sauvant les autres que je me sauve moi-même ? Est-ce dans le sens du libérateur qui sauve l'opprimé ? Est-ce dans le sens du héros et de la gloire qui en découle ? Est-ce dans le sens d'être une offrande au « Principe » ?

Tu portes en toi un sauveur, au point de vue neurosociologique. Il faut que tu comprennes, que tu rencontres et que tu reconnaisses le sauveur que tu portes en toi et que tu saches pourquoi il est présent et pour qui il est présent.

Voilà beaucoup de questions qui demandent de la réflexion... et qui seront probablement sans réponse si tu ne te donnes pas le droit à la réflexion sur ta condition et ta réalité de femme ou d'homme que tu crois ou prétends être. Tu réaliseras que « sauver », c'est « **se sortir de** », ou c'est « **sortir de** »... Et se sortir de quoi si ce n'est que de la peur de la mort (en réel, virtuel, imaginaire et symbolique), qui est l'ultime prédateur et toi, le prédaté ?

Tu vois, tout retourne au même principe, c'est-à-dire à la notion de dualité qui est la base de notre monde, un début et une fin, prédaté-prédateur, naissance et mort, survie et mort. Cette notion de dualité correspond à la notion d'horizontalité dans toute sa splendeur et son éternel recommencement.

Pourquoi se sauver ou sauver les autres ?... Pourquoi ne pas être sauvé ?... Pourquoi être sauveur ?

Toutes ces questions et ces réponses sont des maillons d'une chaîne reliée à une éternelle réalité de dominé – dominant. Ce lien est sous l'influence de ton empreinte primordiale qui te domine toujours plus par l'attrait du jeu de forces entre les positions neurosociologiques de ta partie esclave et de ta partie gourou qui sont enchaînées et verrouillées l'une à l'autre.

## Les sous-tonalités des quatre positions

En plus des quatre réalités neurosociologiques qui se positionnent sur « l'échiquier », chaque réalité se subdivise en quatre sous-tonalités qui permettent de mieux comprendre le comportement de « sa réalité » à l'intérieur de son empreinte primordiale. Ces sous-tonalités permettent également de découvrir qu'elles étaient les positions neurosociologiques des parents géniteurs lors de la conception.

**Position des sous-classes neurosociologiques**

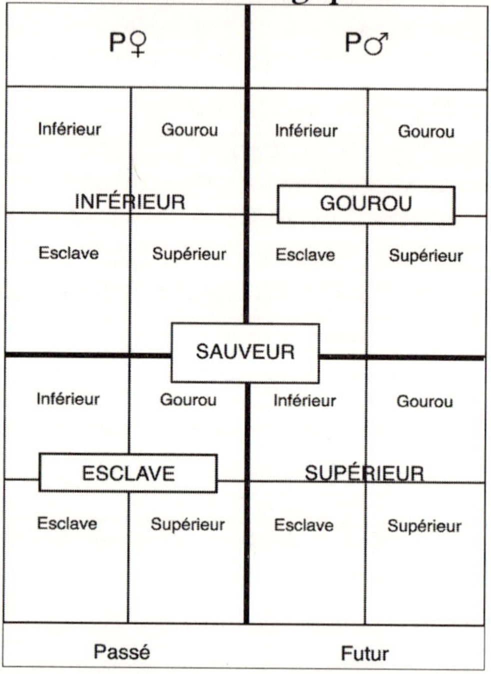


À l'intérieur de la réalité de l'**inférieur**, nous retrouvons les quatre sous-tonalités: l'inférieur-esclave, l'inférieur-inférieur, l'inférieur-supérieur et l'inférieur-gourou.

À l'intérieur de la réalité du **supérieur**, nous retrouvons les quatre sous-tonalités: le supérieur-esclave, le supérieur-inférieur, le supérieur-supérieur, et supérieur-gourou.

À l'intérieur de la réalité de l'**esclave**, nous retrouvons les quatre sous-tonalités: l'esclave-esclave, l'esclave-inférieur, l'esclave-supérieur, l'esclave-gourou.

À l'intérieur de la réalité du **gourou**, nous retrouvons les quatre sous-tonalités: le gourou-esclave, le gourou-inférieur, le gourou-supérieur, le gourou-gourou.

Si ton empreinte primordiale exprime la réalité de l'une des quatre positions neurosociologiques, tu n'en subis pas moins l'influence des sous-tonalités.

L'esclave qui est verrouillé porte en lui l'esclave, l'inférieur, le supérieur ou le gourou.

L'inférieur qui est non verrouillé porte en lui l'esclave, l'inférieur, le supérieur ou le gourou.

Le supérieur qui est non verrouillé porte en lui l'esclave, l'inférieur, le supérieur ou le gourou.

Le gourou qui est verrouillé porte en lui l'esclave, l'inférieur, le supérieur ou le gourou.

Chacune de ces sous-classes de l'empreinte primordiale offre une gamme de nuances psychologiques, comportementales, pathologiques avec des vitesses de récupération-reconstruction (d'une phase de vagotonie) à la suite d'un état de choc, de détresse ou bien d'une phase active de conflit.

## Reconnaître son empreinte primordiale (et donc sa position neurosociale)

À la lumière de cette compréhension et de cette connaissance de l'empreinte primordiale, de la position neurosociale et des sous-tonalités qui y sont rattachées, nous pouvons potentiellement prévoir d'une façon beaucoup plus précise l'évolution neuro-psycho-socio-patho-cérébro-organique de chaque être humain et mettre en place un système d'évaluation et d'action pour permettre de gérer beaucoup plus rapidement et efficacement un état de déséquilibre ou de crise.

Ainsi, par cette nouvelle façon d'aborder la réalité sociale de chaque être humain et de la communauté en général, nous pouvons, par une compréhension et une connaissance précise d'un individu, avoir un effet direct positif sur l'aspect socio-économique, socioculturelle, socioprofessionnel, familial, individuel et, bien sûr, celui de la santé. Pour rester dans le domaine de la santé, il serait peut-être intéressant, voire urgent, d'appliquer ce concept (dans les hôpitaux, les cliniques, les centres de thalassothérapie, les Spa, les maisons de convalescence, les maisons de retraite).

Cherche et recherche qu'elle est ton empreinte primordiale et les sous-tonalités qui correspondent à ta réalité... !

Es-tu un supérieur-inférieur, c'est-à-dire est-ce que tu exprimes l'empreinte primordiale d'un supérieur avec une sous-tonalité d'inférieur ?

Es-tu un esclave-gourou, c'est-à-dire est-ce que tu exprimes l'empreinte primordiale d'un esclave avec une sous-tonalité de gourou ?

Es-tu un inférieur-gourou, c'est-à-dire est-ce que tu exprimes l'empreinte primordiale d'un inférieur avec une sous-tonalité de gourou ?

Es-tu un gourou-inférieur, c'est-à-dire est-ce que tu exprimes l'empreinte primordiale d'un gourou avec une sous-tonalité d'inférieur ?

Es-tu un supérieur-supérieur, c'est-à-dire est-ce que tu exprimes l'empreinte primordiale d'un supérieur avec une sous-tonalité de supérieur ?

Es-tu un supérieure-esclave, c'est-à-dire est-ce que tu exprimes l'empreinte primordiale d'un supérieur avec une sous-tonalité d'esclave ?

Redécouvre ce que tu es... Redécouvre où tu te situes... Reconnais ce que tu es... Reconnais où tu te situes... Et donne-toi le droit d'« Être ce que Tu Es » dans l'équilibre, la justesse, l'harmonie et l'Unité.

Pour redécouvrir ton empreinte primordiale et les sous-tonalités adjacentes, voici quelques pistes.

Observe en premier lieu tes points faibles et tes points forts, car ils seront des balises symboliques qui permettront de déterminer le sens et l'orientation de ton empreinte primordiale.

Observe les attitudes que tu as lorsque tu es en relation avec une ou plusieurs personnes, et sois particulièrement attentif à tes réactions (négatives et positives) lorsqu'une pression coercitive interne ou externe ou bien un état de surtension et de déséquilibre se met en place.

Observe ta façon de conduire ton véhicule automobile et surtout, la difficulté ou la facilité de prendre certaines courbes vers la droite ou vers la gauche à des vitesses dépassant ton état de contrôle et l'équilibre de ton véhicule...

Observe où tu écris spontanément sur un tableau ou bien où tu dessines sur une feuille...

Je propose que tu prennes des notes sur chaque réaction négative et surpositive (satisfaction) que tu auras face à n'importe laquelle des situations que tu vis quotidiennement. En faisant référence au graphique en rapport à l'empreinte primordiale et aux sous-tonalités, lentement tu mettras en place les différentes pièces réactionnelles sur l'échiquier des critères de positions neurosociologiques. Ton empreinte primordiale va prendre forme...

Observe le graphique de la page suivante.

Identifie le repère spatio-temporel de gauche, relié au passé... Identifie le repère spatio-temporel de droite relié au futur... Identifie le repère spatio-temporel du bas, relié à la terre et à la mort... Identifie le repère spatio-temporel du haut, relié au ciel, à la vie, à l'Absolu...

Ressens l'implication de ces nuances et la portée de chaque mot. Observe sur le graphique « où » se situe le symbole du cerveau biologique (C.B.). Sa localisation est « centrale » ; ce centre symbolise le « PRÉSENT », le « ici-et-maintenant »...Ressens « où » ton cerveau, par tes yeux, porte son « regard », et « où » ton « cœur, ton intuition » t'appellent !

## Notion de repère cartographique spatio-temporel

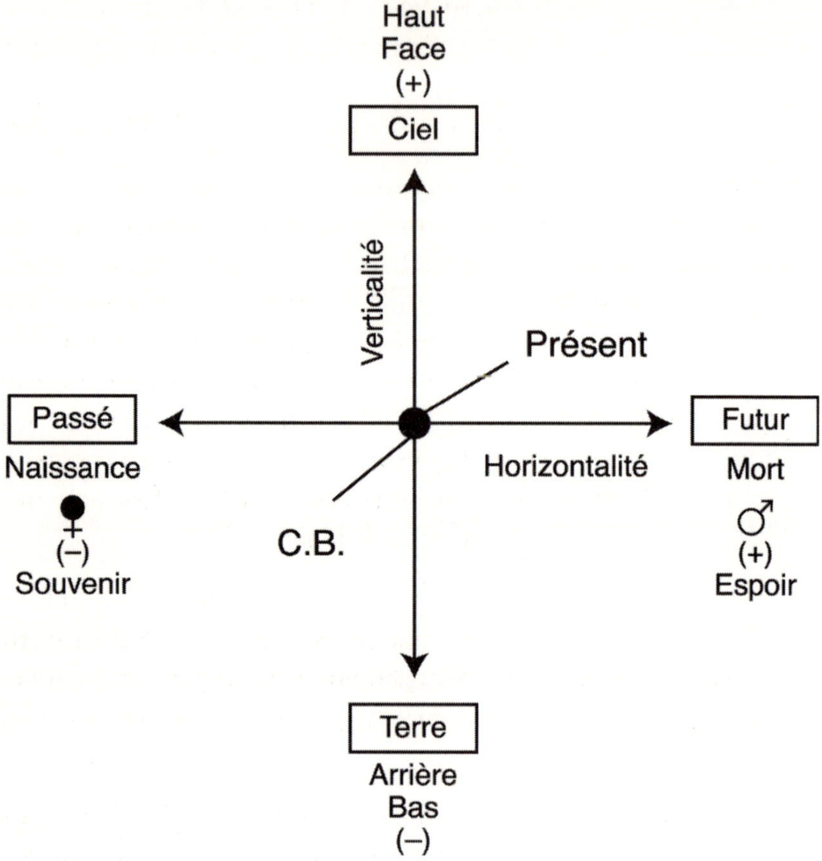


Est-ce que tu es attiré vers la gauche ? Vers la droite ? Vers le bas ? Vers le haut ?

Est-ce que tu es attiré à mi-chemin entre la gauche et le centre ? Entre la gauche et le haut ? Entre la gauche et le bas ? Entre la droite et le centre ? Entre la droite et le bas ? Entre la droite et le haut ?

Vers quelle position neuro-spatiale ton « cerveau-cœur » t'appelle-t-il ?

Ainsi, tu auras une idée où se situe ton empreinte primordiale dont ton cerveau utilise les références pour s'offrir la meilleure solution de survie. Prends le temps de bien ressentir les deux derniers graphiques. Ils sont ta base de données, ton point de départ, ton point de référence, ton axe de fonctionnement.

Si tu observes attentivement ta façon de t'exprimer dans ta vie, tu vas observer que tu utilises le langage « réel, virtuel, imaginaire et symbolique » qui correspond à ton empreinte primordiale ; langage relié au passé, au présent ou au futur ! Tu observeras aussi que, trop souvent, tu as le désir d'être autre chose que cette empreinte primordiale. Cela ouvre la porte à tous les déséquilibres possibles pour essayer d'être ce que tu n'es pas ! Ou bien c'est la satisfaction de cette empreinte primordiale qui t'empêche d'évoluer et d'être accessible aux autres.

Une autre façon de retrouver cette empreinte primordiale et ses sous-tonalités est de relire tout ce livre, avec comme objectif de retrouver lentement et patiemment ton empreinte primordiale et pour pouvoir reconnaître ce que tu es ou ce que tu n'es pas.

D'autres exercices permettent de constater très rapidement où se situe ton empreinte primordiale. Il ne serait pas sage de ma part de te les proposer maintenant. Tu risquerais d'être « leurré » par tes désirs d'être autre chose que ton empreinte primordiale. Par conséquence, cela te ferait regarder la réalité de ta vie avec des « lunettes opaques », et lentement, tu t'enliserais dans les déséquilibres, les injustices et les incohérences d'un monde qui n'est pas le tien, ce qui mettrait en danger ta vie et celle des autres.

Mais déjà, si tu es honnête et intègre avec toi-même, tu peux avoir une idée générale de ce que tu es, ton empreinte primordiale.

Des ateliers-formation ont été conçus à l'intérieur du cadre de *l'Institut Mayol* et de *Mayol Europe's* pour que tu puisses intégrer et comprendre en profondeur le concept de la Nouvelle Diplomatie Neurosociologique cerveau gauche-cerveau droit, Principe Féminin-Principe Masculin.

Le jour où tu te seras donné le droit de comprendre et d'appliquer le principe de base expliqué ci-haut, ton état de survie et de détresse qui te hante consciemment ou inconsciemment va graduellement perdre de son emprise sur toi.

À partir de cette décision, tu auras la possibilité d'exprimer le meilleur du potentiel de ton empreinte primordiale pour retrouver l'équilibre, la justesse, l'harmonie et l'Unité. Et souviens-toi : ne cherche pas à être bon, travaille seulement à devenir meilleur !

***Et si c'était vrai... !***

DEUXIÈME PARTIE

# L'ÉCHIQUIER NEUROSOCIOLOGIQUE

*La droitière*
*Le droitier*
*Le gaucher*
*La gauchère*

## Chapitre 7

# La droitière

*« Nous sommes devant le coffre-fort contenant la plus grande richesse concernant l'histoire de l'humanité; on n'a pas su l'ouvrir, parce qu'on s'est obstiné à se servir de la clé rationnelle, au lieu d'utiliser celles des constructeurs de cet écrin: le symbole et la symbolique. »*

Schwaller de Lubicz
*Symbole et symbolique*

## I- La droitière de base non verrouillée sur son principe féminin

♀ Dre

LA DROITIÈRE DE BASE a comme symbole: (♀dre), le symbole du sexe féminin. La droitière porte en elle les deux principes: le Principe Féminin (P ♀) et le Principe Masculin (P ♂), avec la dominance d'être en relation avec le Principe Féminin qui est dans la position des relais neurologiques cérébraux de gauche. De plus, la position neurosociologique des parents lors de la conception de l'enfant met en place l'empreinte primordiale qui correspond à cette femme droitière de base.

## 1) *Cartographie des repères de position neurosociologiques :*

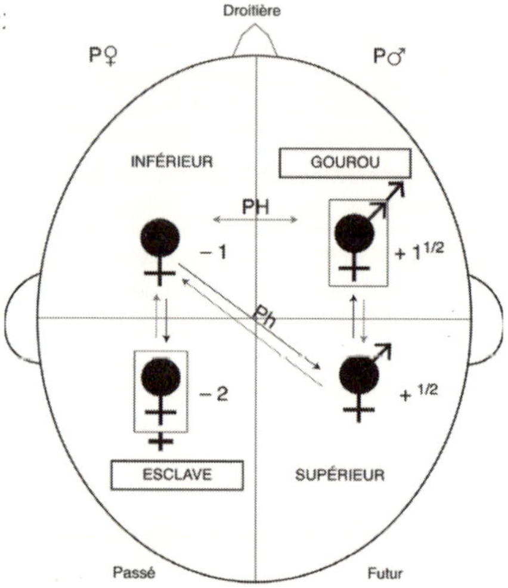


*Position :* La droitière (♀Dre) est sur la position neurosociologique du cadran supérieur gauche du graphique ci-haut mentionné, qui est symbolisée par le mot « inférieur ». Par sa position sur la cartographie des repères neurosociologiques, la droitière est en équilibre entre son Principe Féminin et son symbole sexuel féminin. Cette position neurosociologique lui permet d'exprimer une réalité que je nomme « mobile ». Elle lui permet de bouger sur l'échiquier des positions neurosociologiques : descendre en position d'esclave ou basculer en position de supérieur et remonter sur la position de gourou.

*Niveau :* Par sa position neurosociologique, la droitière de base exprime un certain niveau de séduction et de féminité. La codification utilisée pour exprimer son niveau de puissance est symbolisée par le chiffre « – 1 » en plus du symbole sexuel féminin qui s'y rattache « ♀ ». Donc, la symbolique correspondant au niveau de féminité et de séduction de la droitière est exprimée par le symbole « – 1♀ ».

*Regard social et sexuel :* Le regard de cette droitière part du cadran supérieur gauche et se jette avec une tangente vers le bas sur le « cadran inférieur droit » ; ceci correspond à l'attraction de base ou l'affinité de base que le Principe Féminin exprime par rapport à la position neurosociologique de « supérieur » qui correspond à la réalité du principe masculin.

## 2) *Cartographie des repères spatio-temporels :*

Le point qui est localisé dans la réalité du Principe Féminin est un repère neuro-spatio-temporel positionné à partir du passé. À partir de ce point, trois flèches sont projetées dans trois directions différentes.

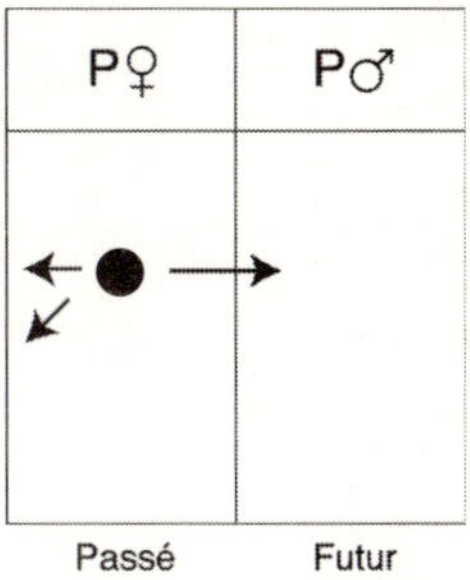


- La première flèche part vers la droite et se projette vers le Principe Masculin ; elle exprime une réalité de regard vers le futur.
- La deuxième flèche part vers la gauche et exprime une réalité de regard vers le passé.
- La troisième flèche descend à 45° vers la gauche et exprime la réalité de l'inférieur.

La droitière de base exprime la réalité de sa vie par sa position neurosociologique « d'inférieur » et par la nature de la réalité du Principe Féminin.

Voici une liste d'attitudes qui te permettra de créer des repères par rapport à cette droitière qui est à codifier (–1 ♀) pour chaque attitude énumérée :

- Dépressive
- Territoriale, familiale, reliée au virtuel, à l'imaginaire et au symbolique
- Exprime une dynamique de « prédaté-proie ».
- Séductrice
- Désorientée, avec des repères flous
- Vision élargie

- Rêveuse
- Dévalorisée, avec une notion d'infériorité
- A comme support de vie ses souvenirs.
- Vit à partir des mémoires-repères du passé.
- Le langage grammatical utilisé est relié du présent au passé.
- Peut se projeter dans le futur.
- A besoin d'un défi pour être dans l'action.
- Peut se retrouver dans la position neurosociologique « d'esclave ».
- Peut basculer sur le principe masculin (pat hormonal).
- Les objectifs sont atteints difficilement et très lentement.

### 3) *Repères d'évaluation générale de la droitière de base en position d'inférieur*

Je te suggère de reprendre le passage relié au principe féminin afin de te familiariser avec ses repères qui seront codifiés d'un facteur de (– 1♀). Exemple : intuitive – 1♀, passive – 1♀, dépressive – 1♀, et ainsi de suite.

La droitière est cette femme légèrement dépressive qui aime le beau, les nuances, l'harmonie et la tranquillité. Elle aime prendre son temps pour profiter de la vie. Elle vit pour sa famille et par sa famille, et pour son homme s'il est *cool !* Elle se fait belle pour elle et pour l'autre, mais pas toujours pour son partenaire ! C'est sa petite faiblesse. Elle aime savoir qu'elle est encore séductrice et séduisante. Pourtant, cette femme se sent à part, très différente de l'homme dans sa façon d'aborder la vie. Elle le comprend et elle l'aime, et pourtant, il est si différent d'elle ! Elle est intuitive ; elle utilise cette caractéristique pour questionner *naïvement* son entourage. De plus, sa position neurosociologique lui permet d'échanger, de communiquer et d'exprimer ses nombreuses idées sur le monde qui l'entoure.

Cette droitière vit les injustices non justifiables des mâles avec un ressenti d'infériorité. Elle accepte cette position neurosociologique, mais en même temps, elle voudrait changer son compagnon et le monde qui est autour de lui pour qu'ils deviennent à « **son image** » de femme, c'est-à-dire presque parfaits ! Mais ceci est une mission impossible ! L'homme, par sa nature et sa position neurosociologique, exprime le Principe Masculin. Par ce principe, l'homme vit dans la réalité du « macho » et pour lui, le mot intuition n'existe pas, ni dans son vocabulaire ni dans sa réalité. Il faut savoir que son intelligence est de l'ordre de l'expérience et de l'instinct et non de la catégorie dite intuitive (qui vient du cœur).

Pour elle, c'est l'amour qui est important ; pour lui, c'est le sexe. Il est très difficile de « sensibiliser et de féminiser » les hommes. Il n'en demeure pas moins qu'ils sont si « chou » ces petites choses, ces hommes... Les femmes les aiment quand même !

## 4) *Repères des mots clés de la droitière de base en position d'inférieur*

A) *Attitude générale dans la vie*

- Légère dépression
- Centre verbo-moteur très actif
- Se sent inférieure.
- Se sent dominée.
- Se sent dans une dynamique de « prédaté-proie ».
- Est rêveuse.
- Grande capacité d'écoute et de réception

- Elle est dans le monde et pour le monde.
- Elle est intuitive par nature.
- Capacité médiumnique variable

B) *Activité physique*

- La droitière de base vit dans une réalité où la notion d'activité physique ne fait pas partie de ses priorités.
- Elle a plus tendance à prendre son temps, à vivre à son rythme, à contempler la nature, à échanger sur différents sujets en utilisant simultanément les modes du langage et de l'écoute.
- Si exercice il y a, ce sera la marche, le golf, la natation, le vélo ou simplement le jardinage.

C) *Activité sociale*

La droitière de base vit dans une réalité où la notion d'activité sociale a beaucoup d'importance, car elle ressent le besoin impératif de s'investir pour l'échange, l'expression, la communication et la réceptivité. Nous retrouvons régulièrement la droitière dans des structures de clubs sociaux, de comités, de regroupements de jeux de cartes, ainsi que dans les cercles où sont présents l'écriture, la lecture et le téléphone...

D) *Activité professionnelle*

- Toute profession reliée au domaine de la santé
- Toute profession reliée au domaine relationnel
- Psychologue
- Institutrice
- Travailleuse sociale

- Téléphoniste
- Notaire
- Artiste (peintre, chanteuse, musicienne)
- Cosmétologue
- Secrétaire (celle qui tait les secrets)
- Infirmière
- Mannequin
- Maquilleuse
- Coiffeuse

E) *Regard social et sexuel*

La droitière a un regard social et sexuel dirigé de l'autre côté de la « barrière » symbolique neurologique reliée au Principe Masculin, principalement sur la position neurosociologique du supérieur, avec une tangente vers le bas. Cela s'applique autant pour la réalité hétérosexuelle que pour la réalité homosexuelle. Il faut prendre conscience que la position neurosociologique reliée au regard social et sexuel impliquant un individu face à une ou à plusieurs personnes de sexe identique ou opposé, impose des comportements et des réactions dans son mode de fonctionnement social, professionnel et personnel avec des critères précis et particuliers, autant d'un côté que de l'autre.

- Cette femme exprime la réalité du Principe Féminin dont le niveau de séduction est de niveau – 1♀.
- Elle exprime une sexualité complexe et nuancée.
- Les rapports sexuels sont dans une relation neurosociologique de dominée (infériorité) et de « réception-don ».
- La réalité essentielle de cette femme est reliée à « l'engagement », au couple, à la famille et aux enfants.

- La libido de cette femme varie en fonction de la relation affective avec son partenaire et aussi du contexte environnemental.

Pour comprendre la complexité de la dynamique du regard social et sexuel et les conséquences de cette dynamique, il est important de comprendre et de maîtriser la mécanique relationnelle entre le Principe Féminin et le Principe Masculin combinée aux positions neurosociologiques.

Une explication appropriée de cette dynamique dans les paragraphes qui suivent te permettra de comprendre et d'avoir quelques réponses sur ta propre réalité relationnelle.

Autant pour la droitière que pour le gaucher, la gauchère et le droitier, il existe une dynamique relationnelle reliée directement à la position neurosociologique et qui fait le regard social et le regard sexuel. Cette dynamique relationnelle s'exprime sur cinq niveaux de « performance » souhaitable ou non souhaitable.

Plus les facteurs de puissance numérique entre deux positions neurosociologiques sont rapprochés, meilleure est la relation entre ces individus de sexe identique ou opposé. Plus les facteurs de puissance numérique entre deux positions neurosociologiques sont éloignés (ce qui augmente la tension relationnelle), moins est souhaitable cette dynamique, car elle ouvre la porte à toute forme d'abus et, dans l'extrême limite, elle peut mettre en péril la vie de une ou plusieurs personnes. Si deux individus ou plus expriment la même position neurosociologique, sur le Principe Féminin ou sur le Principe Masculin, une notion de neutralité se met en place et rien n'émerge de cette relation ; cela risque de devenir problématique.

Pour favoriser une meilleure compréhension de cette dynamique des jeux de forces entre les différentes positions neurosociologiques, une codification a été établie pour permettre un calcul de ces rapports de forces entre le Principe Féminin et le Principe Masculin.

Toute position reliée au Principe Féminin sera codifiée par un rapport négatif (–) : – ½, – 1, – 1 ½, – 2, etc.

Toute position reliée au Principe Masculin sera codifiée par un rapport positif (+) : + ½, + 1, + 1 ½, + 2, etc.

De ces calculs de rapports de force, nous pouvons établir systématiquement le niveau de réussite ou de tension relationnelle sociale, professionnelle, familiale et personnelle entre deux parties. De plus, ces calculs de rapports de force nous permettent d'identifier notre empreinte primordiale et la position neurosociologique de nos parents lors de notre conception. Ce sujet sera abordé dans un des prochains chapitres.

**Le premier niveau** correspond à la dynamique relationnelle dite « complémentaire ». Cette dynamique offre la meilleure qualité relationnelle entre deux individus ou plus. Cette dynamique relationnelle est reliée directement aux rapports de force du Principe Féminin par rapport au Principe Masculin, combinés à la position neurosociologique entre deux individus ou plus. Ce même rapport de force entre deux individus ou plus peut s'établir alors que ces individus expriment leur dynamique relationnelle à partir de la même position de base du Principe Féminin couplé à la hiérarchie neurosociologique d'inférieur et d'esclave, et vice versa. Nous retrouvons la même dynamique reliée au Principe Masculin qui correspnd à la hiérarchie neurosociologique de supérieur et de gourou.

**Le deuxième niveau** correspond à la dynamique relationnelle dite « problématique ». Cette dynamique relationnelle met en place une « sur-tension » plus ou moins grande qui fluctue en fonction du contexte et amène un certain degré d'abus.

**Le troisième niveau** correspond à la dynamique relationnelle dite « à éviter ». Cette dynamique relationnelle met en place une « sur-tension » permanente qui menace la fragilité relationnelle entre individus et introduit différents contextes d'abus peuvant devenir excessifs.

**Le quatrième niveau** correspond à la dynamique relationnelle dite « à fuir ». Cette dynamique relationnelle met en place une notion de « danger » relationnel qui fluctue en fonction du contexte, entraîne une potentialité élevée d'abus et, dans l'extrême limite, provoque la mort de un ou plusieurs individus.

**Le cinquième niveau** correspond à la dynamique relationnelle dite « jamais ». Cette dynamique relationnelle met en place une notion de « danger permanent » et entraîne une potentialité très élevée d'abus et de mort de un ou plusieurs individus.

## La droitière de base sur une position neurosociologique inférieure : (♀dre, – 1♀)

- ***La dynamique hétérosexuelle***
- Complémentaire
  - le droitier de base sur son principe masculin, supérieur

♂ **Dr**, + 1½ ♂

- Problématique
  - le gaucher de base sur son principe féminin, inférieur

⚥ **Gc**, – 1 ♀

  - le droitier en pat hormonal sur son principe féminin, inférieur

⚥ **Dr**, – ½ ♀

  - le gaucher sur son principe masculin supérieur-supérieur

    ♂ **Gc**, + 2 ♂

  - le droitier verrouillé sur son principe masculin, gourou

    ♂ **Dr**, + 2 ♂

- Éviter
  - le droitier verrouillé sur son principe féminin, esclave

    ♀ **Dr**,-1½ ♀

  - le gaucher verrouillé sur son principe masculin, gourou

    ♂ **Gc**, + 3 ♂

- Fuir
  - le gaucher verrouillé sur son principe féminin, esclave

    ♀ **Gc**, – 2 ♀

## *La dynamique homosexuelle*

- Complémentaire
  - la droitière sur son principe masculin, supérieur

    ♀♂ **Dre**, +½ ♂

  - la gauchère de base sur son principe masculin, supérieur

    ♀♂ **Gce**, + 1♂

- Problématique
  - la droitière verrouillée sur son principe masculin, gourou

    ♀♂ **Dre**, + 1½ ♂

  - la gauchère de base sur son principe masculin, supérieur

    ♀♂ **Gce**, + 1 ♂

– la gauchère sur son principe féminin, inférieur-inférieur

+♀ **Gce**, – 2 ♀

– la droitière sur son principe féminin, inférieur

♀ **Dre**, – 1 ♀

- Éviter

– la droitière verrouillée sur son principe féminin, esclave

♀ **Dre**, – 2 ♀

– la gauchère verrouillée sur son principe masculin, gourou

♀♂ **Gce**, + 2 ♂

- Fuir

– la gauchère verrouillée sur son principe féminin, esclave

+♀ **Gce**, – 3 ♀

Je comprends que ce jeu de rapports de force des positions neurosociologiques et sa codification peuvent te paraître complexes à intégrer et à comprendre. Il faudra simplement que tu lises d'autres dynamiques de position neurosociologique dans les prochaines pages, faire un peu de travail de calculs reliés aux positions neurosociologiques avec leurs symboles correspondants, et rapidement le mécanisme de cette dynamique se mettra en place par ton cerveau et pour ton cerveau ; alors tout deviendra simple.

F) *Équilibre / déséquilibre*

La droitière est en équilibre avec elle-même, c'est-à-dire en accord avec sa nature sexuelle féminine et sa position reliée au Principe Féminin.

G) *Effets de l'alcool*

- Lorsque la droitière de base absorbe de l'alcool, ceci provoque un pat hormonal par une bascule neurologique dans le monde du Principe Masculin.
- Elle va exprimer un état dit de « macho » ; elle devient plus agressive verbalement et même, physiquement.
- Elle récupère du territoire spatial réel ou symbolique et elle a tendance à régler ses comptes avec certaines personnes.
- Cette femme risque la dépendance à l'alcool, car par la récupération d'un territoire spatial réel ou symbolique, elle découvre la puissance du monde à Principe Masculin avec ce qu'elle considère comme des avantages.
- Cette dépendance à l'alcool, tout en provoquant un pat hormonal, peut aussi amener un verrouillage sur son Principe Masculin et lui faire exprimer la réalité neurosociologique de gourou.
- Cette même dépendance peut aussi provoquer une chute symbolique dans un état de dépression, risquer le verrouillage sur son Principe Féminin et lui faire exprimer la réalité neurosociologique de l'esclave.

H) *Orientation alimentaire*

La droitière de base a une préférence pour un mode alimentaire de type « yin ». Elle peut occasionnellement utiliser un support alimentaire légèrement « yang ».

I) *Aspect vestimentaire*

- La droitière de base utilise les vêtements pour son plaisir personnel et aussi pour la séduction.
- Les couleurs qu'elle porte sont de nature chaude et nuancée.
- La nature des tissus est fluide et éthérée.
- Elle préfère les tissus naturels aux tissus synthétiques.

J) *Réactions aux médicaments*

Il existe deux réactions aux médicaments dans la pharmacologie : un effet stimulateur et un effet inhibiteur.

- Chez la droitière, l'effet stimulateur des médicaments provoque un pat hormonal par la bascule neurologique sur le Principe Masculin. Un risque de verrouillage sur ce Principe Masculin est présent, et de ce fait il peut provoquer un pat hémisphérique en neutralisant certaines zones des deux hémisphères neurologiques et provoquer des « leurres symptomatiques ». Il y a alors risque de mettre visiblement en danger la santé de cette femme si une thérapie est appliquée en fonction des « leurres symptomatiques » et non en fonction des « fantômes symptomatiques ».
- L'effet inhibiteur des médicaments risque, à court ou à moyen terme, de réactiver la condition initiale symptomatique, d'augmenter les probabilités d'une dépendance et de provoquer un verrouillage neurosociologique d'esclave sur le Principe Féminin.

K) *Vitesse de récupération*

La droitière de base a une vitesse de récupération plus ou moins rapide en fonction de sa condition physique de base.

L) *Suggestions pour une récupération plus rapide*

- Une légère augmentation de l'activité physique sur une base régulière est suggérée, tout en respectant la dynamique de la position neurosociologique de la droitière de base.
- La proposition d'un objectif de nature à « défis » psychologiques et physiques de court à moyen terme est de mise.
- L'augmentation de l'apport alimentaire à orientation « yang » permet de provoquer un léger pat hormonal sur le Principe Masculin par l'activation de la récupération territoriale de nature masculine symbolique ou réelle.

- Une approche homéopathique provoque aussi un léger pat hormonal (qui doit être contrôlé) sur le Principe Masculin.
- Toute approche de soins alternatifs qui provoque un léger pat hormonal (qui doit être contrôlé) sur le principe masculin peut activer la récupération.
- L'approche allopathique doit éviter le verrouillage neurosociologique à Principe Féminin ou à Principe Masculin.
- L'application de la glace sur les régions hémisphériques plus chaudes et sur la région du tronc cérébral (application minimum de 10 minutes, maximum de 15 minutes, à répéter à toutes les heures si nécessaire, selon la condition) peut aussi avoir un impact positif. Demandez conseil à votre médecin.
- La reprogrammation des « histoires-mémoires » reliées à la problématique de l'individu peut être examinée. Ce concept sera développé largement dans un ouvrage ultérieur.
- Le repositionnement neurospatial sur une position neurosociologique de supérieur dans le lieu de repos joue un rôle décisif sur la vitesse de récupération.

M) *Niveau d'hormones*

- Nous retrouvons chez la droitière de base un niveau d'œstrogènes en quantité normale selon les standards biochimiques cliniques.
- Le niveau de testostérone est très faible selon les standards biochimiques cliniques.

N) *Correspondance de la géométrie sacrée*

- La droitière de base a une correspondance directe reliée à la géométrie sacrée de la première vertèbre cervicale qui se nomme *atlas – C1*.

- Une instabilité biomécanique de l'atlas peut se présenter potentiellement avec la mise en place de la subluxation biomécanique de la première vertèbre.

O) *Catégories de voitures utilisées*

- La droitière de base utilise de préférence de petits ou moyens véhicules.
- Les notions de couleur et de nuance jouent un rôle dominant pour le choix d'un véhicule de déplacement.
- La notion de performance est de seconde importance.

P) *Lieu d'habitation*

- La droitière de base a une préférence pour un petit ou un moyen territoire d'habitation.
- Celui-ci est en général décoré avec des couleurs nuancées, chaleureuses et accueillantes. La notion de désordre est présente dans certaines zones qui correspondent à sa réalité plus personnelle.

Q) *Catégories de musique*

- La droitière de base préfère les musiques relaxantes qui portent à la rêverie et au romantisme.
- Occasionnellement, certaines musiques plus mouvementées vont être utilisées comme support d'expression.

R) *Art et Poésie*

Pour la droitière de base, l'art et la poésie font partie de son monde, avec toutes les nuances que cela implique.

S) *Catégories de films*

- Cette femme a une préférence pour les films d'amour, de romance, les comédies, voire les œuvres à l'eau de rose.
- Elle n'apprécie pas les films d'horreur et de violence.

### 5) *Pathologies correspondant à la droitière de base*

La droitière de base va exprimer des pathologies qui ne portent pas l'empreinte du cancer. Les pathologies seront de nature à Principe Féminin et elles seront facilement gérables par la majorité des différentes approches de santé. Par exemple : hypoglycémie, hypothyroïdie ou hyperthyroïdie, arythmie cardiaque, anorexie, faible augmentation des triglycérides, etc.

### 6) *Identification des repères de position neuro-spatio-sociologique de survie*

- La droitière de base est dans une dynamique de survie reliée à une relation de « prédaté – prédateur ».
- Les symboles correspondant à cette réalité sont : **proie-prédaté = p** et **prédateur = P**. Le langage symbolique correspondant à la position de la droitière de base dans sa relation avec une ou plusieurs personnes est :

p ↔ P

- Au lit : elle va préférer dormir à gauche.
- Assise côte à côte : la droitière va préférer être assise à ta gauche.
- Assise face à face : la droitière va préférer être à une certaine distance de toi et se tourner légèrement vers la gauche.

### 7) *Suggestions pour approcher une droitière de base*

Une approche douce est conseillée, lui demandant l'autorisation d'entrer dans « le » territoire. Si elle accepte, sois poli et nuancé en créant une relation de respect et de partage.

- Si elle refuse, sois poli et patient. Cherche à refaire le contact un peu plus tard.

## II- La droitière verrouillée sur son principe féminin

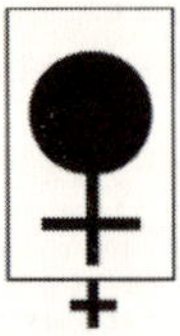

Dre

LA DROITIÈRE VERROUILLÉE a comme symbole 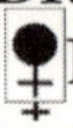Dre c'est-à-dire le symbole féminin (P ♀) qui est verrouillé dans une « cage » à Principe Féminin. Cette femme a subi une pression coercitive interne et externe qui a poussé sa réalité neurosociologique d'inférieur à « chuter » sur la position neurosociologique d'esclave par rapport à elle-même ou aux autres. Cette position impose un « verrouillage » dans une réalité conflictuelle spécifique ou généralisée, ce qui la rend maniaquo-dépressive.

Lors de la conception, à partir de leurs propres positions neurosociologiques, les parents ont mis en place (sans comprendre ni réaliser) l'empreinte primordiale de cet enfant à sexe féminin qui exprimera toute sa vie une réalité « d'esclave » avec les avantages et désavantages que cela impose.

### 1) *Cartographie des repères de position neurosociologique*

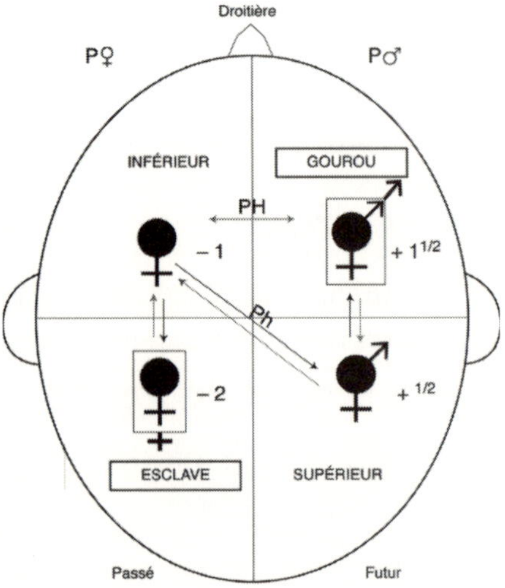


*Position :* La droitière qui est sur la position neurosociologique du cadran inférieur gauche du graphique ci-haut mentionné est symbolisée par le mot « esclave ». Par sa position, cette femme droitière est en équilibre entre son Principe Féminin et son symbole sexuel féminin. À la différence de la droitière de base, cette femme droitière est en « surtension » sur sa position

« d'esclave ». Cette position neurosociologique lui fait exprimer une réalité que je nomme « non mobile » ou « verrouillée ». Cette position lui enlève la possibilité de bouger à partir de certaines zones neurologiques conflictuelles sur l'échiquier des positions neurosociologiques à Principe Féminin ou à Principe Masculin.

*Niveau :* La droitière verrouillée sur sa position neurosociologique exprime le niveau de féminité et de séduction d'un facteur de – 2 ♀. La discrétion naturelle de cette femme cache une très grande séduction.

*Regard social et sexuel :* Le regard de cette femme est dirigé en premier vers le haut ; il est donc porté sur la position neurosociologique d'inférieur. Ensuite, comme alternative, son regard franchira timidement la « barrière » du Principe Féminin pour basculer dans le monde à Principe Masculin sur la position neurosociologique supérieur.

## 2) *Cartographie des repères spatio-temporels*

Le repère neuro-spatio-temporel de cette droitière est positionné dans le passé. À partir de ce point, trois flèches sont projetées vers trois directions différentes.

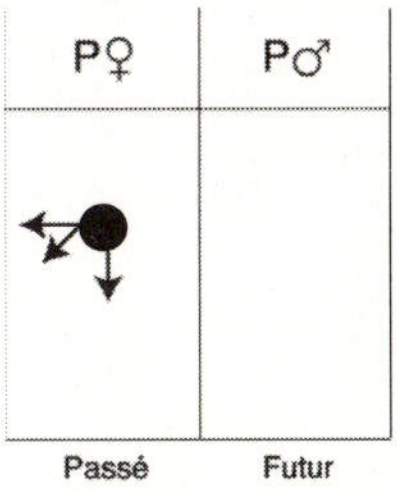


- La première flèche se dirige vers la gauche et elle est reliée au passé.
- La deuxième flèche se dirige à 45° vers le bas à gauche et elle est reliée à la position d'inférieur.
- La troisième flèche se dirige verticalement vers le bas et elle est reliée à la position d'esclave.

La droitière verrouillée exprime la réalité de sa vie par sa position neurosociologique d'esclave et par sa nature à Principe Féminin. Je te propose de reprendre la liste des attitudes reliées au Principe Féminin, ce qui te permettra de créer des repères par rapport à cette droitière qui est codifiée – 2 ♀ pour chaque attitude énumérée.

- Hyperséductrice
- Elle est « la proie », « la prédatée ».
- Totalement désorientée
- Ses repères sont très faibles.
- Elle s'enfonce dans cette dynamique.
- Grande dépressive
- Ses objectifs sont rarement atteints.
- Il est difficile de la faire émerger de ce verrouillage pour qu'elle puisse remonter sur la position neurosociologique d'inférieur.
- Si elle exprime des objectifs, ils sont de l'ordre du néant ou de l'absolu.
- Sa position neurosociologique exprime la réalité de « l'esclave ».
- Elle utilise le langage grammatical qui est relié au passé.
- Elle s'enfonce dans le passé.
- En général, elle n'exprime aucun espoir pour sa réalité, c'est-à-dire qu'elle n'a aucun espoir dans le futur.
- Elle a de la difficulté à vivre dans le présent.
- Il est très difficile de lui proposer un défi.

### 3) *Repères d'évaluation générale de la droitière verrouillée en position d'esclave*

Je te propose de réviser les caractéristiques du Principe Féminin en considérant que par sa position neurosociologique, tous les ressentis de cette droitière sont amplifiés par 2. Découvre la grande souffrance de cette femme droitière qui est l'objet de tous les désirs, de toutes les tentations, de tous les abus. La pression coercitive externe ou interne impose son pouvoir sur cette femme. Puis, découvre cette autre possibilité : cette femme « plonge » dans la joie, le don total, c'est une mystique. Elle s'offre à Dieu, à l'Absolu, au Tout. Prends le temps de redécouvrir la notion « d'emprisonnement » de cette femme et comprends vers qui ou vers quoi elle se dirige.

## 4) *Repères des mots clés de la droitière verrouillée en position d'esclave*

A) *Attitude générale dans la vie*

- Grande dépressive
- Position d'esclave par sa position neurosociologique
- Elle est « la proie ».
- Elle est dominée.
- Sa capacité de réception est accentuée.
- Potentialité d'être un grand médium
- Elle est « très sensible ».
- La notion d'autisme est à sa porte.
- La schizophrénie est à sa porte.
- Le syndrome de Cottard est à sa porte.
- Elle est une grande séductrice en réel, virtuel, imaginaire et symbolique.
- Elle a les caractéristiques de la vierge sacrificielle.
- Elle est très passive.
- C'est une grande rêveuse.
- Elle devient son rêve et son rêve devient elle.
- Son verbomoteur est en mode turbo et elle s'écoute parler.

- Elle est légèrement paranoïaque.
- Sa réalité est altérée.
- Elle attend beaucoup de son environnement.
- Elle a des pertes de références rationnelles par rapport à la réalité temporelle.
- Elle est dans son monde, mais elle n'est pas dans le monde.
- Elle se dirige vers le conflit de « déréliction ».
- Attention au suicide !
- Elle peut oublier de s'alimenter.
- Elle peut devenir anorexique.
- Elle peut devenir négligée face à elle-même.
- Une « mystique ».

B) *Activité physique*

Cette réalité est très rare ou absente dans son monde.

C) *Activité sociale*

- Elle est renfermée.
- Elle est absente de la scène publique.
- Elle est introvertie.

D) *Activité professionnelle*

- Elle est une artiste de grand calibre (au sens large).
- Elle est un grand médium.
- Religieuse
- Profession de solitaire, comme faire partie d'une équipe de laboratoire
- Écrivain
- Tout ce qui est relié à la beauté... ou à son opposé.
- Le génie est à votre portée, soyez attentif.

E) *Regard social et sexuel*

- La droitière verrouillée sur son Principe Féminin en position neurosociologique d'esclave dirige son regard social et sexuel en premier lieu vers le haut, sur la position neurosociologique d'inférieur (située au-dessus de la position d'esclave) qui est reliée au Principe Féminin.
- La seconde étape du regard social et sexuel sera dirigée vers l'autre côté de la « barrière » qui est reliée à la zone du Principe Masculin.
- Cela s'applique autant pour la réalité relationnelle hétérosexuelle que pour la réalité relationnelle homosexuelle.
- Cette droitière verrouillée en position d'esclave est très séductrice, avec le facteur de puissance de (– 2 ♀).
- Elle est la séduction incarnée.
- Sa sexualité est très complexe, obsessive et risque l'autodestruction.
- Sa libido peut être débordante.
- La porte est entrouverte pour exprimer la réalité de la nymphomanie.
- Dans sa dynamique sociale et sexuelle (acte sexuel), elle est l'esclave, la dominée ; ce qui ouvre la porte aux abus dont l'abus sexuel sur sa personne et, potentiellement, le viol.
- Elle peut se retrouver dans une dynamique de sadomasochisme.
- La position neurosociologique d'esclave favorise la réalité de la prostitution.
- La libido s'impose en fonction du contexte et la relation affective prend place en seconde position.

## La droitière verrouillée dans sa position d'esclave ♀ Dre, – 2 ♀

### *La dynamique hétérosexuelle*

- Complémentaire
  - le droitier verrouillé sur son principe féminin, esclave

    ⚥ **Dr**, – 1½ ♀
  - le gaucher sur son principe féminin, inférieur

    ⚥ **Gc**, – 1 ♀
- Problématique
  - le gaucher verrouillé sur son principe féminin, esclave

    ⚥ **Gc**, – 2 ♀
  - le gaucher sur son principe féminin, inférieur

    ⚥ **Gc**, – 1 ♀
  - le droitier sur son principe féminin, inférieur

    ⚥ **Dr**, – ½ ♀
- Éviter
  - le droitier de base sur son principe masculin, supérieur

    ♂ **Dr**, + 1 ♂
  - le gaucher sur son principe masculin, supérieur

    ♂ **Gc**, + 2 ♂
- Fuir
  - le gaucher verrouillé sur son principe masculin, gourou

    ♂ **Gc**, + 3 ♂

– le droitier verrouillé sur son principe masculin, gourou

♂ **Dr**, + 2 ♂

## *La dynamique homosexuelle*

- Complémentaire
  – la droitière de base sur son principe féminin, inférieur

  ♀ **Dre**, – 1 ♀

- Problématique
  – la gauchère sur son principe féminin, inférieure-inférieur

  +♀ **Gce**, – 2 ♀

  – la droitière verrouillée sur son principe féminin, esclave

  ♀ **Dre**, – 2 ♀

  – la droitière sur son principe masculin, supérieure

  ⚥ **Dre**, +½ ♂

  – la gauchère de base sur son principe masculin, supérieur

  ⚥ **Gce**, + 1 ♂

- Éviter
  – la gauchère verrouillée sur son principe féminin, esclave

  +♀ **Gce**, – 3 ♀

  – la droitière verrouillée sur son principe masculin, gourou

  ⚥ **Dre**, +½ ♂

- Fuir
  – la gauchère verrouillée sur son principe masculin, gourou

  ⚥ **Gce**, + ♂

En résumé, la droitière verrouillée sur une position neurosociologique d'esclave qui exprime une réalité hétérosexuelle porte son regard complémentaire sur l'homme droitier qui se positionne en pat hormonal dans la zone neurosociologique d'esclave et sur le gaucher de base qui se positionne en pat hémisphérique dans la zone neurosociologique d'inférieur.

Si nous observons attentivement ces deux critères masculins (mâles), ils expriment la réalité du Principe Féminin que nous retrouvons aussi dans la dynamique problématique. La relation de cette droitière devient problématique lorsqu'elle porte son regard sur le gaucher verrouillé en pat hormonal en position d'esclave, sur le gaucher de base qui se positionne en pat hémisphérique dans la zone neurosociologique d'inférieur et sur le droitier en pat hormonal dans la zone neurosociologique d'inférieur. La relation doit être évitée lorsque son regard se porte sur le gaucher qui a récupéré son Principe Masculin et exprime une position neurosociologique de supérieur et sur le droitier de base qui exprime une position neurosociologique de supérieur. Cette fois-ci, nous constatons que les critères masculins (mâles) expriment la réalité du Principe Masculin avec sa nature de « macho ». Cette droitière doit fuir toute relation où son regard est porté sur le gaucher verrouillé en Principe Masculin dans une position neurosociologique de gourou et sur le droitier verrouillé en Principe Masculin dans une position neurosociologique de gourou.

Puis, il y a la dynamique de la droitière verrouillée sur une position neurosociologique qui exprime une réalité homosexuelle. Elle porte son regard complémentaire sur la droitière de base en position d'inférieur. Sa relation devient problématique lorsque son regard est porté sur la gauchère qui a récupéré son Principe Féminin d'inférieur et qui exprime puissamment sa séduction, sur la droitière en pat hormonal dans la zone neurosociologique de supérieur et sur la gauchère de base en pat hémisphérique dans la zone neurosociologique de supérieur. La relation est à éviter lorsque son regard se porte sur la gauchère verrouillée sur son Principe Féminin dans la zone neurosociologique d'esclave et sur la droitière verrouillée en pat hormonal sur son Principe Masculin dans la zone neurosociologique de gourou. Cette femme devra fuir toute relation avec la gauchère verrouillée en pat hormonal dans la zone neurosociologique de gourou.

La droitière verrouillée en position d'esclave est facilement repérable comme étant une proie fragile. Il y a encore plus de risques qu'elle vive des relations complexes et potentiellement problématiques. Crois-tu qu'un prédateur va s'attaquer à une « réalité-proie » qui est égale ou supérieure à lui ? Jamais, car lui aussi doit survivre potentiellement à une mort de nature réelle, virtuelle, imaginaire ou symbolique. Alors, il utilisera toutes les stratégies pour éviter de perdre sa position de supériorité, sinon il risque de devenir la proie, le prédaté.

F) *Équilibre / déséquilibre*

La droitière verrouillée dans la zone neurosociologique d'esclave est quand même en équilibre avec son Principe Féminin, mais sa nature sexuée féminine est en tension permanente par rapport à cette position neurosociologique.

G) *Effets de l'alcool*

- L'alcool augmente le verrouillage et l'état dépressif ; il maintient l'état de léthargie dans une dépendance très rapide.
- L'état d'alcoolisme est fréquemment présent dans cette condition neurosociologique.

H) *Orientation alimentaire*

La droitière verrouillée sur son principe féminin a tendance à se gaver d'aliments de nature « yin – yin. »

I) *Aspect vestimentaire*

- Dans son mode d'habillement, la droitière verrouillée va exprimer la provocation et la séduction.
- Les couleurs seront généralement fortes, chaudes et flamboyantes.
- La nature des tissus est très légère, avec une notion de dépouillement partiel ou presque complet. À l'inverse, tout le corps sera caché sauf... le cou, les pieds, le visage.

J) *Réaction aux médicaments*

- L'effet stimulateur des médicaments va augmenter la tension du verrouillage sur sa position neurosociologique d'esclave et risque de provoquer un éclatement relationnel ou une sortie trop brusque de sa position neurosociologique d'esclave pour « monter » sur la position neurosociologique d'inférieur et, dans l'extrême limite, provoquer un pat hormonal dans la zone neurosociologique à Principe Masculin.
- L'effet inhibiteur des médicaments augmente le verrouillage sur sa position neurosociologique d'esclave et provoque une dépendance ouvrant potentiellement la porte au suicide.

K) *Vitesse de récupération*

La vitesse de récupération de cette droitière verrouillée en position d'esclave est très lente. Il est très difficile de faire sortir cette femme du verrouillage neurosociologique conflictuel et du processus d'autodestruction.

L) *Suggestions pour une récupération plus rapide*

- En général, il est très difficile de la faire sortir du verrouillage neurosociologique conflictuel. Cela nécessite un « grand choc », mais les conséquences peuvent être dramatiques.
- Si nous utilisons le support psychologique, les objectifs doivent être à court terme. C'est seulement lorsqu'elle est sortie du verrouillage que les objectifs à moyen terme peuvent lui être offerts.
- Le massage, l'eau et la baignade peuvent faciliter le contact avec la réalité.
- Augmentation de l'apport alimentaire de type « yin – yang » et plus tard de type « yang ».
- Catégories de musiques qui stimulent son « yang ».
- Son environnement doit être très stable, naturel et dégagé. Il faut surtout éviter « l'enfermement ».
- La zoothérapie est un excellent support.
- Toute action et implication de sens qui vont provoquer en douceur une sortie de sa position neurosociologique d'esclave.
- Le repositionnement relationnel spatial dans la pièce où elle dort. Exemples : coucher à droite dans le lit, repositionnement du lit dans la zone de quadrillage neurosociologique supérieur (cette notion sera vue plus loin)
- Reprogrammation des histoires-mémoires reliées à la condition conflictuelle de cette femme (cette notion sera développée dans un prochain ouvrage).

M) *Niveau d'hormones*

- Le niveau d'œstrogènes est à la hausse ou très élevé.
- Le niveau de testostérone est très faible ou absent.

N) *Correspondance de la géométrie sacrée*

- La droitière verrouillée en principe féminin a une correspondance avec la première vertèbre cervicale atlas-c1 avec une instabilité et une fixation-subluxation bio-mécanique occiput-atlas.

O) *Catégories de voitures utilisées*

En général, cette femme n'utilise aucun véhicule par elle-même ; dans le cas contraire, il sera de petit gabarit. Elle préconise l'utilisation de véhicules publics, comme le taxi ou l'autobus.

P) *Lieu d'habitation*

- En général, cette femme vit dans un petit espace vital « très décoré et flamboyant » où le désordre est présent.
- Elle peut aussi vivre dans un petit espace vital très ordonné et dénudé, avec beaucoup de sobriété, mais aussi une touche très forte de symboles comme des peintures, des statues ou des fleurs.
- Nous retrouvons cette catégorie de femme au couvent, au cloître.

Q) *Catégories de musiques*

En général, cette femme a une préférence pour la musique très légère avec des voix, des clochettes et des sons reliés à la nature, comme une cascade, le vent, les oiseaux.

R) *Art et Poésie :*

Cette femme a tendance à être attirée par les extrêmes ; elle devient ce monde, alors tout est possible.

S) *Catégorie de films*

Cette femme est attirée par les films qui présentent de grandes tragédies romantiques et religieuses.

## 5) *Pathologies correspondant à la droitière verrouillée en principe féminin*

Cette droitière verrouillée va exprimer des pathologies qui portent l'empreinte du cancer et des maladies qui sont extrêmes. Les pathologies qui vont s'exprimer seront de nature à Principe Féminin et elles seront très difficiles à gérer par la majorité des systèmes de santé (cancer de l'utérus, congestion pulmonaire, hyperthyroïdie ou hypothyroïdie ingérables, haut niveau des triglycérides difficilement contrôlable, cancer du larynx, embonpoint et obésité (à partir du concept que la notion d'embonpoint et d'obésité est reliée à une notion d'abandon par le Principe Masculin).

## 6) *Identification des repères de position neuro-spatio-sociologique de survie*

Cette droitière verrouillée est dans une relation à tension extrême entre prédaté (proie) et prédateurs.

Le langage symbolique correspondant à cette relation avec une ou plusieurs personnes est :

(p) ← **PPP**

- Au lit, elle va préférer dormir à gauche et sur le bord du lit.
- Assise côte à côte, elle va préférer être à ta gauche en maintenant une certaine distance par rapport à toi.
- Assise face à face, elle va prendre beaucoup de distance et elle va se tourner légèrement vers la gauche en se refermant sur elle-même. Elle vous écoute et vous observe.

### 7) *Suggestions pour approcher une droitière verrouillée en principe féminin*

- Une approche très nuancée et très douce est suggérée, demandant à cette dernière l'autorisation d'entrer dans « LE » territoire. Cela peut nécessiter plusieurs demandes.
- Si la demande est acceptée, reste à une certaine distance en étant poli et nuancé, et cherche à créer des liens et à l'apprivoiser, car n'oublie jamais : elle a peur.
- Si la demande est refusée, attends et reviens un autre jour, tout en étant poli et gentil, et probablement acceptera-t-elle de communiquer...

## III- La droitière en pat hormonal sur son principe masculin

⚥ **Dre** LA DROITIÈRE EN PAT HORMONAL est une femme qui exprime le symbole féminin couplé au symbole masculin. C'est une pression coercitive interne et externe qui l'a poussée de « l'autre côté de la barrière ». Elle se retrouve dans le monde du Principe Masculin, c'est-à-dire sur une position neurosociologique de « supérieur » et de macho. En basculant dans le monde masculin ♂, le symbole féminin ♀, perd une partie de sa réalité de Principe Féminin – ½ ♀, mais récupère, si je puis dire, des caractéristiques masculines de base + 1 ♂, ce qui fait que (– ½ ♀ + + 1 ♂) = + ½ ♂.

Étant de sexe féminin, avec son symbole correspondant ♀ qui est son « support biologique sexuel », un symbole féminin ♀ lié au Principe Masculin ♂ donne la combinaison d'un symbole sexuel féminin – masculin qui correspond au symbole de la droitière en pat hormonal : ⚥ **Dre**. Tout en gardant sa nature féminine de réception, cette femme récupère la nature masculine de l'action du Principe Masculin. Il faut prendre en considération qu'il y a aussi le contexte de la position neurosociologique des parents lors de la conception qui met en place l'empreinte primordiale de cette droitière en pat hormonal.

Je te propose de relire les caractéristiques du Principe Masculin pour te familiariser avec cette femme qui fonctionne partiellement comme un homme sur son Principe Masculin. Le pat hormonal est un procédé neurobiologique de survie qui lui permet de faire une bascule temporaire de durée variable sur la sphère neurocérébrale opposée masculine, tout en gardant une partie de son symbole sexuel de base. Par cette bascule sur l'autre hémisphère neurologique de survie, l'expression des mécanismes de survie du Principe Masculin devient « son moteur de survie ».

## 1) *Cartographie des repères de position neurosociologique*

*Position :* La droitière en pat hormonal se retrouve sur la position neurosociologique du « cadran inférieur droit » qui est symbolisée par la position du supérieur. Si nous observons ces positions neurosociologiques de l'inférieur par rapport au supérieur, nous constatons que la position de l'inférieur dans le monde du Principe Féminin « chapeaute » la position du supérieur dans le monde du Principe Masculin. Donc, pour cette femme qui « bascule » dans le monde à Principe Masculin par pression coercitive interne ou

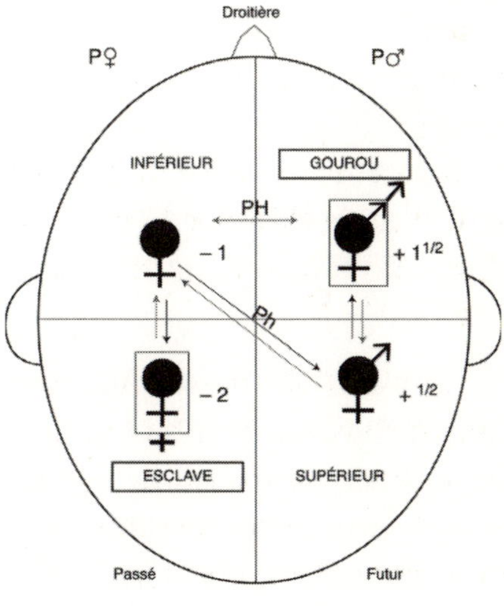

externe, la vie peut s'exprimer comme étant une « descente » aux enfers où la notion de territoire est dominante et où les plus forts « gagnent » sur les plus faibles, ce qui conduit à la notion de hiérarchie. La réalité du pat hormonal que cette droitière subit lui permet d'être « mobile », c'est-à-dire de faire des allers-retours entre le monde à Principe Masculin et le monde à Principe Féminin. Cette droitière en pat hormonal sur une position neurosociologique de supérieur devient « obsessive compulsive » pour survivre dans le monde du Principe Masculin.

*Niveau :* Étant cette fois-ci dans le monde à Principe Masculin, cette femme récupère le niveau de performance de « macho +½ » et du supérieur. Ayant gardé une partie des critères de sa nature sexuelle avec les nuances du Principe Féminin, elle utilisera la « séduction » pour augmenter ses chances de survie dans le monde des « mâles ».

*Regard social et sexuel :* Cette femme en pat hormonal porte d'abord son regard avec une tangente vers le haut sur la position neurosociologique d'inférieur, et, en second lieu, vers la position d'esclave qui exprime la réalité du Principe Féminin. Son regard favorisera la position de l'inférieur pour retrouver une complémentarité dans sa relation avec les autres.

## 2) *Cartographie des repères spatiotemporels*

Le repère neuro-spatio-temporel de cette droitière est positionné dans le futur. À partir de ce point, trois flèches sont projetées dans trois directions différentes.

- La première flèche se dirige à l'horizontal vers la droite ; elle correspond à une vision portée sur le futur.
- La deuxième flèche se dirige à 45° vers la droite ; elle correspond à la position de « supérieur ».

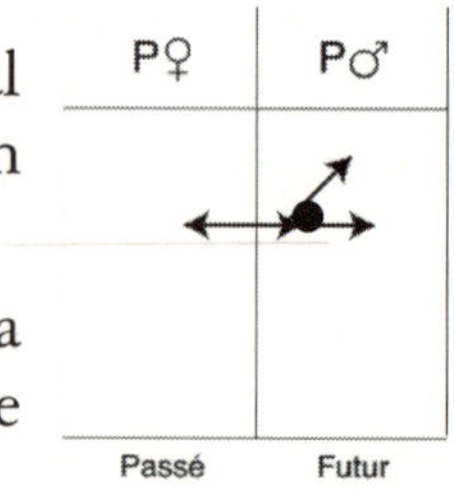

- La troisième flèche se dirige à l'horizontal vers la gauche en passant de l'autre côté de la barrière qui est relié au passé. Ce symbole est exprimé par une « double flèche » qui correspond à sa réalité d'être « mobile » entre les deux mondes.

Cette droitière en pat hormonal exprime la réalité de sa vie à partir des références suivantes :

- Macho + ½
- Supérieur
- Prédateur
- Performante
- Orientée
- A des projets avec des objectifs futurs
- Elle atteint graduellement ses objectifs avec une certaine fluctuation.
- Son passé la retient un peu, mais elle continue sa démarche dans le monde des mâles.

### 3) *Repères d'évaluation générale de la droitière en pat hormonal en position de supérieur*

Je te propose de relire tout ce qui est relié au Principe Masculin en considérant que cette femme fonctionne sur le mode macho + ½ ♂. Découvre cette femme, séductrice de nature, qui se retrouve par pression coercitive interne et externe dans le monde des mâles. Rencontre cette femme qui découvre la dureté et la rigidité du monde des mâles, avec son droit de vie et de mort (réel, virtuel, imaginaire, symbolique), avec ses luttes interminables de territoire et ses guerres. Rencontre cette femme qui porte le « manteau masculin » de la survie et qui doit affronter la réalité de ce monde froid, hiérarchisé, où la performance par l'action est le moteur de fonctionnement. Ressens comment elle se sent dans cette réalité. Elle a peur et elle est effrayée d'être là. Alors, elle utilisera son intelligence, son intuition, son charme et ses nuances à Principe Féminin pour se frayer un chemin dans ce monde masculin. Elle va réussir tant bien que mal, étant considérée comme une « **exclue** ». Elle va être poussée à l'extrême pour voir comment elle supporte la pression. Si elle échoue, elle devra retourner dans son monde féminin. Si elle réussit, elle sera respectée et même adulée... Sois vigilante, droitière en pat hormonal, car le monde des mâles « t'a à l'œil »... et il attend... Un faux pas et il te déclare la guerre !

### 4) *Repères des mots clés de la droitière en pat hormonal en position de supérieur*

A) *Attitude générale dans la vie*

- Elle n'est pas dépressive.
- Elle existe par l'action.
- Elle performe (en réel, virtuel, imaginaire, symbolique).
- Elle devient autoritaire.
- Elle devient territoriale.
- Attitude de supérieur.
- Elle est plus agressive.
- Pour réussir, elle va utiliser toutes les stratégies possibles, positives ou négatives.
- Elle est géniale par les résultats qu'elle offre.
- Elle risque de devenir rancunière (cela est relié à la notion de territoire).
- Performante, elle met K.O. son adversaire... Mais attention, le retour peut faire mal !
- Attention : elle peut devenir problématique à vouloir trop performer. Elle doit être guidée et gérée...

B) *Activité physique*

- Elle devient active physiquement sur une base plus régulière.
- Ses activités seront plutôt « mâles » (footbal, baseball, karaté, etc.).
- Elle va développer de l'agressivité pour performer ; elle veut gagner.
- Son comportement est de type mâle.

C) *Activité sociale*

- Elle est extravertie.
- Elle joue un certain rôle visible dans la société.
- Son implication sera modérée.

D) *Activité professionnelle*

- Ses activités seront à orientation mâle (elle sera avocate, architecte, ingénieure, médecin, policière, militaire, etc.).
- Elle sera instable dans sa profession.
- Elle performe et monte les échelons lentement, mais elle va plafonner à cause du contexte mâle.
- Elle va utiliser son intelligence, son intuition et ses charmes pour atteindre son objectif.
- Elle va se sentir dans une relation de force permanente avec les autres mâles.
- Elle doit continuellement repositionner le mâle par rapport à elle-même.

E) *Regard social et sexuel*

Par sa position neurosociologique supérieure, la droitière en pat hormonal a un regard social et sexuel avec une tangente vers le haut, de l'autre côté de la « barrière » symbolique neurologique relié au Principe Féminin, principalement sur la position neurosociologique d'inférieur. Cette condition s'applique autant pour la réalité hétérosexuelle qu'homosexuelle. Dans la dynamique du regard vers les autres, cette femme exprime la réalité du Principe Masculin dont le niveau de puissance est « macho + ½ ». La réalité de cette femme étant de survivre dans le monde mâle par la performance et les résultats, la séduction sera dirigée dans ce sens.

- La sexualité de cette femme va se simplifier et être orientée dans le sens de la performance sexuelle avec un peu de romantisme.
- Sa libido est forte et s'impose en fonction du « territoire à conquérir », tout en conservant l'aspect affectif comme une réalité nécessaire.
- Dans le rapport sexuel, elle se positionne en supérieur, en dominante, et elle cherche à contrôler.
- Dans sa réalité sociale, elle agit de la même façon que dans le rapport sexuel.

## La droitière en pat hormonal en position de supérieur ⚥ Dre, + ½ ♂

### *La dynamique hétérosexuelle*

- Complémentaires
  - le droitier sur son principe féminin, inférieur

    ⚥ **Dr**, – ½ ♀

  - le gaucher de base sur son principe féminin, inférieur

    ⚥ **Gc**, – 1 ♀

- Problématique
  - le droitier verrouillé sur son principe féminin, esclave

    ⚥ **Dr**, – 1 ½ ♀
  - le gaucher sur son principe masculin, supérieur-supérieur

    ♂ **Gc**, + 2 ♂
  - le droitier verrouillé sur son principe masculin, gourou

    ♂ **Dr**, + 2 ♂
- Éviter
  - le gaucher verrouillé sur son principe féminin, esclave

    ♀ **Gc**, – 2 ♀
  - le gaucher verrouillé sur son principe masculin, gourou

    ♂ **Gc**, + 3 ♂

## *La dynamique homosexuelle*

- Complémentaires
  - la droitière de base sur son principe féminin, inférieur

    ♀ **Dre**, – 1 ♀
- Problématique
  - la gauchère sur son principe féminin, inférieur-inférieur

    ♀ **Gce**, – 2 ♀
  - la gauchère de base sur son principe masculin

    ⚥ **Gce**, + 1 ♂
  - la droitière sur son principe masculin, supérieur

    ⚥ **Dre**, + ½ ♂

– la droitière verrouillée sur son principe féminin, esclave

♀ **Dre**, – 2 ♀

- Éviter

– la droitière verrouillée sur son principe masculin, gourou

⚥ **Dre**, + 1 ½ ♂

– la gauchère verrouillée sur son principe masculin, gourou

⚥ **Ge**, + 2 ♂

- Fuir

– la gauchère verrouillée sur son principe féminin, esclave

♀ **Gce**, – 3 ♀

En résumé, la droitière hétérosexuelle en pat hormonal porte son regard complémentaire sur l'homme droitier en pat hormonal et sur l'homme gaucher de base, ces deux hommes exprimant leur position neurosociologique dans la zone à Principe Féminin. Cette relation devient problématique si son regard se porte sur le droitier verrouillé sur son principe masculin de supérieur ou celle du droitier verrouillé en gourou. N'oublie pas, cette femme fonctionne sur le mode « macho + ½ ♂ » mâle hétérosexuel, ce qui veut dire que si son regard sexuel se porte sur des hommes qui fonctionnent sur le Principe Masculin, cette femme macho rencontre « l'autre homme » dans une dynamique « homosexuelle » qui provoquera des tensions et des confrontations. Une relation sera à éviter lorsque son regard se portera sur le gaucher verrouillé en Principe Féminin et sur le gaucher verrouillé en Principe Masculin.

La droitière homosexuelle en pat hormonal porte son regard complémentaire sur la droitière de base qui exprime sa position neurosociologique dans la zone à Principe Féminin. Ceci devient problématique lorsque son regard se dirige vers la gauchère qui a récupéré son Principe Féminin inférieur-inférieur, vers la droitière verrouillée sur son Principe Féminin et vers la gauchère de base. Une relation sera à éviter lorsque son regard sera porté sur la droitière verrouillée sur son Principe Masculin et sur la gauchère verrouillée sur son Principe Masculin. La relation sera à fuir lorsque son regard sera porté sur la gauchère verrouillée sur son Principe Féminin.

Maintenant, tu commences à prendre conscience que la dynamique du regard social et sexuel reliée à la position neurosociologique a une « **importance capitale** » dans le type de relations sociales et personnelles dites de nature hétérosexuelle et homosexuelle. De nombreux problèmes relationnels, dans le domaine des affaires, du social, des contextes amicaux ou intimes, sont le jeu de positionnements et de repositionnements neurosociologiques qui se font à notre insu en fonction de pressions coercitives internes ou externes qui provoquent des confrontations et des éclatements relationnels.

Reprenons l'exemple de notre droitière hétérosexuelle en pat hormonal qui fonctionne comme un homme. Cette femme choisit et agit à partir d'une position à Principe Masculin. Si son regard sexuel se porte sur un homme qui fonctionne sur le Principe Masculin, elle entre dans une dynamique homosexuelle qui est à l'opposé de sa réalité hétérosexuelle. Cette dynamique installe une mécanique de surtension conflictuelle hétérosexuelle et met en péril une relation qui pourrait être agréable.

Reprenons cette dynamique pour la femme droitière homosexuelle en pat hormonal. Cette femme choisit et agit à partir d'une position à Principe Masculin. Si son regard sexuel se porte sur une femme hétérosexuelle ou homosexuelle qui fonctionne sur le Principe Féminin, cette femme droitière en pat hormonal entre dans une dynamique hétérosexuelle qui est à l'opposé de sa réalité homosexuelle. Cette dynamique installe une mécanique de surtension conflictuelle homosexuelle inconsciente et met en péril une relation qui pourrait être agréable.

Le but de cet exercice n'est pas de détailler les jeux de force qui sont en place par un repositionnement neurosociologique, mais plutôt de réaliser que ces jeux de force existent et que, sans les comprendre, tu subis cette même dynamique.

Un livre complet sera écrit ultérieurement sur la dynamique des positions neurosociologiques à Principe Féminin et à Principe Masculin.

F) *Équilibre / déséquilibre*

Cette femme droitière en pat hormonal est en déséquilibre entre sa nature sexuelle et le Principe Masculin. Elle vit une tension, un déchirement entre son monde de femme et le monde mâle qu'elle utilise pour sa survie. Ce déséquilibre est temporaire et de durée variable en fonction du contexte relationnel des pressions coercitives internes et externes. Lors de la conception de cette femme, l'empreinte primordiale exprime la réalité de la droitière en pat hormonal, le déséquilibre devient permanent et augmente la tension pour maintenir un équilibre.

G) *Effets de l'alcool*

- L'alcool peut provoquer une augmentation de l'expression du Principe Masculin, mais il peut aussi provoquer un retour sur son Principe Féminin en faisant ressurgir un état de dépression et de panique.
- Il peut provoquer le verrouillage en pat hormonal.
- Il peut créer une certaine dépendance pour maintenir la position de cette femme sur le Principe Masculin.

H) *Orientation alimentaire*

Cette femme va être attirée par un type d'aliments de nature « yang », tout en conservant un peu de « yin ».

I) *Aspect vestimentaire*

- Cette femme aura de l'harmonie dans ses couleurs, qui seront de neutres à froides... La notion de nuances est présente.
- La coupe vestimentaire sera plutôt directionnelle et droite.
- Des critères plutôt mâles prévalent.

J) *Réaction aux médicaments*

- L'effet stimulateur des médicaments peut maintenir davantage cette droitière sur sa position en pat hormonal et mettre en place le verrouillage en pat hormonal sur le Principe Masculin. Si il y a présence de verrouillage en Principe Masculin, le médicament peut provoquer un pat hémisphérique et brouiller les pistes symptomatiques qui mettent en place des erreurs de diagnostic.
- L'effet inhibiteur des médicaments provoque un retour sur le Principe Féminin.

K) *Vitesse de récupération*

La vitesse de récupération de la droitière en pat hormonal est rapide.

L) *Suggestions pour une récupération plus rapide*

- Maintenir des projets et des objectifs psychologiques à court et à moyen terme.
- Maintenir un certain degré d'activité.

- Alimentation de type « yang »
- Approches alternatives (contacts directs)
- Repositionnement relationnel spatial dans la pièce où elle dort. Tout dépend des objectifs que nous voulons atteindre par cette stratégie neuro-spatiale.
- Approche homéopathique pour se maintenir sur la position à Principe Masculin.
- Reprogrammer les histoires-mémoires reliées à la condition conflictuelle.

M) *Niveau d'hormones*

- Les œstrogènes sont à la baisse.
- Il y a une augmentation de la testostérone.
- Aménorrhée
- Ménopause

N) *Correspondance de la géométrie sacrée*

La droitière en pat hormonal a une correspondance entre la première vertèbre cervicale atlas-C1 et la deuxième vertèbre cervicale axis-C2 qui sont en déséquilibre, ce qui provoque une instabilité biomécanique atlanto-axiale.

O) *Catégories de voitures utilisées*

- Cette droitière en pat hormonal sera attirée par des voitures performantes, de petits à moyens formats.
- Son mode de conduite sera plus agressif.
- Les couleurs du véhicule : nuancées à neutres.

P) *Lieu d'habitation*

- Son lieu d'habitation sera petit ou moyen, avec de grandes aires ouvertes.
- Le lieu sera accueillant et confortable avec une certaine tendance « zen ».

M) *Catégories de musiques*

La musique doit être harmonieuse avec du mouvement : certains classiques, du *soft rock* et du jazz.

R) *Art et poésie*

- Elle sera attirée par une forme de romantisme combiné à la science-fiction.
- Elle sera attirée par les concepts du zen et du bouddhisme.
- Elle sera attirée par le moderne.

S) *Catégories de films*

- Elle a une préférence pour les films où l'action est combinée à l'amour comme... *Zorro*.
- Certains westerns romantiques.
- Certaines catégories de science-fiction comme... *Merlin l'enchanteur*.
- Elle n'aime pas trop les films d'horreur et de violence, mais elle les regarde quand même.

## 5) *Pathologies correspondant à la droitière en pat hormonal*

La droitière en pat hormonal va exprimer des pathologies à Principe Masculin qui ne portent pas l'empreinte de cancer. Les maladies seront facilement gérables par les différents systèmes de santé : légère hyperglycémie, bronchite, tachycardie, léger problème de foie et de vésicule biliaire, légère hausse de cholestérol, légère anorexie (abandon par le principe féminin), etc.

## 6) *Identification des repères de position neuro-spatio-sociologique de survie*

La droitière en pat hormonal est dans une dynamique relationnelle de prédateur-prédaté :

p ↔ (P)

- Au lit, elle aura une préférence à dormir au « centre-droit » du lit en cherchant à avoir les pieds à gauche et la tête à droite.
- Assis côte à côte, elle préfère être assise à ta droite.
- Assis face à face, elle va se tenir face à toi avec une certaine attitude de confrontation et elle va se tourner légèrement vers la droite.

## 7) *Suggestions pour approcher une droitière en pat hormonal*

- On suggère une approche directe, avec attente de l'autorisation pour entrer dans « son territoire ».
- Si l'approche est acceptée, toujours rester poli, créer des liens ; sache qu'elle te surveille, donc, pas de faux pas... Si elle refuse, attends et reviens un autre jour, tout en étant poli. Elle se souvient de toi... En général, il y aura acceptation après cette étape, sinon tes chances diminuent avec les tentatives ultérieures.

## IV- La droitière verrouillée en pat hormonal sur son Principe Masculin

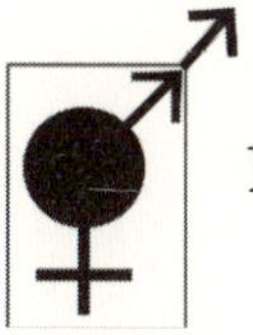

Dre

La droitière verrouillée en pat hormonal prend position dans le monde à Principe Masculin. C'est la pression coercitive interne et externe du monde masculin qui la pousse à augmenter sa performance et son action; alors, pour maintenir cette pression, elle va se « verrouiller en pat hormonal », ce qui augmente considérablement sa puissance.

Par ce repositionnement neurosociologique, cette droitière va utiliser les critères sexuels féminins seulement comme support biologique jumelé au Principe Masculin dominant qui est le maître à bord. Elle va exprimer la réalité du « gourou » dont le symbole est  **Dre**, c'est-à-dire la symbolique sexuelle féminine et masculine encadrée par la symbolique sexuelle masculine. Elle récupère une puissance masculine + 1 ♂ ajoutée à sa puissance masculine actuelle de + ½ ♂ pour exprimer sa nouvelle réalité à + 1 ½ ♂ macho.

Par ce repositionnement sur la zone neurosociologique de gourou qui l'a complètement séparée du Principe Féminin, cette droitière verrouillée en pat hormonal ouvre la porte à une nouvelle forme de mécanisme de survie. En effet, si la pression coercitive interne et externe devient ingérable dans sa réalité de gourou, elle met en place la réalité du « pat hémisphérique » qui provoque un lien temporaire à durée variable dans la zone neurosociologique à Principe Féminin relié à la position d'inférieur, tout en étant verrouillée sur sa position masculine de gourou.

Ce pat hémisphérique risque de faire apparaître des symptômes et des pathologies à Principe Féminin reliés et contrôlés par le « fantôme pathologique » à Principe masculin. Les deux s'entremêlent. Alors la porte est ouverte pour les problèmes d'évaluation clinique et les soins correspondants : hypoglycémie combinée à une tachycardie, cancer du col de l'utérus combiné à un diabète, hyperthyroïdie combinée à une problématique des artères coronaires, etc.

De plus, le contexte de la position neurosociologique des parents lors de la conception de cette femme peut mettre en place l'empreinte primordiale de cette position neurosociologique de gourou comme étant une droitière en pat hormonal verrouillée sur la position de gourou à Principe Masculin

## 1) *Cartographie des repères de position neurosociologique*

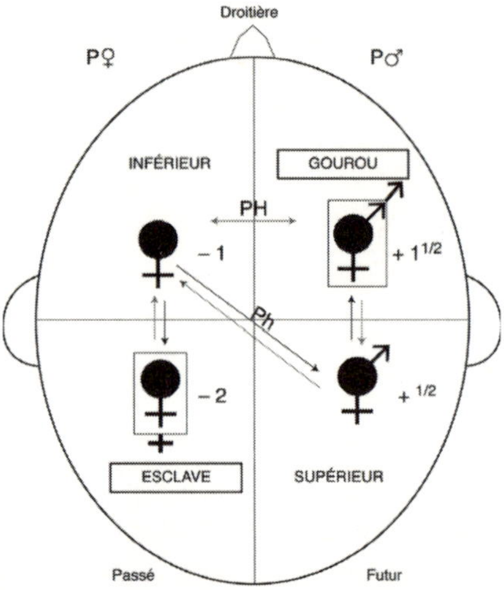


*Position :* La droitière verrouillée en pat hormonal se retrouve, par pression coercitive interne et externe, à « monter » dans la hiérarchie masculine. Elle peut vivre cela comme étant une « réussite » dans le monde des mâles et des initiés. Cette femme sera sur la position neurosociologique du « cadran supérieur droit » à Principe Masculin qui est symbolisée par la position du gourou. Si nous observons cette position de gourou par rapport aux autres positions, nous constatons qu'elle « chapeaute » le supérieur dans la réalité du Principe Masculin, mais que le gourou est parallèle et de même niveau que l'inférieur dans la réalité du Principe Féminin. Cette position est « non mobile », verrouillée à long terme ou en permanence. Seul le pat hémisphérique peut, dans l'extrême limite, la faire sortir temporairement, sur une durée variable, de cette position de verrouillage. De plus, cette femme va exprimer une attitude d'obsessive-compulsive pour maintenir « sa place au soleil ».

*Niveau :* Ayant récupéré la réalité du gourou, cette femme va exprimer la puissance du macho + 1½ (+ ½ ♂ + 1 ♂). Pour maintenir sa position et ses chances de survie, elle va utiliser les stratégies mâles, rarement la séduction.

*Regard social et sexuel :* Son regard est dirigé en premier à l'intérieur du Principe Masculin et vers le bas, sur la position de supérieur. En second lieu, elle portera son regard vers le haut, de l'autre côté « de la barrière symbolique », dans la zone à Principe Féminin sur la position d'inférieur. Il peut arriver, occasionnellement, que son regard soit dirigé vers la position d'esclave.

## 2) *Cartographie des repères spatiotemporels*

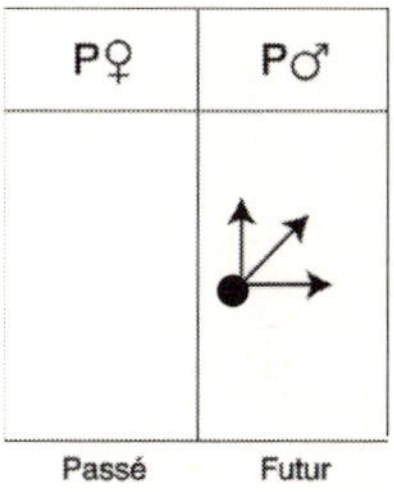


Les repères neuro-spatio-temporels sont positionnés dans le futur. À partir de ce point, trois flèches sont projetées vers trois directions différentes.

- La première flèche se dirige horizontalement vers la droite ; elle correspond à sa vision dans le futur.
- La deuxième flèche se dirige à 45° vers la droite ; elle correspond à sa position de supérieur.
- La troisième flèche se dirige à la verticale ; elle correspond à sa position de gourou.

Cette droitière verrouillée en pat hormonal exprime la réalité de sa vie à partir des références suivantes.

- Macho + 1 ½ ♂
- Gourou

- Ultime prédateur
- Extravertie
- Elle applique le concept du « je, me, moi ».
- Hyperperformante
- Attitude obsessive compulsive par rapport à ses objectifs
- Elle atteint ses objectifs rapidement et sans trop de détour.
- C'est une femme de projet (s).
- Elle est dans le futur.
- Ses objectifs sont dirigés vers la notion du « Tout, l'Absolu ».
- Son passé ne la retient pas.
- Elle s'enfonce dans sa dynamique de gourou.
- Il est très difficile de la faire sortir de cette dynamique sauf si une pression coercitive externe et interne provoque un pat hémisphérique sur sa position neurosociologique d'inférieur.

### 3) *Repères d'évaluation générale de la droitière verrouillée en pat hormonal sur une position de gourou*

Je te propose de refaire de nouveau la lecture des références reliées au Principe Masculin en considérant cette femme avec le niveau de puissance de + 1½ ♂ macho. Découvre cette femme qui a survécu dans le monde masculin où les honneurs, le contexte social, les promotions, un héritage familial (réel, virtuel, imaginaire, symbolique) lui imposent un ego surdéveloppé. La drogue aussi a pu la catapulter en position de superdominante. Elle fera tout ce qui est en son pouvoir pour rester dans cette dynamique. Étant verrouillée sur cette position de gourou, elle devient « le chef », la V.I.P.... Alors là, attention... ! Elle devient tyrannique et très exigeante pour elle-même et aussi pour les autres. Elle n'a plus peur et elle n'est pas effrayée d'être là, au contraire... Elle utilise son intelligence, son intuition, son charme et leurs nuances pour rester en place. Elle réussit plutôt bien. En apparence, elle n'est plus considérée comme une exclue, car maintenant elle fait partie de l'élite. Elle a accès aux secrets.

La pression externe va être maintenue en permanence, car maintenant elle performe dans le système et pour le système. Elle va réussir en utilisant sans aucun remords toutes les stratégies nécessaires pour sa réussite...Attention ! Elle est difficile à gérer, car elle exprime la réalité d'une « Amazone ». Si malheureusement elle tourne mal, elle a le programme de la criminelle.

> « **Sois vigilante, grande dame au goût du pouvoir** », car le monde des mâles t'a à l'œil et attend que tu fasses un « faux pas » ; alors les mâles t'élimineront du circuit pour la survie du monde mâle à Principe Masculin. »

## 4) *Repères des mots clés de la droitière verrouillée en pat hormonal en position de gourou*

A) *Attitude générale dans la vie*

- Elle est performante (action-action-action).
- Elle est en survie permanente dans le monde à Principe Masculin.
- Aucune dépression, loin de là
- Elle est très déterminée et peut être très agressive.
- Elle va atteindre ses objectifs la plupart du temps.
- Son principe est : je frappe – je mets K.O. – je frappe encore – au pied Fido, pas bouger... Sinon, attention !
- Elle va utiliser sans aucun remords la séduction et les stratégies nécessaires pour réussir.

- Elle est intuitive.
- Elle a raison, l'autre rarement.
- Elle n'est pas facile à gérer.
- Si elle tourne mal, elle devient une criminelle en puissance.
- Elle est très difficile à faire sortir de son verrouillage.

B) *Activité physique*

- En général, cette femme est très active physiquement, car elle est dans la performance.
- Si son empreinte primordiale exprime la réalité de la droitière verrouillée en pat hormonal, elle aura une morphologie mâle et athlétique.
- Si elle fait des activités physiques, elles seront de nature mâle, par exemple: le football, le karaté, l'escrime, l'alpinisme, le hockey, le tennis, etc.
- Elle est très agressive et performante.
- Elle a les critères de base pour devenir une championne olympique.

C) *Activité sociale*

- Elle est extravertie.
- Elle est très visible sur la scène sociale.
- Sa présence et son implication sont très fortes en public.
- Elle prend beaucoup de place.

D) *Activité professionnelle*

- Elle sera à orientation mâle, macho: V.I.P., directrice, commandant, etc.
- Poste de direction

- Poste d'autorité
- Ministre ou sous-ministre
- Elle est très stable dans sa profession.
- Elle est performante et elle monte rapidement les échelons ; souvent elle va surclasser les mâles.
- Elle est en position de force permanente par rapport aux mâles.
- Elle est respectée par les mâles.
- Elle va utiliser toutes les stratégies pour réussir, sans aucun remords.

E) *Regard social et sexuel*

Le regard social et sexuel de cette femme est dirigé en premier lieu dans la sphère du Principe Masculin sur la position de supérieur ; ensuite, il va de l'autre côté « de la barrière » dans la sphère à Principe Féminin sur la position d'inférieur. Cela s'applique autant pour la réalité hétérosexuelle qu'homosexuelle.

- Sa réalité étant la domination, la performance et les résultats, elle utilisera la séduction pour arriver à ses fins.
- Sa sexualité est simple et dirigée vers la performance pour dominer et vaincre, comme un mâle.
- Sa libido est forte et s'impose en fonction du territoire et du pourquoi de l'acte sexuel.
- L'aspect affectif dans sa relation a une présence très faible, car cela risque d'être « presque nuisible ».
- Dans le rapport sexuel, elle domine et contrôle l'acte sexuel.

## La droitière verrouillée en pat hormonal sur une position debout ⚥ Dre, + 1 ½ ♂

### *La dynamique hétérosexuelle*

- Complémentaire
  - le droitier de base sur son principe masculin, supérieur

    ♂ **Dr**, + 1 ♂
- Problématique
  - le droitier sur son principe féminin, inférieur

    ⚥ **Dr**, – ½ ♂
  - le gaucher de base sur son principe féminin, inférieur

    ⚥ **Gc**, – 1 ♀
- Éviter
  - le droitier verrouillé sur son principe masculin, gourou

    ♂ **Dr**, + 2 ♂
  - le gaucher sur son principe masculin, supérieur-supérieur

    ♂ **Gc**, + 2 ♂
  - le droitier verrouillé sur son principe féminin, esclave

    ⚥ **Dr**, – 1 ½ ♀
  - le gaucher verrouillé sur son principe féminin, esclave

    ⚥ **Gc**, – 2 ♀
- Fuir
  - le gaucher verrouillé sur son principe masculin, gourou

    ♂ **Gc**, + 3 ♂

## *La dynamique homosexuelle*

- Complémentaire
  - la droitière sur son principe masculin, supérieur

    ⚥ **Dre**, + ½ ♂
  - la gauchère de base sur son principe masculin, supérieur

    ⚥ **Gce**, + 1 ♂
- Problématique
  - la droitière de base sur son principe féminin, inférieur

    ♀ **Dre**, – 1 ♀
- Éviter
  - la gauchère verrouillée sur son principe masculin, gourou

    ⚥ **Gce**, + 2 ♂
  - la droitière verrouillée sur son principe masculin, gourou

    ⚥ **Dre**, + 1 ½ ♂
  - la droitière verrouillée sur son principe féminin, esclave

    ♀ **Dre**, – 1 ½ ♀
  - la gauchère sur son principe féminin, inférieur inférieur

    +♀ **Gce**, – 2 ♀
- Fuir
  - la gauchère verrouillée sur son principe féminin, esclave

    +♀ **Gce**, – 3 ♀

Maintenant que tu commences à comprendre la mécanique des jeux de positions neurosociologiques entre le Principe Féminin et Masculin, je t'encourage à te mettre au boulot, à prendre ton crayon et une feuille de papier et à refaire le décryptage des jeux de positions. Cela te demandera un effort. Ne laisse pas tes conflits te mener par le bout du nez. Je sais que tu peux le faire. En faisant cet effort, tu vas découvrir des réponses aux pourquoi de tes insuccès et de tes succès, et si tu t'en donnes le droit, tu auras la possibilité d'améliorer la qualité de tes relations et ainsi d'augmenter ton succès dans Ta vie.

La droitière verrouillée en pat hormonal dans un monde de mâles va être très exigeante avec son ou sa partenaire. Dans sa réalité de gourou, elle va jusqu'à envisager la notion de multiples partenaires qui seront sous sa domination. Attention ! Elle exprime certains critères symboliques de « la mante religieuse », c'est-à-dire qu'après « l'acte sexuel, elle tue son partenaire », en réel, virtuel, imaginaire et symbolique. Cette femme se retrouve souvent seule à cause de la crainte qu'elle inspire, mais aussi à cause de la crainte qu'elle a elle-même des hommes ; elle pourra aller jusqu'à utiliser le support du « voyeurisme » pour assouvir ses instincts...

F) *Équilibre / déséquilibre*

Cette femme est en déséquilibre, à long terme ou en permanence, entre sa nature sexuelle féminine et son mode de fonctionnement à Principe Masculin. Pourtant, elle assume très bien son rôle d'homme dans un corps de femme, car « elle se sent en équilibre », mais elle vit une tension permanente pour survivre dans le monde des mâles.

G) *Effets de l'alcool*

- L'alcool va amplifier son verrouillage en pat hormonal sur sa position de gourou et augmenter son agressivité.
- Sa capacité d'assimiler l'alcool est surprenante.

- Sa dépendance à l'alcool est élevée ; cela lui permet de maintenir sa position.
- Elle est potentiellement une alcoolique qui s'ignore.

H) *Orientation alimentaire*

Cette femme est attirée par une catégorie alimentaire de type « yang » avec très peu de type « yin ».

I) *Aspect vestimentaire*

- Les catégories de couleurs seront tièdes ou froides.
- Les nuances seront très subtiles et harmonieuses.
- Les critères d'habillement seront de type mâle et militaire.
- La coupe des vêtements sera droite et directionnelle.
- Les tissus seront harmonieux.
- Elle est attirée par le cuir.

J) *Réaction aux médicaments*

- L'effet stimulateur des médicaments augmente le verrouillage hormonal sur sa position de gourou et risque de provoquer un éclatement et, potentiellement, la mort. Il faut être attentif à la bascule sur le Principe Féminin en position d'inférieur qui reste accroché sur sa position de gourou ; c'est ce que nous nommons le pat hémisphérique avec ses conséquences potentiellement problématiques et dangereuses.
- L'effet inhibiteur des médicaments maintient en place le verrouillage en pat hormonal. Si le dosage est excessif, il peut provoquer une descente sur la position de supérieur à Principe Masculin et être vécu comme étant une déchéance avec une teneur en dévalorisation ou provoquer un pat hémisphérique.

K) *Vitesse de récupération*

Cette femme a une capacité de récupération très rapide.

L) *Suggestions pour une récupération plus rapide*

Cette droitière sait instinctivement faire les soins appropriés pour récupérer le plus rapidement possible.

M) *Niveau d'hormones*

- Le niveau d'œstrogènes est généralement très bas.
- La présence de testostérone est marquée.
- Aménorrhée
- Ménopause précoce

N) *Correspondance de la géométrie sacrée*

La droitière verrouillée en pat hormonal a une correspondance avec la première vertèbre cervicale atlas-C 1 et la deuxième vertèbre cervicale axis-C 2. Cette combinaison vertébrale met en place la réalité de la fixation ou subluxation biomécanique atlanto-axiale avec toutes les conséquences que cela implique.

O) *Catégories de voitures utilisées*

- En général, cette femme va utiliser un véhicule puissant, performant, confortable et luxueux, de gabarit moyen ou gros.
- Son mode de conduite sera en général agressif et rapide.
- Elle va apprécier le style *4 x 4.*
- Elle préconise une couleur froide pour le véhicule.

P) *Lieu d'habitation*

- Son territoire d'habitation sera généralement moyen ou grand avec beaucoup de confort et de luxe.
- L'aménagement sera à orientation zen, c'est-à-dire avec des espaces dégagés.

Q) *Catégories de musiques*

- Cette femme sera attirée par les grands classiques dont la musique élève dans les hautes sphères.
- Elle sera attirée par le jazz et le rock pour la puissance qu'ils dégagent.

R) *Art et la poésie*

- Cette femme aime le grandiose, les romans best-sellers, car elle peut se transposer à l'intérieur du roman.
- Elle est attirée par les grands peintres et leurs peintures qui en « imposent ».

S) *Catégories de films*

Elle apprécie les films à grand déploiement, des films d'actions, de conquêtes, de science-fiction et, occasionnellement, certains films d'horreur.

## 5) *Pathologies correspondant à la droitière verrouillée en pat hormonal sur une position de gourou*

- Cette femme va exprimer des pathologies à Principe Masculin qui seront extrêmes et radicales : infarctus du myocarde, arthrite rhumatoïde inflammatoire, anorexie (abandon par le principe féminin). Certaines pathologies portent l'empreinte du cancer : cancer des bronches, cancer de la vésicule biliaire etc. Les pathologies seront difficilement gérables par les différents systèmes de la santé surtout si le pat hémisphérique se met en place pour la survie de cette femme. Il se produit une juxtaposition de symptômes à Principe Féminin et à Principe Masculin qui brouille l'évaluation de la condition réelle de la patiente. Une approche thérapeutique inadéquate, et donc potentiellement dangereuse, risque d'être mise en place : cancer des bronches avec une hypothyroïdie, congestion pulmonaire combinée à un infarctus du myocarde, etc.

### 6) *Identification des repères de position neuro-spatio-sociologique de survie*

Cette femme est dans une dynamique relationnelle de « grand prédateur » avec plusieurs proies-prédatés reliées à elle :

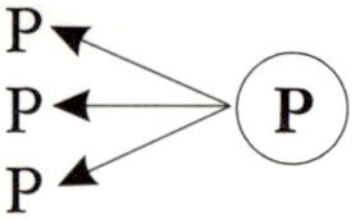


- Au lit, en général, cette femme dort sur la position centrale droite du lit et elle a tendance à envahir aussi le côté gauche ; ce qui fait, qu'en général, elle dort seule dans son lit. Le partenaire a le sien propre.
- Assis côte à côte, elle préfère être à ta droite.
- Assis face à face, c'est la position préférée de cette femme qui domine son environnement.

### 7) *Suggestions pour approcher une droitière verrouillée en pat hormonal sur une position de gourou*

- En présence de cette femme, il est suggéré d'attendre son autorisation d'entrer dans « son territoire », avec une approche respectueuse et directe face à l'autorité.

- Si elle accepte, il faut rester à une certaine distance, être poli et direct, sans commettre aucune indiscrétion. Elle surveille et elle écoute...
- Si elle refuse, il faudra se reprendre plus tard ; peut-être que la prochaine fois, elle sera dans une bonne journée... Sinon, sois persistant.

***Et si c'était vrai... !***

## Chapitre 8

# Le droitier

*« Toute chose dans l'univers représente une des possibilités émanant à la source ou verbe ou logo ternaire. Nous pourrions aussi dire « énergie ». Ainsi chaque chose est l'image ou expression ou écriture de cette possibilité. Pour transcrire la conscience nous pouvons nous servir de l'image ou hiéroglyphe, ou bien créer un système d'écriture conventionnelle. »*

R.A. Schwaller de Lubicz
*Propos sur ésotérisme et symbole*

De nouveau, je te propose de réviser les références reliées au concept du Principe Féminin et du Principe Masculin. Nous allons aborder de la même façon la réalité du droitier de base.

## I- Le droitier de base non verrouillé sur son principe féminin

♂ **Dr** LE DROITIER DE BASE a comme symbole (♂ Dr) le critère sexuel symbolique masculin. Le droitier porte en lui les deux principes : le Principe Féminin

(P ♀) et le Principe Masculin (P ♂) avec la dominance sur la position des relais neurologiques cérébraux de droite.

De plus, la position neurosociologique des parents lors de la conception de l'enfant met en place l'empreinte primordiale qui correspond à ce droitier de base. Cet homme est dans une dynamique d'action, de performance et de don.

## 1) *Cartographie des repères de position neurosociologique*

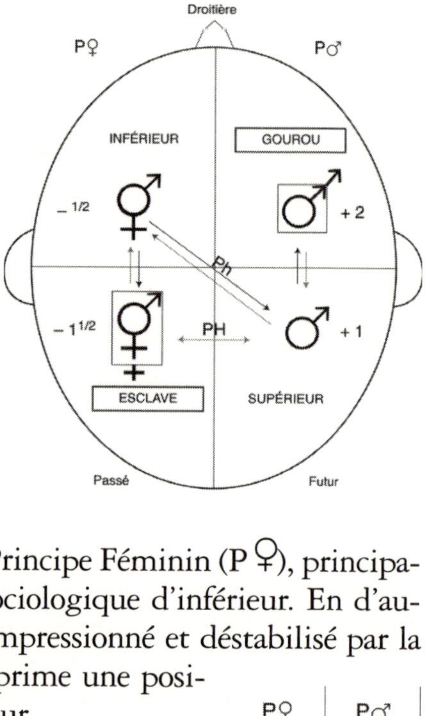


*Position :* le droitier de base (♂ Dr) est sur la position neurosociologique du cadran inférieur droit qui est symbolisé par le mot « supérieur » et en équilibre entre son principe masculin et son symbole sexuel masculin. Cette position lui permet d'être « mobile » sur l'échiquier neurosociologique.

*Niveau :* son niveau de puissance correspond à la codification du macho + 1 ♂.

*Regard social et sexuel :* il sera ascendant et dirigé vers le Principe Féminin (P ♀), principalement vers la position neurosociologique d'inférieur. En d'autres mots, cet homme se sent impressionné et déstabilisé par la femme et tout individu qui exprime une position neurosociologique d'inférieur.

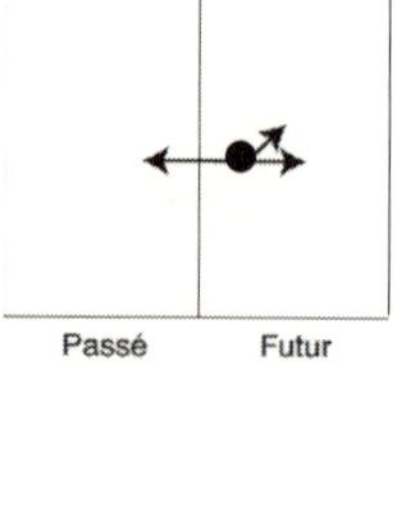


## 2) *Cartographie des repères spatio-temporels*

L'expression d'un point localisé dans la réalité du Principe Masculin est un repère de position neuro-spatio-temporel relié au futur. De ce point, trois flèches sont projetées vers trois directions différentes :

- La première flèche se dirige horizontalement vers la droite et exprime une réalité de regard vers le futur.
- La deuxième flèche se dirige à 45° vers la droite et exprime la position de supérieur.
- La troisième flèche se dirige horizontalement en restant à l'intérieur du Principe Masculin ; elle exprime la réalité d'un léger regard vers le passé.

Le droitier de base exprime la réalité de sa vie par sa position neurosociologique de supérieur et par la réalité du Principe Masculin (P ♂).

- Le droitier est non dépressif.
- Il est un territorial spatial réel.
- Il se positionne comme supérieur.
- Il exprime la puissance du macho + 1 ♂.
- Il est un puissant prédateur.
- Il identifie ses repères avec précision.
- Il a le sens de l'orientation.
- Il est obsessif-compulsif.
- Il a une vision « tunnel ».
- Il fonctionne à partir de la référence du « je, me, moi ».
- Il vit pour le futur et par projet (s).
- Le passé le retient très légèrement.
- En général, il a des objectifs simples qu'il atteint graduellement avec le temps.
- Il est dans la performance.
- Il tolère d'autres mâles dans son territoire, mais chacun à sa place.
- Il est en général compétitif dans son territoire.

### 3) *Repères d'évaluation générale du droitier de base en position de supérieur*

Je te propose de faire référence aux textes reliés au Principe Masculin, considérant que cet homme droitier de base exprime une puissance de macho + 1 (+ 1 ♂). Réfléchis sur chaque mot avec la cote + 1 et tu vas découvrir le monde de cet homme. Ce qui est incroyable avec le mâle qui est sur le Principe Masculin, contrairement à la femme qui est sur le Principe Féminin, c'est qu'il sait qu'il est là, supérieur et fier comme un paon : c'est le « **macho de base** ». Je dirais même que certains d'entre eux aimeraient en rajouter sur leur réalité.

En résumé, cet homme se prend un peu au sérieux ; il se croit un peu supérieur, car tout tourne autour de lui. Il aime se faire servir et se faire dorloter, mais pas trop, car il pourrait perdre la face devant ses copains. En général, il est courageux et travailleur, sauf s'il a le conflit de la paresse. Il aime être en premier pour justifier sa présence aux autres et après, il va présenter le reste de sa famille, en premier, bien souvent et malheureusement, son chien (qui est à son image), en second, ses enfants (qui sont à son image et qui possèdent son intelligence), et en dernier, « sa femme », et gare à celui qui regarde « sa femme » de trop près ou trop longtemps. Ce n'est pas qu'il soit jaloux, c'est qu'il est territorial ; c'est « son bien » à lui. Notre « macho de base », lui, peut se permettre de regarder les autres femmes, mais « sa femme » ne peut regarder que lui...

Alors « macho de base » réfléchis un peu... Si tu regardes ailleurs et que tu es vu par une autre femme, c'est peut-être la femme d'un autre « macho de base » ! Et si c'est la femme d'un autre, cela peut être comme si c'était ta femme (à un autre niveau).

Il ne s'agit pas de prendre position pour la femme ni pour l'homme. J'observe, simplement, que cela plaise ou non. Il s'agit plutôt de permettre à ces droitiers de base de se questionner sur eux-mêmes, selon des repères nouveaux.

### 4) *Repères des mots clés du droitier de base en position de supérieur*

A) *Attitude générale dans la vie*

- Cet homme n'est pas dépressif.
- Il est dans l'action et dans la performance.
- Il est autoritaire.
- Il est directif.
- Il est un territorial spatial réel.
- Il est possessif par rapport à « son bien dans son territoire ».
- Il est en général dans une position de prédateur.
- Il est plus ou moins agressif.
- Il est à l'aise dans son monde de mâles, mais quand un prédateur plus puissant que lui vient dans *le* territoire ou dans *son* territoire, il devient nerveux, il se sent épié et vulnérable.
- Dans sa vie, ses objectifs sont simples et il va les atteindre graduellement en partie ou en totalité.
- Il n'est pas intuitif, mais instinctif.
- Pour réussir, il va fonctionner sur le mode de performance et de puissance avec un instinct stratégique.
- Il est résistant dans sa performance, ce qui en fait un « génie à répétition ».
- Il donne, donne, donne...
- Il n'est pas rancunier, en général.
- Son attitude dans la vie est qu'il confronte, il met K.O., et il passe à autre chose, car il a un territoire à surveiller ou à récupérer.

B) *Activité physique*

- Généralement, il est physiquement actif.
- Il est dans la performance et il prend sa place.
- Les activités physiques qu'il choisit sont viriles ; il faut que cela soit difficile, que cela fasse mal : « là, je suis un vrai mâle ».
- Il est agressif et il veut gagner.

C) *Activité sociale*

- Il est extraverti.
- Il est visible dans son territoire.
- Il est sociable.
- Son implication est modérée.

D) *Activité professionnelle*

- Elle est à orientation mâle : pompier, architecte, ingénieur, médecin, militaire, plombier, camionneur, politicien, avocat, etc.
- En général, il est stable dans sa profession avec des fluctuations dans la performance.
- En général, il performe et il monte lentement les échelons de la hiérarchie. Il va plafonner à cause de celle ou celui qui est en position neurosociologique de « gourou ».
- Il va utiliser sa puissance, sa résistance, son instinct et son expérience pour performer.
- Il doit surveiller son territoire en permanence pour maintenir sa position hiérarchique.

E) *Regard social et sexuel*

- Le droitier de base en position neurosociologique de supérieur a un regard social et sexuel dirigé avec une tangente vers le haut de l'autre côté de « la barrière symbolique » neurologique reliée au Principe Féminin en position neurosociologique d'inférieur. C'est ce facteur de jeu de positions neurosociologiques qui fait que le droitier de base est impressionné par l'aspect des individus qui sont sur le Principe Féminin. Son approche sociale et sexuelle est très similaire... Cela s'applique autant pour la réalité hétérosexuelle que pour la réalité homosexuelle.

- Cet homme est sur une position de puissance macho + 1 ♂.
- Sa sexualité est simple et très limitée : le sexe pour le sexe et perpétuer l'espèce pour survivre.
- Il est le mâle, il est la présence et il utilise ces critères pour séduire et imposer sa rigidité... au sens strict et élargi.
- Sa libido est forte et de courte durée.
- Il performe durant l'acte sexuel et après, c'est le dodo !
- Dans ses rapports sociaux et sexuels, il se positionne en dominant, en supérieur, pour voir et pour contrôler son territoire.
- Il est voyeur par nature et il préfère que la lumière soit ouverte.
- Sa libido varie en fonction de la présence féminine ou masculine dans son territoire.
- Il place la relation affective en second lieu ; il arrive que cet aspect ne soit pas présent.

## Le droitier de base sur une position neurosociologique supérieur (♂ Dr, + 1 ♂)

### *La dynamique hétérosexuelle*

- Complémentaire
  - la droitière de base sur son principe féminin, d'inférieur

**♀ Dre, – 1 ♀**

- Problématique
  - la gauchère sur son principe féminin, inférieur-inférieur

    +♀ **Gce,** – 2 ♀
  - la droitière verrouillée sur son principe féminin, esclave

    ♀ **Dre,** – 2 ♀
  - la gauchère de base sur son principe masculin, supérieur

    ⚥ **Gce,** + 1 ♂
- Éviter
  - la gauchère verrouillée sur son principe féminin, esclave

    +♀ **Gce,** – 3 ♀
  - la droitière verrouillée sur son principe masculin, gourou

    ⚥ **Dre,** + 1½ ♂
  - la gauchère verrouillée sur son principe masculin, gourou

    ⚥ **Gce,** + 2 ♂

### *La dynamique homosexuelle*

- Complémentaire
  - le droitier sur son principe féminin, inférieur

    ⚥ **Dr,** – ½ ♀
  - le gaucher de base sur son principe féminin, inférieur

    ⚥ **Gc,** – 1 ♀
- Problématique
  - le droitier verrouillé sur son principe féminin, esclave

    ⚥ **Dr,** – 1 ½ ♀

- le gaucher verrouillé sur son principe féminin, esclave

  ⚥ **Gc**, – 2 ♀

- le droitier sur son principe masculin, supérieur

  ♂ **Dr**, + 1 ♂

- le droitier verrouillé sur son principe masculin, gourou

  ♂ **Dr**, + 2 ♂

- le gaucher sur son principe masculin, supérieur-supérieur

  ♂ **Gc**, + 2 ♂

• À éviter :

- le gaucher verrouillé sur son principe masculin, gourou

  ♂ **Gc**, + 3 ♂

F) *Équilibre / déséquilibre*

• Ce droitier est en équilibre entre sa nature sexuelle masculine et son Principe Masculin.

G) *Effets de l'alcool*

• L'assimilation d'alcool provoque un pat hormonal ou une bascule dans la réalité du Principe Féminin en position d'inférieur ; ce droitier se féminise alors dans ses attitudes.
• Ceci provoque une légère dépression.
• L'alcool met en place la notion de remords de ses actions passées.
• Son verbo-moteur est activé : il se met à parler beaucoup plus.
• Il risque la dépendance à l'alcool si les remords de ses actions passées le maintiennent dans cette dynamique.

H) *Orientation alimentaire*

- En général, cet homme est attiré par une catégorie alimentaire de type « yang » tout en introduisant périodiquement le type « yin ».

I) *Aspect vestimentaire*

- Cet homme a quelques petits problèmes de nuances par rapport aux couleurs et à l'agencement des motifs, ce qui donne un aspect peu harmonieux.
- Son choix de couleurs va du neutre au froid.
- La notion de nuances est presque absente dans sa réalité.
- Les tissus sont de nature brute, rugueuse, rigide et résistante.
- Cela doit être fonctionnel pour la performance.
- Occasionnellement, l'aspect vestimentaire sera utilisé pour impressionner l'adversaire symbolique ou réel.

J) *Réaction aux médicaments*

- L'effet stimulateur des médicaments augmente sa puissance sur sa position neurosociologique de supérieur (macho + 1 ♂) et risque de provoquer un verrouillage sur le Principe Masculin en position de gourou (macho + 2 ♂) et, potentiellement, lui faire perdre le contrôle s'il adopte des attitudes très agressives.
- L'effet inhibiteur des médicaments provoque un pat hormonal sur le Principe Féminin en position d'inférieur avec la mise en place d'un état légèrement dépressif.

K) *Vitesse de récupération*

- En général, sa vitesse de récupération est rapide et varie selon sa condition physique de base.

L) *Suggestions pour une récupération plus rapide*

- Il doit maintenir un projet ou un objectif psychologique à court terme ou à moyen terme.
- Maintenir un certain degré d'activité physique.
- Augmenter l'alimentation de type « yang ».
- Support homéopathique à orientation « yang ».
- Approche alternative à contacts directs, actifs et performants. Exemple : massages, étirements, exercices de rééducation.
- Reprogrammation des histoires-mémoires reliées à cette condition conflictuelle
- Le repositionnement relationnel spatial varie en fonction des objectifs que nous voulons atteindre, en utilisant la récupération à Principe Féminin ou la récupération à Principe Masculin. Exemple : coucher à droite dans le lit est relié au Principe Masculin, etc.

M) *Niveau d'hormones*

- La testostérone se retrouve en quantité normale selon les standards chimiques cliniques.
- Les œstrogènes se retrouvent en quantité très faible.

N) *Correspondance de la géométrie sacrée*

- Ce droitier de base a une correspondance de géométrie sacrée reliée à la deuxième vertèbre cervicale axis-C2 avec une potentialité d'instabilité biomécanique.

O) *Catégories de voitures utilisées*

- En général, cet homme va préférer un gabarit de voitures de classe moyenne ou grosse et performante ainsi que les *4 x 4*.

« Il faut sentir la puissance sous le capot »... « Il faut impressionner l'autre »... surtout au feu rouge !

- Son mode de conduite sera agressif et rapide. Déjà, tu peux avoir une idée du type de contraventions qu'il va recevoir.
- Il favorisera une couleur de véhicule à tendance neutre ou froide, par exemple : bleu, vert, gris, noir. Occasionnellement, la couleur rouge sera choisie pour « impressionner » symboliquement l'autre.

P) *Lieu d'habitation*

- Son territoire d'habitation sera de grandeur moyenne ou grande avec un certain confort. L'aménagement de l'intérieur sera à orientation zen et dépouillé pour pouvoir « se retrouver et bouger rapidement » dans l'espace qui est son territoire.
- Ne jamais oublier que la réalité de l'individu qui est sur une position à Principe Masculin est celle du prédateur ; il doit pouvoir bouger rapidement si un autre prédateur ou une proie circule dans son territoire.

Q) *Catégories de musiques*

- Il préfère une catégorie de musique qui le stimule et le fait bouger (en réel, virtuel, imaginaire ou symbolique) comme le rock and roll, le jazz et certains grands classiques d'envergure.

R) *Art et la poésie*

- Il est attiré par le concept « zen » qui symbolise le dépouillement, les œuvres de grande envergure.

- Il préconise régulièrement les réalités reliées au combat et à la fiction et il a la tendance à se transposer comme étant « le héros ».

S) *Catégories de films*

- En général, il est attiré par les films de science-fiction, de guerre, d'action, d'horreur, de sexe et les westerns. Souvent, il dort lorsqu'il visionne des films romantiques.

### 5) *Pathologies correspondant au droitier de base sur sa position de supérieur*

- Le droitier de base va expérimenter des pathologies à Principe Masculin qui ne portent pas l'empreinte de cancer.
- Les maladies seront facilement gérables par les différents systèmes de la santé. Exemples : bronchite, léger diabète, léger problème d'ordre coronarien, tachycardie, léger déséquilibre du cholestérol, lombo-sciatalgie droite, etc.

### 6) *Identification des repères de position neuro-spatio-sociologique de survie*

Le droitier de base est dans une relation de prédateur-prédaté :

$$p \leftrightarrow \textcircled{P}$$

- Au lit, il préfère coucher à droite.
- Assis côte à côte, il va préférer être assis à ta droite.
- Assis face à face, il va se positionner face à toi, étant prêt à te confronter si ce n'est déjà fait... Il va être légèrement tourné vers la droite.

### 7) *Suggestions pour approcher un droitier de bas en position de supérieur*

- L'approche doit être directe avec une autorisation « symbolique » d'entrer dans « son territoire ». Tu dois rester visible dans son territoire sinon, il se sent envahi et il n'apprécie pas les mauvaises surprises...
- S'il accepte, ne dépasse pas les limites du pourquoi tu rencontres l'individu.
- S'il refuse, recommence la même approche un peu plus tard.

## II- Le droitier verrouillé sur son Principe Masculin

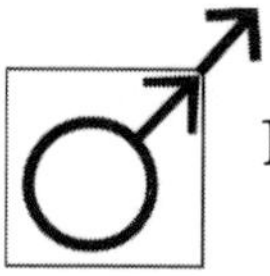

Dr

LE DROITIER VÉROUILLÉ SUR SON PRINCIPE MASCULIN a comme symbole (♂ **dr**), il est composé du critère sexuel symbolique masculin (♂) et de la notion d'encadrement (□) par le critère symbolique sexuel masculin qui correspond au verrouillage dans le Principe Masculin.

Le droitier verrouillé exprime ce repositionnement neurosociologique par une pression coercitive interne et externe pour augmenter considérablement la puissance d'action et de performance des critères à Principe Masculin dans son environnement. Il devient très dominant, agressif et batailleur. Il est le maître, le « **gourou** ». Son symbole exprime la puissance de + 2 ♂ macho, c'est-à-dire : (+ 1 ♂) + (+ 1 ♂).

De plus, nous devons prendre en considération la position neurosociologique des parents lors de la conception de l'enfant, car elle met en place l'empreinte primordiale de cette position neurosociologique.

## 1) *Cartographie des repères de position neurosociologique*

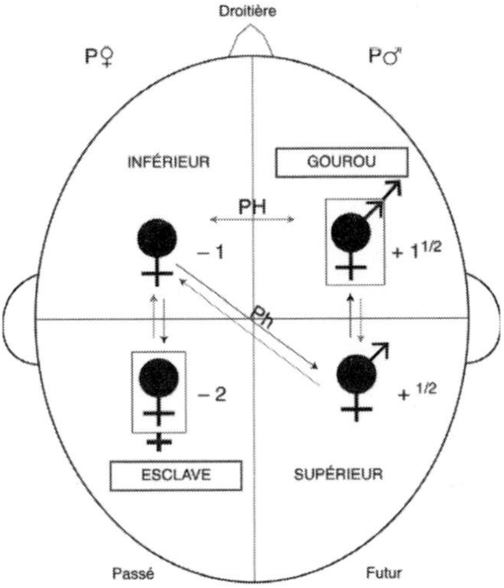


*Position:* Le droitier verrouillé sur son Principe Masculin est en équilibre mais aussi en surtension sur la position neurosociologique du cadran supérieur droit qui est symbolisée par le mot « **gourou** ». Cette position lui impose la réalité d'être non mobile sur l'échiquier neurosociologique pour une période à long terme ou permanente. Il a une attitude obsessive – compulsive pour arriver à ses fins.

*Niveau:* Il exprime la puissance du macho + 2 ♂; il a perdu tous les critères à Principe Féminin.

*Regard social et sexuel:* Il est dirigé en premier à l'intérieur du Principe Masculin sur la position neurosociologique de supérieur, localisée en dessous de la position de gourou. En second lieu, son regard sera dirigé vers le haut porté de l'autre côté de « la barrière symbolique » neurologique sur une position d'inférieur à Principe Féminin. Occasionnellement, son regard sera dirigé vers la position d'esclave.

## 2) *Cartographie des repères spatio-temporels*

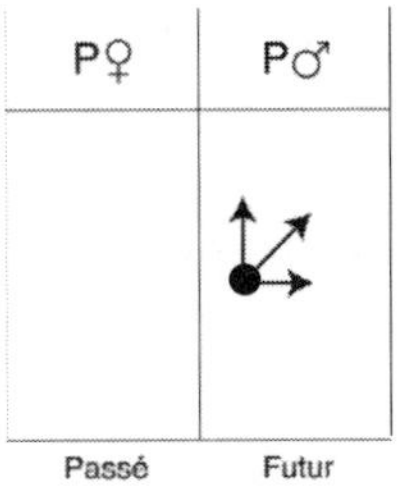


L'expression d'un point localisé dans la réalité du Principe Masculin est un repère neuro-spatio-temporel positionné dans le futur. De ce point, trois flèches sont dirigées dans trois directions différentes.

La première flèche, horizontale, dirigée vers la droite, correspond à la réalité du regard porté vers le futur.

La deuxième flèche, qui est à 45° vers la droite, correspond à la position de supérieur.

La troisième flèche, qui est verticale, correspond à la position de gourou.

Le droitier verrouillé sur son Principe Masculin exprime la réalité de sa vie par sa position neurosociologique de gourou.

- Il est le gourou.
- Il exprime la puissance du macho + 2.
- Il est un prédateur très puissant.
- Tout est centré autour de lui (je, me, moi).
- Il est extraverti.
- Il est obsessif-compulsif.
- Il est hyperperformant.
- Son objectif est relié au « Tout » et à l'Absolu.
- Il risque de se prendre pour Dieu.
- Ses projets et ses objectifs sont dans le futur.
- Il a une attitude obsessive-compulsive pour atteindre ses objectifs.
- Ses objectifs sont atteints rapidement.
- Il a raison et les autres ont tort.
- Il cible efficacement ses objectifs.
- Aucune désorientation
- Il s'enfonce dans sa dynamique.
- Il risque l'éclatement en réel, virtuelle, imaginaire et symbolique.
- Le passé n'a aucune emprise sur lui.

- Il devient paranoïaque.
- Il est très difficile de le faire sortir de cette dynamique de gourou, sauf si un autre gourou plus puissant lui impose son autorité.

### 3) *Repères d'évaluation générale du droitier verrouillé en position de gourou*

Refais de nouveau la lecture des critères qui correspondent au Principe Masculin en considérant que cet homme a une puissance symbolique de macho + 2 ♂. Découvre cet homme qui est dans « **son** » monde masculin et qui domine totalement (en réel, virtuel, imaginaire et symbolique) la réalité autour de lui.

Ce sont les honneurs, le contexte social, les promotions, l'héritage familial, un ego surdéveloppé ou la drogue qui l'ont catapulté en position de leader, de chef et de référence sociale. Il fera tout ce qui est en son pouvoir pour garder cette position, « ultime » en apparence. Malheureusement, il devient dictatorial, tyrannique et très exigeant pour lui-même et les autres.

Il n'a plus peur de rien et il n'a aucun problème à se trouver sur cette position, au contraire. Pourtant, il porte en lui le syndrome de la paranoïa. Il est instinctif et non intuitif. Son degré d'intelligence s'exprime par ses expériences acquises. Il utilise et impose sa présence par sa puissance et sa force.

En général, il réussit très bien ce qu'il entreprend. Il se considère comme étant « l'élite » et il apprécie le fait d'être entouré par « la petite élite ». Il vit une pression constante sur lui-même, car la société attend beaucoup de lui. Attention ! Il est très difficile à gérer et il est imprévisible. S'il tourne mal, il a le programme d'un grand criminel.

Sois vigilant, ô « grand homme » aux grands pouvoirs !

N'abuse pas de ce droit, car les puissances de ce monde n'apprécient pas trop que tu éclabousses leur « territoire ». Sois sage sur cette position neurosociologique en utilisant la justesse, l'équilibre et l'harmonie par ton langage et tes décisions, en offrant la paix dans ton monde... Sinon, tu seras poursuivi au fin fond de ton monde et tu seras éliminé pour la survie des autres machos et de leur territoire... Si tu veux régner longtemps, apprends à « reconnaître » tes forces et tes faiblesses, entoure-toi de personnages plus sages que toi qui te conseilleront de rechercher cette sagesse ; sache les écouter... Alors tu seras respecté et aimé pour ce que tu es et non seulement pour ce que tu fais.

### 4) *Repères des mots clés du droitier verrouillé en position de gourou*

A) *Attitude générale dans la vie*

- Il est une machine à performer (action, action, action...).
- Il est en position de dictateur et de tyran.
- Symboliquement, il a droit de vie et de mort.
- Aucune dépression
- Il peut être très agressif au sens élargi ; attention si c'est mal canalisé !
- Il ne tolère pas d'autres gourous dans son territoire.
- Ses projets et objectifs sont établis pour dominer et les résultats doivent être rapides et directs.
- Il contrôle tout dans son territoire.
- Il va utiliser toutes les stratégies pour maintenir son pouvoir en place.
- Il fonctionne par instinct.
- Il confronte, il met K.O. et il élimine les adversaires.
- Il risque de devenir mégalomane.

B) *Activité physique*

- Il est très actif et toujours en mouvement.
- Il est hyperperformant.
- Il préconise les activités physiques très viriles et violentes.
- Il est très agressif.
- Il *va gagner*.
- Il fait partie de la catégorie des champions olympiques (en réel, virtuel, imaginaire et symbolique).

C) *Activité sociale*

- Il est extraverti.
- Il est visible partout dans son territoire.
- Son implication est importante et excessive.

D) *Activité professionnelle*

- On le retrouve à des postes de direction, de commandement.
- Il est dictateur, tyran, prince, roi... empereur.
- Il choisit des professions très mâles : militaire, policier, chef de département orthopédique, chef de laboratoire, etc.
- Il peut être président de compagnie.
- Il aime être seul à diriger.
- Il peut utiliser, si nécessaire, des actions extrêmes pour asseoir son pouvoir.
- Il doit surveiller en permanence son territoire pour maintenir sa position.

E) *Regard social et sexuel*

Le droitier verrouillé sur son Principe Masculin a son premier regard social et sexuel dirigé à l'intérieur du Principe

Masculin, vers le bas, sur la position de supérieur localisée sous la position neurosociologique du gourou.

Le second regard ascendant sera dirigé de l'autre côté de « la barrière symbolique » neurologique dans la zone à Principe Féminin sur la position d'inférieur. Occasionnellement, il portera son regard sur la position d'esclave.

Cela s'applique autant pour la réalité hétérosexuelle que pour la réalité homosexuelle.

La réalité de cet homme étant « une présence » qui domine tout, sa dynamique de relations sociales et sexuelles va dans ce sens.

- Il impose et performe avec toutes les exigences qui s'ensuivent.
- Sa sexualité est de nature très simpliste, excessive et limitée.
- Seule la performance et la puissance ont une place.
- La notion de sadomasochisme, d'abus, de violence et la possibilité de violer font partie de sa réalité.
- Sa libido est très forte et de courte durée.
- La notion de « harem » réel ou symbolique fait partie de sa réalité.
- Attention, mesdames ou celles et ceux qui sont sur une position neurosociologique à Principe Féminin : cet homme est *à problème* pour vous... alors que pour lui, tout va bien, il n'y a pas de problème !

## Le droitier verrouillé sur une position de gourou

♂, **Dr** + 2 ♂

### *La dynamique hétérosexuelle*

- Complémentaire
  - la droitière verrouillée sur son principe masculin, gourou

♀ **Dre**, + 1 ½ ♂

- la gauchère de base sur son principe masculin, supérieur

⚥ **Gce**, + 1 ♂

- Problématique
  - la droitière sur son principe masculin, supérieur

⚥ **Dre**, + ½ ♂

  - la droitière de base sur son principe féminin, inférieur

♀ **Dre**, – 1 ♀

  - la gauchère verrouillée sur son principe masculin, gourou

⚥ **Gce**, + 2 ♂

- Éviter
  - la gauchère sur son principe féminin, inférieur-inférieur

♀ **Gce**, – 2 ♀

  - la droitière verrouillée sur son principe féminin, esclave

♀ **Dre**, – 2 ♀

- Fuir
  - la gauchère verrouillée sur son principe féminin, esclave

♀ **Gce**, – 3 ♀

## *La dynamique homosexuelle*

- Complémentaire
  - le droitier de base sur son principe masculin, supérieur

♂ **Dr**, + 1 ♂

- Problématique
  - le droitier sur son principe féminin, inférieur

⚥ **Dr**, – ½ ♀

– le gaucher de base sur son principe féminin, inférieur

⚥ **Gc**, – 1 ♀

– le droitier verrouillé sur son principe masculin, gourou

♂ **Dr**, + 2 ♂

– le gaucher sur son principe masculin, supérieur-supérieur

♂ **Gc**, + 2 ♂

- Éviter

– le droitier verrouillé sur son principe féminin, esclave

⚥ **Dr**, – 1 ½ ♀

– le gaucher verrouillé sur son principe féminin, esclave

⚥ **Gc**, – 2 ♀

– le gaucher verrouillé sur son principe masculin, gourou

♂ **Gc**, + 3 ♂

Maintenant, réfléchis, et ressens la dynamique sexuelle de ce droitier verrouillé sur son Principe Masculin avec une puissance de macho + 2 ♂. En quelques mots, cela signifie « attention » ! Il est exigeant, extrémiste et imprévisible. S'il désire quelque chose de social ou de sexuel et que tu le lui donnes, alors tout va bien. Il va répéter la demande aussi souvent que cela lui plaira. Si tu refuses de lui donner ce qu'il veut, c'est bien ainsi, mais tu oublies le reste et tu ne reviens pas vers lui !

F) *Équilibre / déséquilibre*

- Cet homme est en équilibre avec lui-même.
- Il est en accord mais aussi en surtension entre le Principe Masculin et sa nature sexuelle masculine.
- Son ego est hyperdéveloppé.

G) *Effets de l'alcool*

- L'assimilation d'alcool maintient sa position de verrouillage.
- Elle augmente son agressivité.
- Il devient hyperexcessif.
- Il devient problématique et dangereux.
- Il risque l'éclatement et il se dirige vers une mort foudroyante et rapide.
- À l'extrême limite, cela peut causer un pat hormonal en provoquant un profond état de dépression et de déchéance.
- La dépendance à l'alcool est très rapide, c'est un alcoolique.

H) *Orientation alimentaire*

- Cette catégorie d'homme va utiliser principalement le support alimentaire de type « yang ».

I) *Aspect vestimentaire*

- Son style sera très militaire.
- Son choix de couleurs sera de nature froide.
- Rarement les nuances seront présentes.
- Les tissus seront de qualité supérieure en fonction de la culture et du climat.
- Il apprécie beaucoup le cuir.
- L'apparence est le mot clé de son habillement.
- Il va utiliser le support vestimentaire et les décorations pour impressionner la galerie.

J) *Réaction aux médicaments*

- L'effet stimulant des médicaments augmente le verrouillage de sa position neurosociologique. Cela peut provoquer un éclatement avec des conséquences de mort rapide et foudroyante, ou, occasionnellement, un pat hormonal à Principe Féminin sur une position d'inférieur.

- L'effet inhibiteur des médicaments maintient le verrouillage en place sauf si le dosage est excessif; alors est provoquée une descente sur la position neurosociologique de supérieur qui peut induire un pat hormonal temporaire sur la position neurosociologique inférieur à Principe Féminin.

K) *Vitesse de récupération*

- Sa capacité de récupération est très rapide, car symboliquement, il ne peut délaisser son territoire trop longtemps, sinon cela le met en péril.

L) *Suggestions pour une récupération plus rapide*

- Son mode de récupération est très instinctif.
- C'est un « survivant ultime ».

M) *Niveau d'hormones*

- La testostérone est très élevée.
- Les œstrogènes sont presque absents.

N) *Correspondance de la géométrie sacrée*

- Cet homme a une correspondance de géométrie sacrée reliée à la deuxième cervicale axis-C2 avec le processus de fixation-subluxation de l'axis.

O) *Catégories de voitures utilisées*

- En général, cet homme va choisir de grosses voitures cylindrées avec beaucoup de performance, les gros *4 x 4*, les limousines.

- Le confort est important.
- Son mode de conduite sera généralement très agressif et potentiellement problématique pour les autres.
- Ce chauffeur risque de devenir un « chauffard » avec les conséquences que cela implique.
- Les couleurs de ses véhicules seront froides.

P) *Lieu d'habitation*

- Son territoire d'habitation sera grand, confortable et luxueux.
- Il a besoin de place.
- Le style sera à orientation « zen » pour lui permettre de bouger rapidement dans son espace.

Q) *Catégories de musiques*

- Il apprécie beaucoup les grands chefs-d'œuvre classiques à l'intérieur desquels il se projette.
- La notion de « puissance symbolique » doit émaner de cette musique.
- Il peut apprécier le *heavy rock*.

R) *Art et Poésie :*

- Il apprécie les grands chefs-d'œuvre artistiques et poétiques dans lesquels il peut se retrouver et s'identifier.
- Il apprécie les grands faits d'armes et de victoires.
- Il s'intéresse beaucoup à l'histoire des grands peuples et des grands hommes.
- Il apprécie les grands romans best-sellers.

S) *Catégorie de films*

- Il favorise les films à grand déploiement, la vie des grands hommes, des sauveurs de l'humanité.
- Il apprécie les films de guerre, d'horreur et de sexe.

## 5) *Pathologies correspondant au droitier verrouillé en position de gourou*

- Les pathologies seront rapides et foudroyantes, de nature à Principe Masculin, avec l'empreinte de cancer.
- Les maladies seront difficilement gérables par les différents systèmes de la santé. Exemples : infarctus du myocarde massif, coma diabétique, adénocarcinome bronchial, ostéosarcome de la hanche droite, phase anorexique (à partir du concept que l'anorexie est ressentie comme un abandon par le principe féminin).

## 6) *Identification des repères de position neuro-spatio-sociologique de survie*

Cet homme est dans une relation de prédateur ultime par rapport aux nombreux prédatés qui sont reliés à lui :

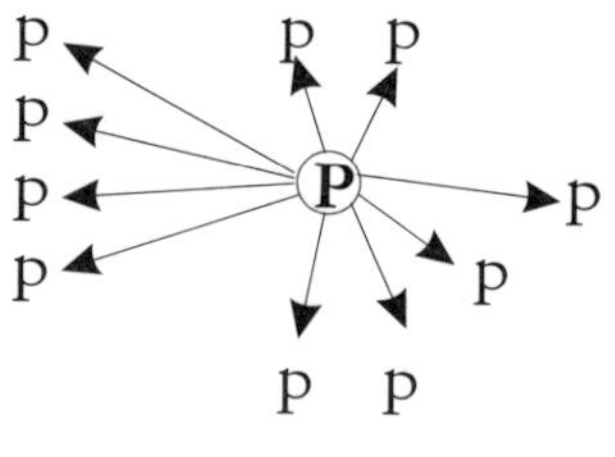


- Au lit, il préconise la position centrale droite du lit ou il a son lit à lui tout seul.
- Assis côte à côte, il n'apprécie pas cette position, sinon il sera à ta droite.

- Assis face à face, c'est la position préférée de cet homme, car il peut gérer, contrôler, confronter à sa guise et... expulser si nécessaire.

### 7) *Suggestions pour approcher un droitier verrouillé en position de gourou*

- Je te suggère d'attendre qu'il porte son attention sur toi et qu'il te demande... N'oublie pas, tu es dans « **son territoire** ».
- Je te propose une approche directe, respectueuse avec « une teinte de soumission », et d'attendre qu'il te questionne... Sinon, gare à toi... Il déteste les surprises.

  S'il accepte, sois bref, courtois et ne dépasse pas les limites établies.

  S'il refuse, tu peux essayer de nouveau... mais cela ne sera pas facile, car il est sur ses gardes... Bonne chance !

## III- Le droitier en pat hormonal sur son principe féminin

⚥ Dr LE DROITIER EN PAT HORMONAL exprime le symbole sexuel féminin couplé au symbole sexuel masculin (⚥Dr). C'est une pression coercitive interne et externe qui a poussé cet homme « de l'autre côté de la barrière » symbolique. Il se retrouve dans le monde à principe féminin. En basculant dans le monde à Principe Féminin (P ♀), cet homme, tout en gardant ses critères sexuels masculins de base, a perdu une partie de sa réalité à Principe Masculin (+ ½ ♂), mais il récupère, si je puis dire, les caractéristiques à Principe Féminin (– 1 ♀), ce qui fait que (– 1♀) + ( + ½ ♂) = – ½ ♀ féminin, séductrice. Étant de sexe masculin avec son symbole correspondant (♂), il exprime ses caractères physiologiques sexuels masculins couplés à la notion du principe féminin (P ♀), ce qui donne la combinaison du symbole masculin-féminin (⚥ Dr) correspondant à la réalité symbolique du droitier en pat hormonal. Il faut prendre aussi en considération qu'il y a le contexte de la position neurosociologique des parents lors de la conception d'un enfant qui met en place l'empreinte primordiale de cet homme droitier en pat hormonal sur son Principe Féminin.

## 1) *Cartographie des repères de position neurosociologique*

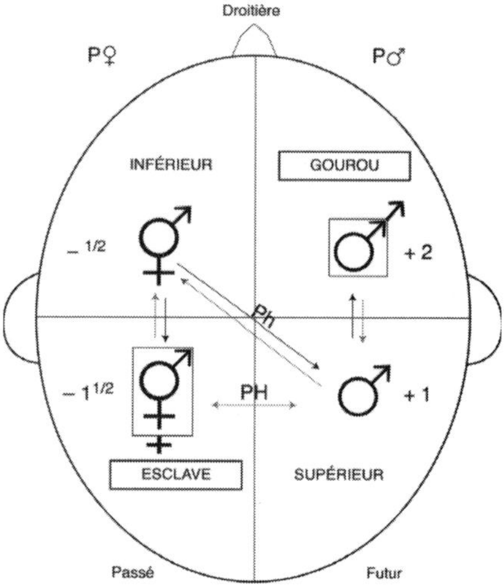


*Position :* Le droitier en pat hormonal se retrouve sur l'échiquier des positions neurosociologiques du cadran supérieur gauche symbolisé par la position de l'inférieur. Ce repositionnement met cet homme dans un contexte de déséquilibre entre sa nature sexuelle masculine et sa position sur le Principe Féminin. Si nous observons la position symbolique de cet homme, elle exprime la réalité d'être « mobile » entre la position d'inférieur dans le Principe Féminin qui « chapeaute » en parallèle la position de supérieur dans le Principe Masculin. Cet homme va devenir légèrement maniaco-dépressif.

*Niveau :* Étant cette fois-ci dans le monde à Principe Féminin, cet homme récupère un niveau de séduction qui correspond à un facteur de (– ½ ♀).

*Regard social et sexuel :* le droitier en pat hormonal à un regard social et sexuel dirigé avec une tangente vers le bas de l'autre côté de « la barrière symbolique » neurologique reliée au Principe Masculin et préconise la position neurosociologique de supérieur. Cela s'applique autant pour la réalité hétérosexuelle que pour la réalité homosexuelle.

## 2) *Cartographie des repères spatio-temporels*

L'expression d'un point localisé dans la réalité du Principe Féminin est un repère neuro-spatio-temporel positionné dans le passé. De ce point, trois flèches sont projetées vers la gauche dans trois directions différentes.

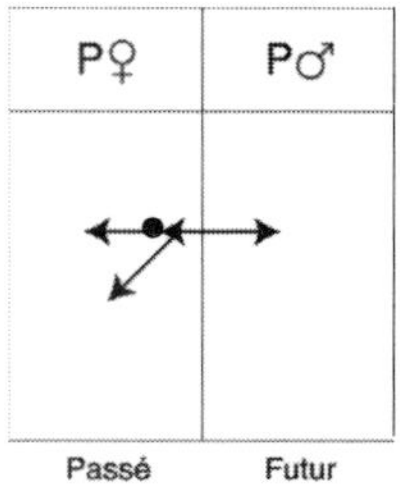


La première flèche dirigée vers la gauche correspond à la réalité du regard porté vers le passé.

La deuxième flèche dirigée à gauche à 45° vers le bas correspond à sa position neurosociologique d'inférieur.

La troisième flèche dirigée horizontalement de l'autre côté « de la barrière symbolique » est reliée au futur. Ce symbole est exprimé par une « double flèche » qui correspond à sa réalité d'être mobile entre les deux principes.

- Ce droitier est sur la position neurosociologique d'inférieur.
- Il exprime une légère désorientation.
- Il a une légère perte de repères et d'objectifs.
- Son monde est relié au passé et aux souvenirs.
- Il devient un rêveur.
- Il perd partiellement sa vision du futur.
- Il ne comprend pas ce qui se passe.

### 3) *Repères d'évaluation générale du droitier en pat hormonal en position d'inférieur*

Je te propose de refaire la lecture des attitudes reliées au Principe Féminin combinées au Principe Masculin. Constate que cet homme droitier en pat hormonal exprime sa réalité de vie sur une position d'inférieur à Principe Féminin avec un niveau de séduction – ½ ♀. Cet homme est légèrement dépressif et ne comprend pas pourquoi. Il se sent un peu désorienté et perdu. Lorsqu'il parle avec ses copains, il se sent incompris, comme s'il devenait un exclu. Sans aucune raison apparente, cet homme se mettra à feuilleter des revues féminines, de jardinage, de voyages et de poésie. Il pourra même s'exprimer avec un certain degré d'émotion et de nuance. Sa compagne va se dire : « Enfin, il réfléchit ; il pourra comprendre ce que je suis et ce que je vis... » Désolé, mesdames ! Au risque de vous déplaire, cette condition n'est que temporaire sauf si son empreinte primordiale correspond à cette réalité d'être un homme en pat hormonal.

Si tu es un homme qui présentement fais la lecture de la réalité de ce droitier en pat hormonal et qui exprime sa vie sur le Principe Féminin, et que par cette lecture tu te retrouves et te reconnaisses, alors soit attentif à ce qui suit. En général, cette catégorie d'homme va découvrir la lecture, la prière et prendre conscience qu'il y a autre chose que la voiture, la chasse et les sports de machos. Tu peux te retrouver à écouter un opéra italien et avoir les yeux pleins d'eau et le cœur gros comme ça ! Tu vas commencer à prendre plus de temps pour toi et pour ta qualité de vie. Tu vas découvrir la notion de nuances pour les chaussettes, les pantalons, les souliers, les chemises et les cravates.

Tu vas prendre plus ton temps dans tes relations sexuelles et tu vas commencer à partager les émotions ressenties, au lieu de dormir... Bizarre ? Peut-être pas ! Dans ton milieu de travail, tu vas offrir des solutions qui sont de nature « d'intuition féminine » et tu vas prendre la vie un peu plus *cool*... ! Tout ça risque de t'attirer l'attention, peut-être de te faire pointer du doigt et de te faire remettre à ta place.

Peut-être par pression coercitive externe et interne, tu seras « poussé » à retourner sur la position neurosociologique de supérieur à Principe Masculin et redevenir ce macho de base. Tu sais qu'être dans le monde à Principe Féminin, c'est *cool*, mais attention ! Les mâles n'apprécient pas trop que tu te retrouves dans ce monde et ils te le feront savoir à leur façon !

Alors, voici une suggestion : il faut seulement être plus intelligent et savoir s'adapter temporairement à ce monde de machos comme souvent « la femme » est obligée de le faire pour survivre.

Maintenant, réfléchis et prends conscience que cette position exprime la réalité du Principe Féminin.

Ne sois pas « le gros éléphant » qui entre dans une boutique de porcelaine. Observe comment ces femmes se comportent... Inspire et expire lentement et ne panique pas... Elles sont très différentes de toi, et même si tu as récupéré une ½ partie de Principe Féminin avec un facteur de puissance de – ½ ♀ séduction, tu as gardé quand même ta référence sexuelle mâle de macho qui peut retourner sans préavis sur sa position initiale masculine de base.

Il y a un dernier détail important à te remémorer. Si tu te retrouves sur cette position de droitier en pat hormonal sur le Principe Féminin avec un peu plus de séduction à ta portée pour augmenter « tes trophées de chasse sexuelle », n'oublie jamais qu'il y a des femmes qui expriment la réalité de leur vie sur la position de macho, qu'elles sont de puissantes prédatrices, des « Amazones » qui se protègent entre elles... En résumé, découvre, apprécie et **respecte** le monde à Principe Féminin, car il peut devenir un excellent allié et partenaire.

## 4) *Repères des mots clés du droitier en pat hormonal en position d'inférieur*

A) *Attitude générale dans la vie*

- Cet homme est légèrement dépressif.
- Il se retrouve sur la position du dominé.
- Il se soumet plus facilement à ses supérieurs.
- Il se retrouve dans la réalité d'être une proie, un prédaté.
- Il y a un ralentissement de ses activités en général.
- Il veut avoir plus de vacances.
- Il devient légèrement passif.
- Il devient plus réceptif et à l'écoute des autres.
- Il découvre la réalité de la prière et de la méditation.
- L'intuition commence à émerger.

B) *Activité physique*

- Il a une perte d'intérêt pour les activités physiques trop viriles.
- Il va se réorienter vers des activités plus décontractées : le golf, la marche, le badminton, la natation, etc.

C) *Activité sociale*

- Il redécouvre l'écoute, la communication et l'échange.
- Il va participer à des réunions d'intervention sociale.
- Il va participer à des ateliers de yoga, de méditation et de zen.
- Il se conscientise.

D) *Activité professionnelle*

- Il va commencer à apprécier les travaux où sont présents détails et harmonie.
- Il sera attiré par des professions plus féminines où l'écoute, la réception et l'entraide sont importantes.

- Il sera attiré par la décoration.
- Il se retrouve écrivain, instituteur, psychologue, infirmier, réceptionniste, médecin, etc.
- Il peut choisir une profession reliée à l'art : il sera musicien, poète, peintre, sculpteur.

## E) *Regard social et sexuel*

La droitier en pat hormonal a un regard social et sexuel dirigé avec une tangente vers le bas de l'autre côté « de la barrière symbolique » neurologique sur la position de supérieur reliée au Principe Masculin. Cela s'applique pour la réalité hétérosexuelle et pour la réalité homosexuelle.

- La réalité de cet homme est reliée à la séduction avec un léger état de passivité.
- Son attitude et son approche seront de survivre dans le monde à Principe Féminin.
- Il devient plus présent à la famille... un homme rose.
- Il va vivre une transformation de sa sexualité.
- Il va devenir plus séducteur.
- Sa dynamique sexuelle va se complexifier en devenant plus romantique ; il prendra plus son temps.
- Il peut découvrir les caresses...
- La libido va rester forte, être influencée par des états d'être, par une sensibilité plus ou moins exacerbée, par un contexte plus harmonieux...
- Dans le rapport sexuel, il sera dominé et il va se faire diriger.

## Le droitier en pat hormonal en position d'inférieur : (⚥Dr, – ½ ♀)

## La dynamique hétérosexuelle

- Complémentaire
  - la droitière sur son principe masculin, supérieur

    ⚥ **Dre**, + ½ ♂
  - la gauchère de base sur son principe masculin, supérieur

    ⚥ **Gce**, + 1 ♂
- Problématique
  - la droitière verrouillée sur son principe masculin, gourou

    ⚥ **Dre**, + 1 ½ ♂
  - la gauchère verrouillée sur son principe masculin, gourou

    ⚥ **Gce**, + 2 ♂
  - la droitière de base sur son principe féminin, inférieur

    ♀ **Dre**, – 1 ♀
- Éviter
  - la gauchère sur son principe féminin, inférieur-inférieur

    ♀ **Ge**, – 2 ♀
  - la droitière verrouillée sur son principe féminin, esclave

    ♀ **Dre**, – 2 ♀
- Fuir
  - la gauchère verrouillée sur son principe féminin, esclave

    ♀ **Gce**, – 3 ♀

## *La dynamique homosexuelle*

- Complémentaire
  - le droitier de base sur son principe masculin, supérieur

    ♂ **Dr**, + 1 ♂

- Problématique
  - le gaucher de base sur son principe féminin, inférieur

    ⚥ **Gc**, – 1 ♂

  - le droitier verrouillé sur son principe masculin, gourou

    [♂] **Dr**, + 2 ♂

  - le droitier sur son principe féminin, inférieur

    [♂] **Dr**, – ½ ♀

  - le droitier verrouillé sur son principe féminin, esclave

    [⚥] **Dr**, – 1 ½ ♀

  - le gaucher sur son principe masculin, supérieur

    ♂→ **Gc**, + 2 ♂

- Éviter
  - le gaucher verrouillé sur son principe féminin, esclave

    [⚥] **Gc**, – 2 ♀

  - le gaucher verrouillé sur son principe masculin, gourou

    [♂→] **Gc**, + 3 ♂

Maintenant, réfléchis et ressens la dynamique sexuelle du droitier en pat hormonal qui fonctionne sur le niveau féminin de séduction – ½ ♀. Va à sa découverte, prends des notes, réfléchis et révise les informations que je te donne. Si c'est ta réalité, redécouvre qui tu es... Tu sauras ce que c'est « d'être » dans la justesse, l'équilibre, l'harmonie et l'Unité.

F) *Équilibre / déséquilibre*

- Cet homme est en déséquilibre entre sa nature sexuelle masculine et le Principe Féminin qu'il utilise comme base de survie.
- C'est par une pression coercitive interne et externe que cet homme vit une tension et un éloignement de son monde à Principe Masculin et se retrouve dans le monde féminin qu'il découvre avec surprise.

  Ce déséquilibre est temporaire et de durée variable en fonction du contexte relationnel interne ou externe.

  La conception peut mettre en place cette empreinte primordiale.

G) *Effets de l'alcool*

- L'assimilation d'alcool le fait retourner dans son Principe Masculin.
- Elle le fait sortir de sa légère dépression.
- Il devient plus agressif.
- Il risque un enfoncement, « une descente » dans son pat hormonal.
- La dépendance à l'alcool varie en fonction du contexte.

H) *Orientation alimentaire*

- Cet homme sera autant attiré par l'alimentation de type « yin » que celle de type « yang ».

I) *Aspect vestimentaire*

- Cet homme va découvrir l'harmonie des couleurs.
- Les nuances vestimentaires apparaissent.

- Les détails comme les bijoux ou les médailles ont une certaine importance.
- Les couleurs seront de nature tiède et neutre.
- Les critères vestimentaires seront plus féminins.
- Les vêtements seront plus amples.
- L'habillement sera porté avec un objectif de séduction.
- Les tissus seront légers et doux.
- Il va utiliser un parfum plus délicat.

J) *Réactions aux médicaments*

- L'effet stimulant de médicaments va provoquer un retour sur sa position neurosociologique de base de supérieur à Principe Masculin. Ce retour sera vécu et ressenti comme une récupération de territoire et risque de provoquer un infarctus du myocarde d'intensité variable. Exemple : l'emploi du Viagra. L'effet prolongé de stimulants peut provoquer le verrouillage sur le Principe Masculin et mettre en péril la vie du patient.
- L'effet inhibiteur de médicaments va provoquer une dégradation de la condition de l'individu avec une augmentation de l'état maniaquo-dépressif. Il y a un risque de créer le verrouillage en pat hormonal sur une position d'esclave et d'augmenter ainsi la symptomatique et les déséquilibres organiques à Principe Féminin.

K) *Vitesse de récupération*

- La vitesse de récupération est plus ou moins rapide en fonction de l'état général de l'individu.

L) *Suggestions pour une récupération plus rapide*

- Tu dois créer une forme de défi pour un projet à court ou à moyen terme, ce qui provoque un retour sur le Principe Masculin.

- Adopter une légère activité physique et te maintenir dans l'action.
- Augmenter l'apport alimentaire de type « yang ».
- L'approche homéopathique doit être dirigée vers le principe « yang ».
- Avoir recours aux approches alternatives directes et stimulantes.
- Faire un repositionnement relationnel spatial. Exemple : coucher à droite dans le lit.
- Reprogrammer des histoires mémoires reliées au contexte conflictuel.

M) *Niveau d'hormones*

- La testostérone est légèrement à la baisse, avec la manifestation d'une légère andropause sur une durée variable ou permanente.
- Il peut y avoir une légère augmentation d'œstrogènes.

N) *Correspondance de la géométrie sacrée*

- Cet homme a une correspondance à la géométrie sacrée reliée à la deuxième vertèbre cervicale axis-C2 qui subit une instabilité biomécanique reliée à la première vertèbre cervicale atlas-C1.

O) *Catégories de voitures utilisées*

- En général, ce droitier en pat hormonal va utiliser un véhicule de gabarit moyen ou gros avec de la puissance (faire référence au droitier de base), mais son mode de conduite se transforme : il est plus détendu et il prend plus son temps sur la route. Il est intéressant de constater que grâce à un repositionnement sur la position neuropsychologique du

Principe Féminin, nous pouvons observer un changement de comportement sur la façon de conduire son véhicule.

- Si cet homme vit le pat hormonal sur du long terme, il va utiliser un véhicule moins puissant et de gabarit moyen en préconisant le confort. Son mode de conduite sera le même que dans l'exemple précédent. Les couleurs du véhicule seront plus chaudes et nuancées.

P) *Lieu d'habitation*

- En général, son espace d'habitation est le même que celui du droitier de base, à la différence que l'on constate un désordre apparent qui est de court ou moyen terme.
- Si le pat hormonal est à long terme, son espace de vie sera réduit et très chargé, avec un désordre définitif.

Q) *Catégories de musiques*

- Il va être attiré par la musique légère : *New Age, soft rock*, classique léger, piano romantique...

R) *Art et Poésie*

- Il va découvrir et apprécier la poésie, les peintures de la nature, les peintures religieuses, les romans qui conscientisent...

S) *Catégories de films*

- Il va apprécier les comédies musicales, les films d'action légers, certains films d'histoires d'amour, certaines comédies de Walt Disney...

## 5) *Pathologies correspondant au droitier en pat hormonal sur son Principe Féminin*

- Ce droitier va exprimer des maladies à Principe Féminin qui ne portent pas l'empreinte du cancer.

- En général, les pathologies seront légères et facilement gérables par les différents systèmes de santé. Exemples : légère hypoglycémie, légère instabilité thyroïdienne, légère augmentation de poids (à partir du concept d'avoir ressenti un léger abandon par le Principe Masculin), légère cystite, etc.

### 6) *Identification des repères de position neuro-spatio-sociologique de survie*

p ↔ P

- Ce droitier en pat hormonal est dans une relation de prédaté-prédateur.
- Au lit, il va préférer dormir à la gauche.
- Assis côte à côte, il va préférer s'asseoir à ta gauche.
- Assis face à face, il va se tenir à une certaine distance de toi et se tourner un peu vers la gauche.

### 7) *Suggestions pour approcher un droitier en pat hormonal sur son Principe Féminin*

- Je te propose une approche qui sera directe, mais douce, lui demandant l'autorisation d'entrer dans « le territoire ».
- S'il accepte, maintiens un certain espace vital... N'oublie pas c'est un mâle qui est temporairement sur son principe féminin... Il est quand même un territorial et il peut réagir en attaquant.
- S'il refuse, je te propose d'attendre en étant poli et de refaire l'expérience un peu plus tard... En général, il acceptera.

## IV- Le droitier verrouillé en pat hormonal sur son Principe Féminin

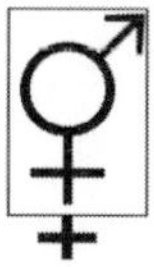

Dr

LE DROITIER VÉROUILLÉ EN PAT HORMONAL exprime la combinaison du double symbole sexuel masculin et féminin « avec une mise en cage » ou « verrouillé » dans le symbole à principe féminin (P ♀). Par ce repositionnement neurosociologique, cet homme va exprimer un facteur de séduction de « – 1 ½ ♀ ».

C'est un homme qui, par une pression coercitive interne et externe, a été « poussé à chuter » sur la position neurosociologique « d'esclave » en Principe Féminin. Étant verrouillé sur le Principe Féminin, sa réalité conflictuelle va s'exprimer par un état maniaco-dépressif.

La réalité du pat hémisphérique se met en place à partir de « cet ancrage positionnel » neurosociologique d'esclave relié à la position de supérieur en Principe Masculin. Les évaluations symptomatiques risquent de créer de la confusion dans le diagnostic et par conséquence dans les soins d'une pathologie à Principe Masculin reliée et contrôlée par son « fantôme pathologique » de position neurosociologique d'esclave à Principe Féminin. La position neurosociologique des parents lors de la conception de l'enfant peut mettre en place l'empreinte primordiale qui va correspondre à cette réalité neurosociologique.

### 1) *Cartographie des repères de position neurosociologique*

*Position :* Ce droitier se retrouve sur l'échiquier neurosociologique du cadran inférieur gauche symbolisé par le mot « esclave ». Si nous observons attentivement le jeu des positions neurosociologiques, nous constatons que la position d'esclave se localise dans la zone à Principe Féminin et sous la position de l'inférieur, mais que sa position est parallèle à la position du

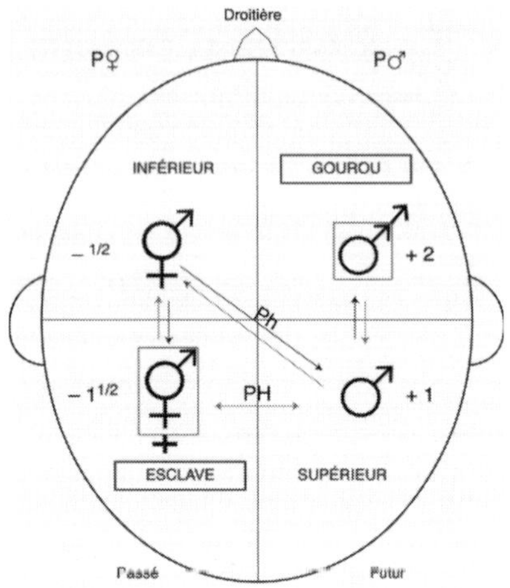


supérieur qui se localise dans la zone à Principe Masculin. Ce droitier sur la position d'esclave est non mobile ; il exprime une surtension permanente avec un déséquilibre entre sa nature sexuelle masculine et le Principe Féminin.

*Niveau :* Étant cette fois-ci « verrouillé » dans le monde à Principe Féminin, cet homme va récupérer un facteur de séduction supplémentaire de « – 1 ♀ », c'est-à-dire « – ½ ♀ (+) – 1 ♀ » = – 1 ½ ♀ puissance de séduction.

*Regard social et sexuel :* Son regard est dirigé en premier lieu à l'intérieur du Principe Féminin vers la position qui se situe au-dessus de lui et qui est la position d'inférieur. C'est seulement en deuxième lieu que son regard sera dirigé avec une tangente vers le bas, de l'autre côté de « la barrière symbolique » neurologique sur la position de supérieur en Principe Masculin. Cela s'applique autant pour la réalité hétérosexuelle que pour la réalité homosexuelle.

## 2) *Cartographie des repères spatiotemporels*

La présence d'un point qui est localisé dans la réalité du Principe Féminin est un repère neuro-spatio-temporel positionné dans « le passé ». À partir de ce point, trois flèches sont projetées dans trois directions différentes vers la gauche.

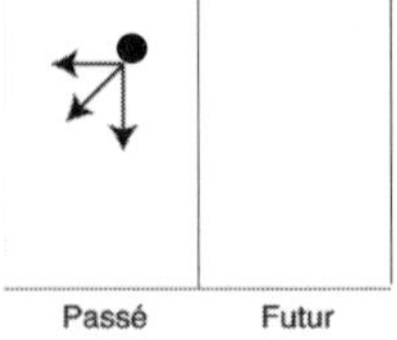


La première flèche horizontale vers la gauche correspond à la réalité du regard porté vers le passé.

La deuxième flèche, dirigée à gauche vers le bas à 45°, correspond à sa position d'inférieur.

La troisième flèche, dirigée verticalement vers le bas, correspond à sa position d'esclave.

Ce droitier verrouillé en pat hormonal sur sa position d'esclave exprime la réalité de sa vie à partir des références suivantes.

- Il est sur une position neurosociologique d'esclave.
- Il est un grand séducteur (– 1 ½ ♀).
- Il est très désorienté avec une perte évidente de repères.
- Il est très dispersé.
- Il vit dans le rêve.
- Il n'est pas dans l'action, mais plutôt dans l'inaction.
- Il est un grand dépressif.
- Il vit dans le passé et dans ses remords.
- Il a peu ou pas d'espoir, car il n'a aucun futur en vue.
- Ses objectifs sont dirigés vers le néant ou l'absolu.
- Il atteint rarement ses objectifs.
- Il est très difficile à faire émerger de cette position d'esclave sauf si une pression coercitive externe et interne provoque un pat hémisphérique sur sa position neurosociologique de supérieur.

### 3) *Repères d'évaluation générale du droitier verrouillé en pat hormonal sur une position d'esclave*

Je te propose de refaire la lecture des attitudes qui correspondent au Principe Féminin en considérant cet homme avec le niveau de séduction élevée de – 1 ½ ♀. Découvre la grande souffrance de ce droitier qui vit en lui tous les rêves et toutes les possibilités qui lui sont inaccessibles dans la réalité, car la pression coercitive externe et interne maintient un état maniaco-dépressif et l'oblige à rester sur cette position d'esclave. Esclave de lui-même, de ses rêves, mais aussi de ses faiblesses sexuelles, d'ivrogne et de nonchalance. Cet homme est emprisonné dans cette coquille avec cette dynamique interne sans fin. Ressens la puissance et le pouvoir de l'enfermement qui enlèvent à cet homme presque tout espoir dans le futur. Ou bien, il est pris par la réalité du mysticisme religieux ou du monde de l'Absolu, sans repère temporel ; alors son monde n'est pas ici et la notion d'enfermement se limite à la coquille corporelle.

Comprends cet homme, ne le juge pas... Sache qu'il souffre beaucoup.

### 4) *Repères des mots clés du droitier verrouillé en pat hormonal en position d'esclave*

A) *Attitude générale dans la vie*

- Il est esclave de sa vie et dans la vie.
- Il est la proie, le prédaté.
- Il est sur une position de dominé.
- Il vit un état de panique intérieure.
- Il a une grande capacité d'écoute et de réceptivité.
- Il est très sensible et intuitif.
- Il a une grande capacité médiumnique.
- Il exprime la réalité du mystique.
- Il est un grand rêveur.
- Il est dans une grande passivité.
- La porte est ouverte à l'autisme.

- Sa réalité est altérée et il est en attente par rapport à son environnement.
- La paranoïa est présente.
- Le sens verbo-moteur est développé et il s'écoute parler.
- Il devient son rêve et son rêve devient lui.
- Il peut exprimer de grands talents artistiques.
- Le conflit de déréliction est potentiellement présent.
- Il est à la porte du syndrome de Cottard.
- Il risque de plonger dans le fétichisme et le fanatisme.
- Il est complètement désorienté.
- Il vit une perte de référence rationnelle avec la réalité temporelle.
- Il est dans son monde, mais il n'est pas dans le monde.
- Il vit dans le passé où tout tourne à l'intérieur de lui.
- Il néglige de s'alimenter et de prendre soin de lui.

B) *Activité physique*

- Il y a absence presque totale d'activité physique.

C) *Activité sociale*

- Il exprime un état d'introspection.
- Il est renfermé sur lui-même.
- Il est absent de la scène publique.

D) *Activité professionnelle*

- Il a le potentiel d'un artiste de grand calibre.
- Il est un génie qui s'ignore et qui est ignoré.
- Il a une grande capacité médiumnique.

- Il sera un professionnel solitaire : écrivain, chercheur, philosophe, notaire...
- Il va exercer une profession à orientation féminine.

E) *Regard social et sexuel*

- Le droitier verrouillé en pat hormonal dirige en premier lieu son regard à la verticale, à l'intérieur du Principe Féminin sur la position d'inférieur. En second lieu, il portera son regard avec une tangente vers le bas symboliquement parlant de l'autre côté de la barrière symbolique neurologique dans la zone Principe Masculin sur la position de supérieur.
- Cet homme exprime la réalité du Principe Féminin avec un niveau de séduction de – 1 ½ ♀. Cela s'applique autant pour la réalité hétérosexuelle que pour la réalité homosexuelle.
- Il est un très grand séducteur.
- C'est un homme efféminé.
- Sa sexualité est très complexe, avec la présence d'un comportement sado-masochiste.
- Sa libido est très variable, en fonction du contexte de l'environnement ; elle peut devenir très explosive et ou romantique à l'extrême... Elle peut ouvrir la porte à la perversité et au fétichisme.
- Il est « le prostitué ».
- Il peut faire partie du groupe social que nous nommons « travestis ».
- Dans la dynamique sociale et le rapport sexuel, il est l'esclave, il est totalement dominé... Dans l'extrême, il sera violé.

## Le droitier verrouillé en pat hormonal en position d'esclave (⚥ Dr, – 1 ½ ♀)

### *La dynamique hétérosexuelle*

- Complémentaire
  - la droitière sur son principe féminin, inférieur

    ♀ **Dre,** – 1 ♀
- Problématique
  - la droitière sur son principe masculin, supérieur

    ⚥ **Dre,** + ½ ♂
  - la gauchère sur son principe masculin, supérieur

    ⚥ **Gce,** + 1 ♂
- Éviter
  - la gauchère sur son principe féminin, inférieur-inférieur

    ♀ Gce, – 2 ♀
  - la droitière verrouillée sur son principe féminin, esclave

    ♀ Dre, – 2 ♀
  - la droitière verrouillée sur son principe masculin, gourou

    ⚥ Dre, + 1 ½ ♂
  - la gauchère verrouillée sur son principe masculin, gourou

    ⚥ Gce, + 2 ♂
- Fuir
  - la gauchère verrouillée sur son principe féminin, esclave

    ♀ Gce, – 3 ♀

## *La dynamique homosexuelle*

- Complémentaire
  - le droitier sur son principe féminin, inférieur

    ⚥ **Dr**, – ½ ♀
  - le gaucher sur son principe féminin, inférieur

    ⚥ **Gc**, – 1 ♀
- Problématique
  - le gaucher verrouillé sur son principe féminin, esclave

    ⚥ **Gc**, – 2 ♀
  - le droitier verrouillé sur son principe féminin, esclave

    ⚥ **Dr**, – 1 ½ ♀
  - le droitier sur son principe masculin, supérieur

    ♂ **Dr**, + ♂
- Éviter
  - le gaucher sur son principe masculin, supérieur-supérieur

    ♂ **Gc**, + 2 ♂
  - le droitier verrouillé sur son principe masculin, gourou

    ♂ **Dr**, + 2 ♂
- Fuir
  - le gaucher verrouillé sur son principe masculin, gourou

    ♂ **Gc**, + 3 ♂

Maintenant, réfléchis et ressens la dynamique sociale et sexuelle de ce droitier verrouillé sur son Principe Féminin en position d'esclave qui exprime un niveau de séduction de – 1 ½ ♀.

Cet homme est « esclave » de ce qu'il est. Découvre la grande souffrance de cet homme. Redécouvre la nature de l'humain... et sache qu'il y a des solutions. Ensemble nous allons explorer certaines solutions qui te deviendront accessibles. Et tu pourras exprimer ta réalité dans la justesse, l'équilibre et l'harmonie.

F) *Équilibre / déséquilibre*

- Cet homme est en déséquilibre et en surtension entre sa nature sexuelle masculine et le verrouillage sur le Principe Féminin.
- Il est enfermé dans un monde de rêves et d'illusions, un monde où le néant et l'Absolu sont à sa porte.
- Il veut, mais il ne peut pas s'en sortir.
- C'est une réalité à très long terme ou permanente.

G) *Effets de l'alcool*

- L'assimilation de l'alcool augmente sa réalité de verrouillage
- Elle augmente son état dépressif.
- Il peut développer une grande dépendance et devenir alcoolique rapidement.
- L'alcool risque de provoquer un coma éthylique.

H) *Orientation alimentaire*

- En général, son apport alimentaire est de type « yin ».

I) *Aspect vestimentaire*

- Dans cette position neurosociologique d'esclave, tout est possible.
- Nous pouvons retrouver un grand laisser-aller où l'aspect vestimentaire n'a aucune importance.

- L'aspect vestimentaire pourra être orienté pour provoquer et séduire par des couleurs excessives et flamboyantes. Les tissus seront très amples, souples et très soyeux.
- L'aspect vestimentaire pourra aussi être orienté sur la sobriété par des couleurs sombres comme le gris, le noir ou bien le blanc.

J) *Réaction aux médicaments*

- L'effet stimulant des médicaments augmente la tension à l'intérieur de la réalité du verrouillage en pat hormonal et les problèmes correspondants. Il y a un risque d'éclatement et de mort. Si la pression coercitive interne et externe oblige ce droitier à récupérer temporairement sa position de supérieur en Principe Masculin, la réalité du pat hémisphérique se met en place à partir de cette position neurosociologique d'esclave en se reliant à la position de supérieur en Principe Masculin. Ce repositionnement neurosociologique implique toute une série de superpositions symptomatiques qui risquent de créer de la confusion dans le diagnostic et dans l'application des soins appropriés.
- L'effet inhibiteur des médicaments maintient et augmente le verrouillage en pat hormonal avec une augmentation de l'état dépressif. Ceci peut provoquer un coma et le décès.

K) *Vitesse de récupération*

- La récupération est très lente et très pénible.
- Il est très difficile de faire sortir cet individu du processus d'autodestruction.

L) *Suggestions pour une récupération plus rapide*

- Il est très difficile de faire sortir ce droitier du verrouillage en pat hormonal.

- Il est risqué de provoquer un état de grand choc, car cela risque d'augmenter le problème de la condition actuelle.
- Je propose une notion de défi-projet à très court terme et seulement après, un défi-projet à moyen terme.
- Refaire le contact avec la réalité est essentiel ; utiliser le support du massage, de l'eau (cascades), de la baignade.
- Avoir recours à la zoothérapie.
- Stimuler les sens, ce qui va provoquer une sortie de son monde.
- Augmenter l'apport alimentaire de type « yin-yang » et plus tard « yang-yin ».
- Approche homéopathique sur le principe « yang ».
- Il a besoin d'un environnement stable, naturel et non fermé.
- Éviter l'emprisonnement physico-chimique.
- Effectuer un repositionnement relationnel spatial de son environnement dans la zone neuro-spatio-sociologique inférieur.
- Reprogrammer les histoires-mémoires reliées à la réalité conflictuelle.

M) *Niveau d'hormones*

- Le niveau de testostérone est très bas.
- La présence d'œstrogènes est à la hausse.

N) *Correspondance de la géométrie sacrée*

- Cet homme a une correspondance à la géométrie sacrée reliée à la deuxième vertèbre cervicale axis-C2 verrouillée à la première vertèbre cervicale atlas-C1 et, occasionnellement, à la troisième cervicale C3. Ceci s'appelle une fixation subluxation atlanto-axial-C3.

O) *Catégories de voitures utilisées*

- En général, cet homme n'a pas de véhicule, mais il utilise les services communautaires pour son déplacement.
- S'il utilise un véhicule personnel, le véhicule sera de gabarit petit ou moyen, et en général, le véhicule ne sera pas en bonne condition.

P) *Lieu d'habitation*

- En général, l'espace d'habitation sera petit, restreint (tout est à sa portée), désordonné.
- Ce droitier peut très bien ne pas avoir de domicile fixe.

Q) *Catégories de musiques*

- En général, la musique est dans sa tête.
- Il sera attiré par des catégories de musiques reliées à la nature, très légères, comme le *New Age*, les musiques à thèmes religieux, le grégorien.

R) *Art et la poésie*

- Ils sont dans sa tête.
- Il est un artiste et un poète qui s'ignore.
- Il sera attiré par les chefs-d'œuvre grandioses célestes.

S) *Catégories de films*

- En général, ils sont dans sa tête.
- Il sera attiré par les chefs-d'œuvre romantiques et les grandes fresques poétiques et oniriques.

## 5) *Pathologies correspondant au droitier verrouillé en pat hormonal*

- Cet homme va exprimer des pathologies à Principe Féminin qui seront extrêmes, très souffrantes et longues. Elles portent l'empreinte du cancer. Elles sont difficilement gérables par les différents systèmes de santé. Exemples : choc hypoglycémique, hyperthyroïdie ou hypothyroïdie importante, congestion pulmonaire, arythmie cardiaque, sérieuse problématique des organes sexuels, haut niveau de triglycéride, obésité, nombreux problèmes organiques reliés à la zone non sexuée de l'endoderme ou du tronc cérébral.

  Si une pression coercitive externe ou interne provoque la réalité du pat hémisphérique, alors il peut se produire une confusion dans l'élaboration du diagnostic et de l'application des soins appropriés. Exemples : congestion pulmonaire avec un diabète élevé, processus asthmatique chroniques, haut niveau de triglycéride combiné à un léger infarctus, etc.

## 6) *Identification des repères de position neuro-spatio-sociologique de survie*

- Cet homme est dans une dynamique relationnelle de « grand prédaté-proie » par rapport aux prédateurs :

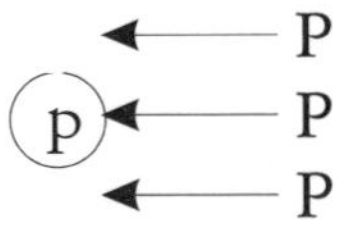


- Au lit, il va préférer dormir à ta gauche et sur le bord du lit. Ne sois pas surpris s'il est en dehors du lit et s'il va dormir dans un coin.
- Assis côte à côte, il va préférer être assis à ta gauche, éloigné de toi.

- Assis face à face, il va garder une distance en se tournant vers la gauche et en se refermant sur lui-même. Il écoute et observe... Il veut, mais il ne peut pas communiquer facilement. Souviens-toi, il est dans une « cage symbolique neurologique ».

7) ***Suggestions pour approcher le droitier verrouillé en pat hormonal***

- Nous devons utiliser une approche très nuancée et très douce, lui demandant l'autorisation d'entrer dans « le territoire ». Cela peut nécessiter plusieurs demandes répétitives.
- S'il accepte, reste à une certaine distance de l'individu, en étant doux et poli. Cherche à créer des liens et n'oublie pas, il est dans son monde, un monde d'illusions et de rêves. Il a peur et il ne comprend pas ce qui se passe.
- S'il refuse, sois patient, attends en revenant un autre jour... et il acceptera de créer des liens.

***Et si c'était vrai... !***

# Chapitre 9

# Le gaucher

*« Ce de quoi provient une chose est ce en quoi elle retourne. Pourtant aucun cycle de la nature ne se referme exactement au même endroit, sinon la Nature serait absolue, et le Devenir et Retour seraient exclus. »*

R.A. Schwaller de Lubicz
*Propos sur ésotérisme et symbole*

## Notes importantes

1) Le gaucher contrarié, qui écrit donc de la main droite, reste un gaucher. Même chose pour la gauchère.

2) Je commence par la description du gaucher au lieu de la description de la gauchère pour suivre la logique neurosociologique spatiale de survie de chaque réalité, sinon ton cerveau vivrait une incohérence dialectique face à la conversation que je tiens avec toi depuis le début de ce livre. Tu évolues lentement avec ce nouveau langage et ces nouveaux repères, alors il faut éviter les dérapages et les petites et mini-maxi schizophrénies.

## I- Le gaucher de base sur son principe féminin

⚥ Gc LE GAUCHER DE BASE a comme symbole (⚥), le double critère sexuel symbolique masculin et féminin en même temps, ce qui correspond à une réalité symbolique de l'androgyne par sa position neurosociologique d'empreinte primordiale de survie lors de sa conception par ses parents qui exprimaient, par exemple, l'intention « il faut avoir une fille... ».

La somme de la puissance de leurs propres empreintes primordiales avait une dominance masculine. Sa nature androgyne n'est pas dans le sens anatomique du terme même si... Le gaucher de base a tous les critères sexuels masculins de base, mais fonctionne avec toutes les caractéristiques du Principe Féminin. En d'autres mots, c'est un Principe Féminin avec un corps d'homme, et cet homme féminin porte le « fantôme » de la position neurosociologique de supérieur du Principe Masculin.

Il faut prendre conscience que cet homme vit sur un pat hémisphérique mobile dès sa conception et qu'il exprime une constellation schizophrénique.

Par cette « pirouette » neurosociologique de survie, le gaucher de base est un homme qui est stable, en équilibre-déséquilibre entre son Principe Féminin et son Principe Masculin, mais il a une légère tendance à favoriser le mode de fonctionnement du Principe Féminin qui lui permet d'exprimer un état de passivité qui le porte et le pousse dans le monde des rêves, des réflexions et des idées...

## 1) *Cartographie des repères de position neurosociologiques*

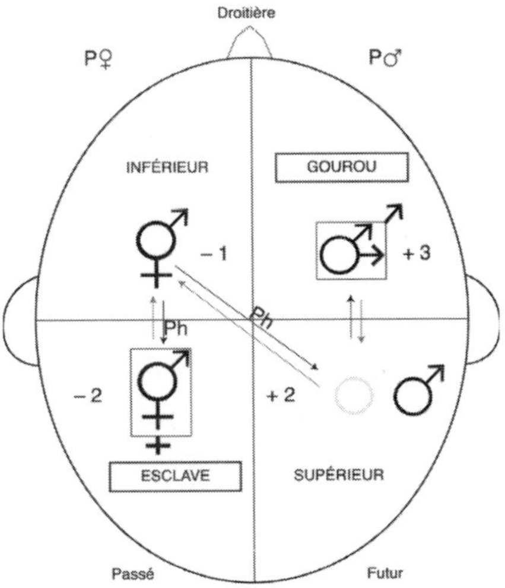


*Position :* Le gaucher de base (♂ gc) est sur la position neurosociologique du cadran supérieur gauche symbolisé par le mot « inférieur » ; en même temps, il est relié au « fantôme » de la position neurosociologique du « supérieur » en Principe Masculin. Par cette position androgyne, la nature de base du gaucher lui permet de se sentir bien sur cette position, « d'être en équilibre avec ce déséquilibre ». Cette pirouette adaptative lui permet d'être mobile sans être mobile... ce qui se nomme une constellation schizophrénique.

*Niveau :* Son niveau de puissance correspond à la codification de puissance du séducteur – 1 ♀. Il est un séducteur par nature et de naissance...

*Son regard social et sexuel :* Ce gaucher aura un regard porté et dirigé avec une tangente vers le bas de l'autre côté de la barrière symbolique sur la position neurosociologique de supérieur en Principe Masculin. En d'autres mots, tout en étant dévalorisé, le gaucher vous considère symboliquement comme son inférieur, et c'est l'une des raisons pour laquelle il attend beaucoup de vous. L'idéal, c'est que vous fassiez tout le travail pour lui. Vous vous préparez à recevoir « des critiques dites constructives ». Il vous fera comprendre que vous pouvez faire encore mieux, selon ses propres paramètres d'observation.

## 2) *Cartographie des repères spatio-temporels :*

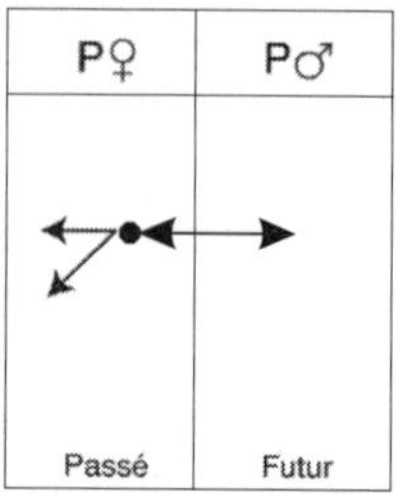


Le point localisé dans la réalité du Principe Féminin est un repère de position neuro-spatio-temporel relié au passé. À partir de ce point, trois flèches sont projetées vers trois directions différentes :

- La première flèche se dirige horizontalement vers la gauche et exprime une réalité de regard porté vers le passé.
- La deuxième flèche se dirige à 45° vers la gauche et exprime la position d'infériorité.
- La troisième flèche est symbolisée par une double flèche horizontale qui est positionnée autant sur le Principe Féminin que sur le Principe Masculin ; ce qui permet au gaucher d'avoir un va-et-vient de pensée et de regard entre le passé et le futur.

Le gaucher de base exprime la réalité de sa vie par son double positionnement neurosociologique de dominance à Principe Féminin et sa relation à un « fantôme » à Principe Masculin.

- Il est sur une dynamique de prédaté-prédateur.
- Il est légèrement dépressif.
- Il vit une désorientation au sens large relié à la pensée et aux idées.
- Il est très orienté au sens strict relié à son territoire.
- Il est de nature passive.
- Il est un rêveur avec beaucoup d'idées.
- Il se sent prédaté-proie
- Il est sur une position neurosociologique d'inférieur.
- Il est un visionnaire.

- Il veut bouger vers le futur, mais il est accroché au passé par sa position neurosociologique d'inférieur.
- Il est difficile de le mettre en action.
- Ses objectifs sont atteints lentement et difficilement si vous n'utilisez pas la double notion de défi et projet.

### 3) *Repères d'évaluation générale du gaucher de base en position d'inférieur*

Je te propose de faire référence aux textes reliés au Principe Féminin et au Principe Masculin.

Ressens cet homme gaucher ; prends conscience qu'il exprime la réalité du séducteur – 1 ♀.

Ressens l'empreinte primordiale neurosociologique que ses parents lui ont léguéée avec l'intention « il faut que l'enfant qui va naître soit une fille, car... »

Cet homme n'est pas assis entre deux chaises, il est « étendu sur le sofa » ; il réfléchit et il rêve du jour où il va passer à l'action.

Il est très intuitif et il a du flair. Par sa position neurosociologique féminine, il peut apprécier les nuances. Il est séducteur, il a des idées plein la tête, son verbo-moteur fonctionne très bien. En plus, toute la puissance mâle est en attente par son lien avec son fantôme neurosociologique de supérieur à Principe Masculin qu'il peut utiliser si nécessaire.

Utilisant les critères du Principe Féminin comme support de fonctionnement, il pourra mettre à l'œuvre son génie et son côté artistique au service de la communauté comme virtuose de la musique, virtuose de l'art culinaire (il est un fin gourmet), acteur génial et ainsi de suite. Étant un séducteur né, de nombreuses femmes mentionnent qu'il est l'homme parfait, qu'il connaît la femme.

Le gaucher de base possède une caractéristique importante : il est rarement ou jamais malade.

Si le gaucher de base est poussé, par une pression coercitive externe ou interne, à sortir de son empreinte primordiale neurosociologique d'inférieur à Principe Féminin (généralement tout ce qui est relié et touche de près à la famille au sens strict ou élargi), attention ! S'il est « un bon gars » qui a choisi « le bon côté de la barrière » ou s'il a beaucoup pratiqué le zen, ce sera tolérable, mais il déplacera beaucoup d'air. Si, malheureusement, la pression coercitive externe et interne du milieu social l'a poussé « du mauvais côté de la barrière », ce sera le K.O. garanti pour tout ce qui l'entoure. Il déplacera beaucoup d'air, il verra rouge et deviendra comme un chien enragé. Il ne se souvient pas toujours de ce qu'il a fait pendant sa colère, mais après, il répare ses dégâts. Voici ma recommandation : il faut « sortir de son espace » ; tu dois trouver une solution pour ne pas être en contact avec « son volume corporel » et tu attends qu'il se calme.

### 4) *Repères de mots clés pour le gaucher de base en position d'inférieur*

A) *Attitude générale dans la vie*

- Il se sent dévalorisé et inférieur.
- Il est légèrement dépressif.
- Il est légèrement paranoïaque.
- Il est un séducteur né, alors attention mesdames !
- Il est désorienté au sens large du mot par rapport à ses pensées, à ses idées.
- Il est orienté au sens strict du mot.
- Il vit une souffrance permanente existentielle.
- Il se sent déchiré entre deux mondes.

- Étant passif de nature, il est difficile à faire bouger.
- Il est intuitif.
- Il est réceptif.
- Il est d'une nature passive.
- Pour le faire bouger, il faut un projet important qui provoque chez lui un défi stimulé par le contexte familial au sens strict ou élargi.
- Il a des idées plein la tête ce qui le rend créatif et inventif.
- Il est un génie qui s'ignore ou qui le sait.
- Il sait apprécier le beau, car ce critère est important pour lui.
- Il est un artiste.
- Il peut exprimer un côté médiumnique.
- Il est un rêveur.
- Il va changer le monde en rêve et en pensée, mais il n'est pas souvent dans l'action.
- Il vit de la dépendance affective.
- C'est le « papa-poule ».
- La famille joue un rôle dominant chez lui.
- La sexualité est un de ses moteurs de vie.

B) *Activité physique*

- De nature plutôt passive, le gaucher de base ne se déplace pas pour rien.
- S'il fait des activités physiques, alors celles-ci seront très légères.
- S'il fait de l'activité physique sur une base plus régulière, généralement, c'est qu'il se sert de ce levier pour séduire, plaire ou impressionner la galerie.

C) *Activité sociale*

- Ayant la capacité de s'exprimer généralement très bien et étant de nature introvertie, le gaucher de base aime participer à des rencontres et intervenir d'une façon intelligente et conscientisée.

D) *Activité professionnelle*

- Fonctionnant sur le mode du Principe Féminin où la communication est importante, le gaucher de base va souvent se retrouver dans des professions où le partage d'informations et la recherche des détails et des nuances sont fortement appréciés.
- Il pratique un métier où il peut communiquer : professeur, artiste, musicien, chanteur, acteur, peintre, le monde du spectacle.
- Il peut aussi favoriser toutes les professions un peu en retrait comme notaire, chercheur, philatéliste, etc.
- Il peut être aussi épicier, fruitier.

E) *Regard social et sexuel*

- Le gaucher de base sur sa position neurosociologique d'inférieur porte et dirige son regard social et sexuel avec une tangente vers le bas, de l'autre côté de la barrière symbolique sur la position neurosociologique de supérieur. Il te considère comme étant son inférieur. Cela s'applique pour la réalité hétérosexuelle et homosexuelle.
- Cet homme est sur une position de puissance de séducteur de – 1 ♀.
- Très séducteur, il connaît la femme et il utilise la nature du Principe Féminin pour séduire.
- Il est de nature très sensuelle et très sensible.

- Sa sexualité est complexe. Nous y retrouvons du romantisme ; il aime les chandelles, les fleurs et les parfums, le plaisir, la joie, la performance. Il aime prendre son temps.
- La notion de multiples partenaires n'est pas un problème dans sa réalité.
- La réalité du harem fait partie de ses espoirs.
- Sa libido est forte, mais elle varie avec le ressenti du contexte.
- Sa dynamique sociale et sexuelle se déroule dans la domination et la réceptivité, en sachant qu'il est un « jouisseur » de la vie. Il va quand même chercher à diriger le jeu pour lui et pour vous.

## Le gaucher de base en position neurosociologique d'inférieur (⚥Gc, – 1 ♀)

### *La dynamique hétérosexuelle*

- Complémentaire
  - la droitière sur son principe masculin, supérieur

    ⚥ **Dre**, + ½ ♂
  - la gauchère de base sur son principe masculin, supérieur

    ⚥ **Gce**, + 1 ♂
- Problématique
  - la droitière de base sur son principe féminin, inférieur

    ♀ **Dre**, – 1 ♀
  - la droitière verrouillée sur son principe masculin, gourou

    ⚥ **Dre**, + 1 ½ ♂

- la gauchère verrouillée sur son principe masculin, gourou

⚥ **Gce,** + 2 ♂

- Éviter
  - la gauchère sur son principe féminin, inférieur

♀ **Gce,** – 2 ♀

  - la droitière verrouillée sur son principe féminin, esclave

♀ **Dre,** – 2 ♀

- Fuir
  - la gauchère verrouillée sur son principe féminin, esclave

♀ **Gce,** – 3 ♀

## *La dynamique homosexuelle*

- Complémentaire
  - le droitier sur son principe féminin, inférieur

⚥ **Dr,** – ½ ♀

  - le droitier de base sur son principe masculin, supérieur

♂ **Dr,** + 1 ♂

- Problématique
  - le gaucher sur son principe masculin, supérieur

♂ **Gc,** + 2 ♂

  - le droitier verrouillé sur son principe masculin, gourou

♂ **Dr,** + 2 ♂

  - le gaucher de base sur son principe féminin, inférieur

⚥ **Gc,** – 1 ♀

- Éviter
  - le droitier verrouillé sur son principe féminin, esclave
    ⚥ **Dr**, – 1 ½ ♀
  - le gaucher verrouillé sur son principe féminin, esclave
    ⚥ **Gc**, – 2 ♀
- Fuir
  - la gaucher verrouillé sur son principe masculin, gourou
    ♂ **Gc**, + 3 ♂

Réfléchis, ressens et souviens-toi que ce gaucher fonctionne sur le Principe Féminin et par le support temporel de sa réalité sexuelle masculine. Prends conscience que son mode de fonctionnement est relié à la séduction et qu'il est un jouisseur de la vie. Il a énormément de puissance masculine à sa portée si cela devient nécessaire.

F) *Équilibre / déséquilibre*

- Le gaucher de base est en déséquilibre entre son Principe Féminin et sa nature sexuelle masculine.

G) *Effets de l'alcool*

- L'assimilation d'alcool provoque une bascule oscillatoire plus prononcée sur la position neurosociologique de supérieur-supérieur (+ 2 ♂ ) en Principe Masculin.
- Il sort de sa dépression.
- Il devient plus agressif verbalement et il risque de devenir physiquement violent.
- Sa puissance masculine est décuplée et il se positionne comme un macho + 2 ♂.
- Il n'est pas ou très peu affecté par les effets de l'alcool.

- Il peut assimiler une quantité impressionnante d'alcool sans que cela le rende ivre.
- Par la bascule neurosociologique sur le Principe Masculin en position de supérieur – supérieur, son système d'élimination fonctionne beaucoup plus rapidement.
- Généralement, le gaucher de base est un alcoolique qui s'ignore.
- Quand il retourne sur son Principe Masculin avec un facteur de puissance + 2 ♂ de macho, il risque le verrouillage en position de gourou avec un facteur de puissance de + 3 ♂ de macho.

H) *Orientation alimentaire*

- Il recherche l'équilibre alimentaire, mais il a une préférence pour la catégorie de type « yin ».

I) *Aspect vestimentaire*

- Il fait partie de la catégorie des hommes qui s'habillent en général très bien ; les nuances sont importantes.
- Il recherche l'harmonie dans les couleurs qui seront de nature tiède ou chaude.
- Son type de vêtements sera à critères féminins.
- Les tissus seront amples et légers.
- Il préfère les tissus doux et naturels.
- Tout est dirigé pour la séduction.
- Le support de bijoux, montre ou épinglette fera partie des détails nuancés de son mode vestimentaire.

J) *Réactions aux médicaments*

- L'effet stimulateur des médicaments provoque une surtension du pat hémisphérique mobile sur la position neurosociologique de supérieur-supérieur en augmentant sa puissance à macho + 2, ce qui augmente radicalement son niveau de performance et d'agressivité et, malheureusement, risque le verrouillage sur la position neurosociologique de gourou avec un facteur de puissance de macho + 3 ♂. Ceci implique des conséquences neuro-psycho-socio-patho-organiques qui peuvent être extrêmes et difficilement gérables.

- L'effet inhibiteur des médicaments provoque une surtension du pat hémisphérique mobile sur sa position neurosociologique d'inférieur avec une augmentation de sa dépression et un risque de verrouillage en pat hormonal sur la position neurosociologique d'esclave avec des conséquences neuro-psycho-socio-patho-organiques qui sont difficilement gérables.

K) *Vitesse de récupération*

- Généralement, la vitesse de récupération du gaucher de base est lente et sa tolérance à la douleur est très faible.

L) *Suggestions pour une récupération plus rapide*

- Il faut mettre en place un objectif avec une teneur de défi-projet (réel, virtuel, imaginaire ou symbolique) qui sera à court terme pour provoquer une bascule oscillatoire temporaire sur la position neurosociologique supérieur-supérieur.

  Exemples : pour qu'il récupère plus rapidement, il suffit de lui dire qu'il manque à sa famille, que son chat est désorienté depuis qu'il est parti, que plus rien ne fonctionne au boulot depuis qu'il est absent.

- Toute forme de massage peut aider.

- Toute forme d'activités physiques également, des mouvements dans l'eau avec une aide extérieure qui lui fait faire les exercices.
- Augmenter l'apport alimentaire de catégorie « yang ».
- Approche homéopathique de nature « yang ».
- Toute forme de soins alternatifs qui stimulent.
- Un repositionnement relationnel neuro-spatial sur la position neurosociologique de supérieur (repositionner en déplaçant la chaise de repos ou le lit complètement vers la droite dans la chambre, dormir dans la partie droite du lit...)
- Reprogrammation des histoires-mémoires reliées à la problématique de santé en cause.

M) *Niveau d'hormones*

- Le niveau de testostérone est variable avec une légère tendance vers le bas.
- Le niveau d'œstrogènes a tendance à être légèrement à la hausse.

N) *Correspondance de la géométrie sacrée*

- Cet homme une correspondance de géométrie sacrée de l'axis-C2 relié à l'atlas-C1, ce qui met en place un déséquilibre biomécanique permanent entre ces deux vertèbres cervicales.

O) *Catégories de voitures utilisées*

- Généralement, cet homme va préférer un gabarit de voitures moyen ou gros qui seront très confortables avec une réserve de puissance motrice importante.

  Le choix des couleurs sera nuancé et le type de catégorie sera « féline » : Jaguar, Citroën déesse, Citroën idée, BMW, etc.

Son mode de conduite va varier en fonction de l'oscillation du pat hémisphérique mobile et de ses humeurs, mais généralement, il va suivre la vitesse de croisière des autres conducteurs.

P) *Lieu d'habitation*

- Son lieu d'habitation aura un espace moyen à grand où le confort, l'harmonie et la décoration seront importants pour lui.
- Dans un périmètre plus restreint, comme son bureau, nous pourrons observer une surcharge avec un semblant de désordre d'objets, de documents, de livres et de tout objet lui étant nécessaire, car il cherche à minimiser ses efforts.

Q) *Catégories de musiques*

- Il est très sensible à la belle musique, car généralement, il a un créneau musical très élargi comme les grands classiques qui expriment la réalité symbolique « ciel et terre », les chansons d'amour, certaines musiques populaires, les paroles de certains chansonniers.

R) *Art et Poésie*

- Son créneau est très élargi au niveau de l'art et de la poésie ; il n'apprécie pas trop ce qui est excessif et extrémiste. Exemple : une ligne noire sur une toile blanche n'est pas de l'art pour lui. Il a une mémoire impressionnante pour ce qui est des textes de chansonniers et pour la poésie.

S) *Catégories de films*

- Il apprécie les films à grand déploiement, les films reliés aux faits historiques, à la nature, et il sait être très critique sur la qualité des films.

### 5) *Pathologies correspondant au gaucher de base sur la position d'inférieur*

- Souviens-toi que le gaucher a une position neurosociologique qui chevauche la double position d'inférieur à Principe Féminin et de supérieur à Principe Masculin, ce qui le place en pat hémisphérique mobile. Ceci le positionne sur un état de neutralité mobile. Par cette position, il n'exprime aucune pathologie, tout en ayant un problème de santé qui est en attente... Cette réalité de qualité de vie est paradoxale, car il ne sait pas quand il ne va pas bien. C'est un homme qui est rarement malade, sauf lorsqu'il sort ou est amené à l'extrême limite de cette position neurosociologique d'inférieur. Ayant une faible tolérance à la douleur, tout devient alors amplifié et catastrophique ! C'est l'écroulement, l'effondrement ! C'est l'arrêt presque complet de l'action ! C'est la fin ! Il va « mourir »... ! Et pourtant, non ! Il faut seulement savoir comment il fonctionne et agir en conséquence en dédramatisant la problématique.

Les pathologies seront reliées à une correspondance à Principe Féminin. Exemples : problématique asthmatique, léger problème de hypoglycémie, problématique thyroïdienne, problématique veineuse, légère congestion pulmonaire, légère prise de poids, problématique articulaire de la région cervico-dorsale et de la région lombo-sacrée, psoriasis.

En résumé, le gaucher dans cette position neurosociologique est rarement ou jamais malade. Il est l'employé idéal, car il prend rarement des congés de maladie.

### 6) *Identification des repères de position neuro-spatio-sociologique de survie*

- Le gaucher de base est dans une relation ambiguë : autant il est un prédaté de base, autant il est un prédateur en attente.

Il exprime les deux réalités en même temps, selon les contextes environnemental, social, émotionnel.

(P) ←→ P

- Au lit, il aime dormir dans la position « centrale-gauche » de son lit et il a tendance à dormir en biais, la tête sur l'oreiller gauche du lit et les pieds dans la partie droite du lit. Il est préférable d'avoir un très grand lit, sinon l'autre partenaire risque de se retrouver dans un espace restreint.
- Assis côte à côte, il apprécie être entouré des deux côtés ; sinon, il préfère être assis à ta gauche.
- Assis face à face, il apprécie beaucoup cette position en adoptant une légère rotation vers la gauche.

### 7) *Suggestions pour approcher un gaucher de base en position d'inférieur*

- Je te recommande une approche directe, respectueuse et douce, demandant d'entrer dans « le territoire » qui est « son territoire ». N'oublie jamais qu'il fonctionne sur une notion de double positionnement neurosociologique spatial d'inférieur-supérieur.
- S'il accepte, généralement il est facilement accessible, mais ne dépasse pas les limites de la politesse... sinon, il se retire et il y aura une perte de contact sauf si c'est dans son intérêt.
- S'il refuse, reste poli, sachant qu'il faut laisser du temps pour refaire un nouveau contact... souviens-toi, il a beaucoup de mémoire...

## II- Le gaucher verrouillé en pat hormonal sur son principe féminin

Gc

LE GAUCHER EN PAT HORMONAL exprime la combinaison du double symbole sexuel masculin et féminin avec « une mise en cage » ou « verrouillé » dans le Principe Féminin (⚥). Cette position neurosociologique peut être imposée à cause d'une pression coercitive externe et interne colossale qui fait sortir le gaucher de base de son pat hémisphérique mobile et de sa position neurosociologique d'inférieur, ou bien, cette position est acquise comme empreinte de base lors de la conception.

Ce qui est fascinant avec cette position neurosociologique, c'est qu'on a l'impression de se retrouver devant une femme. Il est une femme dans un corps d'homme. Il est un homme efféminé, car il a complètement décroché de son « fantôme » neurosociologique supérieur à Principe Masculin. Il est sorti de son pat hémisphérique et se retrouve verrouillé en esclave par un pat hormonal sur le Principe Féminin. Et après on se demande pourquoi il perd la tête... « Il-elle » ne comprend pas ce qui se passe... « Il-elle » utilise un corps d'homme... « Il-elle »est esclave de ce monde, et je dis bien esclave.

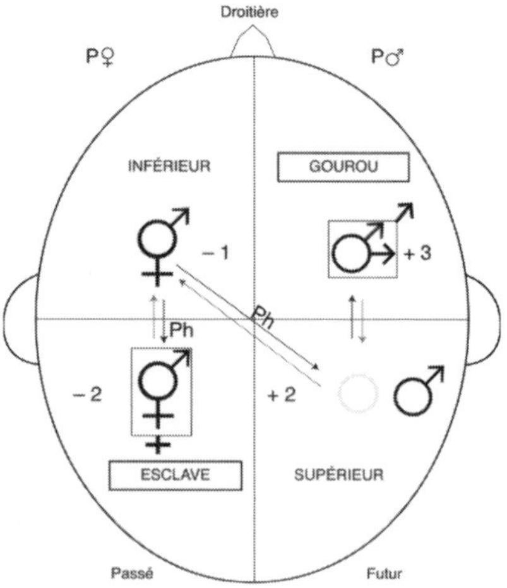


### 1) *Cartographie des repères de position neurosociologique :*

*Position :* Le gaucher se retrouve sur l'échiquier neurosociologique du cadran inférieur gauche symbolisé par le mot « esclave », verrouillé en pat hormonal et non mobile. Le gaucher exprime un état de déséquilibre complet entre sa nature sexuelle masculine et sa position neurosociologique d'esclave en Principe Féminin. Son état psychologique démontre une attitude maniaco-dépressive.

*Niveau:* Par ce positionnement neurosociologique, il récupère une puissance de séduction – 2 ♀.

*Regard social et sexuel:* Son regard est porté en premier lieu à l'intérieur du Principe à Féminin vers la position localisée au-dessus de lui qui est la position d'inférieur. En second lieu, son regard sera dirigée avec une tangente vers le bas, de l'autre côté de la barrière symbolique sur la position neurosociologique de supérieur en Principe Masculin. Cela s'applique autant pour la réalité hétérosexuelle que homosexuel.

## 2) *Cartographie des repères spatiotemporels*

La présence d'un point localisé dans la réalité du Principe Féminin est un repère neuro-spatio-temporel relié au passé. À partir de ce point, trois flèches sont projetées dans trois directions différentes vers la gauche.

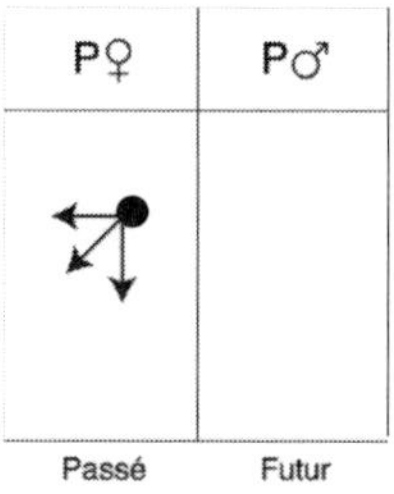


La première flèche horizontale, vers la gauche, correspond à la réalité du regard porté dans le passé.

La deuxième flèche se projette à 45° vers le bas, à gauche, et correspond à la position d'inférieur.

La troisième flèche se projette à la verticale, vers le bas, et correspond à la position d'esclave.

Le gaucher verrouillé en pat hormonal sur la position d'esclave exprime la réalité de sa vie de la façon suivante.

- « Il-elle » est un grand séducteur.

- « Il-elle » est très désorienté, au sens strict, par une perte de repère spatial, et au sens élargi, par une confusion mentale et émotionnelle.
- « Il-elle » s'enfonce graduellement dans sa dynamique.
- « Il-elle » vit dans son rêve et il est « en action » dans son rêve.
- « Il-elle » n'a que le passé pour survivre, car pour lui, il n'y a pas d'avenir.
- « Il-elle » est dans son petit monde à lui.
- Pour survivre, il va utiliser la provocation.
- « Il-elle » vit une très grande souffrance.

### 3) *Repères d'évaluation générale d'un gaucher verrouillé en pat hormonal sur une position d'esclave*

Je te propose de refaire la lecture du Principe Féminin et de découvrir cet homme gaucher qui exprime une puissance de séduction – 2 ♀. Découvre « cette femme » ou bien « il-elle » qui a un corps d'homme. « Il-elle » ne comprend pas la raison de cette erreur... Ce quelque chose en trop... « là, en bas ». Pourquoi lui manque-t-il des seins ? Imaginons un macho de base qui, un matin à son réveil, constate que son sexe masculin a été remplacé par un sexe féminin et qu'en plus il a des seins ! Imagine-toi toutes les conséquences que cela comporte pour un tel individu.

Alors, imagine que c'est une femme qui se réveille en homme ! « Il-elle » n'est pas un macho, mais au contraire, « il-elle » est très sensible... « Il-elle » est complètement secoué ! Il faut qu'« il-elle » survive dans la société en se créant un monde à l'intérieur de notre monde. Alors, « il-elle » devient un « exclu »... coupable et victime en même temps de tous les maux de la Terre, et je laisse à ta discrétion de songer aux commentaires sociaux et moraux. C'est une souffrance énorme pour cet homme qui se retrouve sur cette position neurosociologique d'esclave.

Lorsque tu sais et comprends, par un nouveau langage et de nouveaux repères, le sens caché de certaines réalités neurosociologiques, tu peux reconnaître où se situe l'autre dans sa réalité, tu peux comprendre qui est l'autre dans sa réalité, tu sais comment être avec l'autre... Alors tu offres ta compassion à l'autre.

## 4) *Repères des mots clés du gaucher verrouillé sur la position d'esclave*

A) *Attitude générale dans la vie*

- « Il-elle » est émotionnellement instable et souvent ingérable.
- « Il-elle » est un grand maniaco-dépressif.
- Le syndrome de Cottard peut être présent.
- « Il-elle » est potentiellement autistique.
- Sa réalité est altérée.
- « Il-elle » peut être paranoïaque (ceci est compréhensible dans notre société actuelle).
- « Il-elle » est totalement désorienté au sens strict et élargi.
- Tout tourne autour de « lui-elle » dans son monde.
- « Il-elle » vit dans le passé et dans le rêve.
- Son verbo-moteur est sur le « mode turbo ».
- « Il-elle » est un grand rêveur.
- « Il-elle » a un grand potentiel médiumnique.
- « Il-elle » est très sensible et intuitif.
- « Il-elle » est un mystique qui s'ignore.
- « Il-elle » est un passionné.
- « Il-elle » est très passif.

- « Il-elle » peut devenir un grand artiste, un grand musicien, un grand poète.
- Il faut être attentif, car « il-elle » est suicidaire.
- Il est très difficile de le faire sortir de ce verrouillage neurosociologique.
- Il y a possibilité d'attrait pour le fétichisme et le fanatisme.

B) *Activité physique*

- « Il-elle » ne fait aucune activité physique (« c'est quoi, l'activité physique ?).

C) *Activité sociale*

- « Il-elle » est généralement absent de la scène publique.
- Son monde d'exclu est à l'intérieur d'un monde.
- « Il-elle » est très peu présent dans sa communauté.
- « Il-elle » est renfermé sur lui-même.

D) *Activité professionnelle*

- « Il-elle » fait partie de ceux qui peuvent devenir de grands artistes dans tous les domaines.
- Paradoxalement, il sait qu'il est génial, mais il ne peut l'exprimer.
- « Il-elle » peut être un grand médium.
- « Il-elle » peut être un grand mystique religieux.
- « Il-elle » fera des professions solitaires : philosophe, écrivain, chercheur, astronome, etc.
- « Il-elle » fera des professions à orientation féminine.

E) *Regard social et sexuel*

- Son regard social et sexuel est dirigé en premier lieu à l'intérieur du Principe Féminin vers la position neurosociologique d'inférieur qui se situe au-dessus de sa position neurosociologique d'esclave. Seulement après, son regard sera dirigé avec une tangente vers le bas de l'autre côté de la barrière symbolique sur la position neurosociologique de supérieur en Principe Masculin. Cela s'applique autant pour la réalité hétérosexuelle et homosexuel.

- Étant dans la réalité du transsexuel, cet homme-femme va être attiré spontanément vers les hommes et exprimer la réalité de l'homosexualité, sauf qu'il n'est pas pour autant homosexuel. Il peut être hétérosexuel, et c'est là que tout se complique pour cet homme-femme. Il apprécie et recherche les deux sexes et il est déchiré entre les deux.
- « Il-elle » est un très grand séducteur-séductrice. Attention, mesdames et messieurs, car vous pourriez avoir une surprise en cours de route !
- Sa sexualité est très complexe, obsessive et maniaque. Vivant dans un monde extrême, son romantisme peut être excessif, explosif et ouvrir la porte au sadomasochisme.
- Paradoxalement, « il-elle » privilégie un seul partenaire, même si la porte est ouverte aux multiples partenaires.
- « Il-elle » est très sensible.
- Sa libido peut être très forte, mais elle fluctue en fonction de son environnement interne et externe.
- Dans sa relation sociale et sexuelle, « il-elle » est l'esclave et il peut tout se faire imposer ! Tout peut être retrouvé : l'abus, l'excès, le viol, la bestialité, le sadomasochisme, les fantasmes extrêmes.

## Le gaucher verrouillé en pat hormonal sur une position d'esclave : (♀ Gc, – 2 ♀)

### *La dynamique hétérosexuelle*

- Complémentaire
  - la droitière de base sur son principe féminin, inférieur
    
    ♀ **Dre**, – 1 ♀
- Problématique
  - la gauchère sur son principe féminin, inférieur-inférieur
    
    ♀ Gce, – 2 ♀
  - la droitière verrouillée sur son principe féminin, esclave
    
    ♀ **Dre**, – 2 ♀
  - la droitière sans son principe masculin, supérieur
    
    ♀♂ **Dre**, + ½ ♂
  - la gauchère de base sur son principe masculin, supérieur
    
    ♀♂ Gce, + 1 ♂
- Éviter
  - la gauchère verrouillée sur son principe féminin, esclave
    
    ♀ Gce – 3 ♀
  - la droitière verrouillée sur son principe masculin, gourou
    
    ♀♂ **Dre**, + 1 ½ ♂
- Fuir
  - la gauchère verrouillée sur son principe masculin, gourou
    
    ♀♂ Gce, + 2 ♂

## *La dynamique homosexuelle*

- Complémentaire
  - le droitier verrouillé sur son principe féminin, esclave

    ⚥ **Dr**, – 1 ½ ♀
  - le gaucher de base sur son principe féminin, inférieur

    ⚥ **Gc**, – 1 ♀
- Problématique
  - le droitier sur son principe féminin, inférieur

    ⚥ **Dr**, – ½ ♀
  - le droitier de base sur son principe masculin, supérieur

    ♂ **Dr**, + 1 ♂
- Éviter
  - le gaucher sur son principe masculin, supérieur-supérieur

    ♂→ **Gc**, + 2 ♂
  - le droitier verrouillé sur son principe masculin, gourou

    ♂ **Dr**, + 2 ♂
- Fuir
  - le gaucher verrouillé sur son principe masculin, gourou

    ♂→ **Gc**, + 3 ♂

Réfléchis et ressens la dynamique du regard social et sexuel de cet homme-femme qui est verrouillé sur son Principe Féminin. Prends conscience que tout est mis en place pour un processus d'explosion-implosion de tout son être à cause de ce déchirement et de cette grande souffrance neuro-psycho-sociologique qu'il ressent en permanence. « Il-elle » a besoin d'être compris, d'être rassuré, d'être respecté et surtout, de ne pas être jugé et condamné pour ce qu'« il-elle » est. Prends conscience que son mode de fonctionnement est paradoxal et qu'« il-elle » utilise son génie, la provocation et son verbo-moteur pour mettre en place sa dynamique relationnelle. « Il-elle » peut crier à l'aide, alors sache qu'il existe des solutions... Dans un ouvrage prochain, des solutions totalement nouvelles et différentes te seront présentées et offertes.

F) *Équilibre / déséquilibre*

Cet homme-femme est en déséquilibre total. C'est le déchirement entre deux réalités, est-il un homme ou une femme ? « Il-elle » est enfermé dans ce verrouillage neurosociologique d'esclave à Principe Féminin, et pourtant, « elle » veut s'en sortir, mais « lui » ne peut pas s'en sortir. Alors, il fait une négation de lui-même et « il » devient « elle ».

Si c'est une pression coercitive interne et externe qui a poussé ou qui pousse le gaucher de base à être dans ce monde, il existe des solutions (voir un prochain ouvrage). Si c'est l'empreinte primordiale à la conception qui a mis en place cette réalité neurosociologique d'esclave en plus du rôle inconscient des intentions des parents, alors « il-elle » devient « elle », et « elle-il » est coincé... Aucune porte de sortie... On ne peut qu'atténuer sa souffrance par la compassion, la compréhension et le respect.

G) *Effets de l'alcool*

- L'assimilation d'alcool augmente toute la problématique neuro-psycho-socio-patho-organique de cet individu.
- Elle augmente son état maniaco-dépressif.
- « Il-elle » va devenir rapidement dépendant de l'alcool, ce qui va l'enfoncer encore plus dans sa dynamique.

H) *Orientation alimentaire*

- « Il-elle » est attiré à l'excès par un type d'alimentation « yin ».

I) *Aspect vestimentaire*

- Son mode vestimentaire va surtout servir à créer un effet choc, à provoquer.
- Les couleurs seront très chaudes, flamboyantes et excessives.
- Les tissus seront très soyeux, légers et amples.

J) *Réaction aux médicaments*

- L'effet stimulant des médicaments va augmenter la pression interne du verrouillage neurosociologique d'esclave en provoquant une dépendance ; cela risque de provoquer un processus d'explosion-implosion. Alors, « il-elle » devient difficile à récupérer et « il-elle » risque la mort par surdosage et suicide.
- L'effet inhibiteur des médicaments, en provoquant une dépendance et une augmentation de l'état maniaco-dépressif, risque de causer un processus d'implosion. Alors, « il-elle » met beaucoup trop de temps à récupérer et, sans comprendre, « il-elle » va se diriger vers la mort par suicide.

K) *Vitesse de récupération*

- Sa vitesse de récupération est très lente, difficile et très souffrante.
- Généralement, « il-elle » n'a aucune volonté pour s'en sortir.
- Généralement, « il-elle » met en place un processus d'autodestruction.

L) *Suggestions pour une récupération plus rapide*

- Généralement, il est très difficile de lui proposer et de lui faire accepter des solutions de récupération plus rapides.

- Cela demande un grand choc (réel, virtuel, imaginaire, symbolique), mais risque aussi d'induire la mort.
- Il faut proposer des objectifs très limités, et petit à petit, en s'accrochant, nous évoluons vers une amélioration.
- Il faut maintenir son contact avec la réalité en lui proposant des massages, des activités en rapport avec l'eau, de la musique, de la zoothérapie.
- En premier, plus de « yin » que de « yang » ; deuxièmement, plus de « yang » que de « yin » ; troisièmement, une forte proportion de « yang ».
- Je propose un environnement stable et naturel.
- Ne jamais – et je dis bien jamais – « enfermer » cet homme.
- Un repositionnement relationnel spatial serait approprié. Exemple : repositionner la chaise ou le lit de repos dans l'espace neuro-spatio-sociologique inférieur, c'est-à-dire dans la partie centrale supérieure gauche de la pièce. Recommandation : éviter un repositionnement spatial dans la zone neuro-spatio-sociologique supérieure.
- Reprogrammation des histoires-mémoires reliées à la nature du conflit.

M) *Niveau d'hormones*

- Le niveau de testostérones est très bas.
- Le niveau d'œstrogènes est à la hausse.

N) *Correspondance de la géométrie sacrée*

- Cet homme a une correspondance à la géométrie sacrée de l'axis-C2 avec un processus de fixation-subluxation atlanto-axiale, ou bien une fusion adaptative ou congénitale de l'axis et de C3.

O) *Catégories de voitures utilisées*

- Dans ce contexte, tout est possible, mais en général, « il-elle » n'utilise pas de véhicule automobile, mais plutôt les services de transport en commun, la marche ou le vélo. S'« il-elle » utilise un véhicule automobile, la couleur sera voyante, le gabarit sera petit et un désordre complet règnera à l'intérieur du véhicule.

P) *Lieu d'habitation*

- Généralement, son espace d'habitation sera petit et très coloré. Il y aura des meubles partout avec beaucoup de tableaux, de fleurs, de draperies, de photos, d'objets fétiches. Ce n'est que par un facteur circonstanciel très occasionnel qu'il aura un espace d'habitation très grand avec tout le décorum ci-haut mentionné.

Q) *Catégories de musiques*

- Encore là, tout est possible, mais « il-elle » préconise les grands classiques, les valses, la musique de spectacle, car c'est son monde.

R) *Art et Poésie :*

- C'est son monde ! Que dire de plus !

S) *Catégorie de films*

- De nature très critique, « il-elle » est très difficile ; son éventail de films est très élargi, mais « il-elle » déteste les films de guerre, de violence et d'horreur.

## 5) *Pathologies correspondant au gaucher verrouillé en esclave*

- L'homme gaucher qui récupère cette position neurosociologique d'esclave porte en lui des pathologies qui ont l'empreinte du cancer ou des états de détérioration prononcée de nature à Principe Féminin. Le processus de détérioration est très souffrant et très lent. Les pathologies sont très difficilement gérables par tous les systèmes thérapeutiques existants vu le contexte paradoxal de la position neurosociologique de cet individu. Exemples: obésité, déséquilibre complet du système thyroïdien, congestion pulmonaire, cancer de la glande thyroïde, cancer du larynx, ostéosarcome généralisé, processus dégénératif articulaire chronique, arthrite rhumatoïde, mélanome, etc.

## 6) *Identification des repères de position neuro-spatio-sociologique de survie*

- Cet homme est dans une relation permanente de prédaté-prédateur.

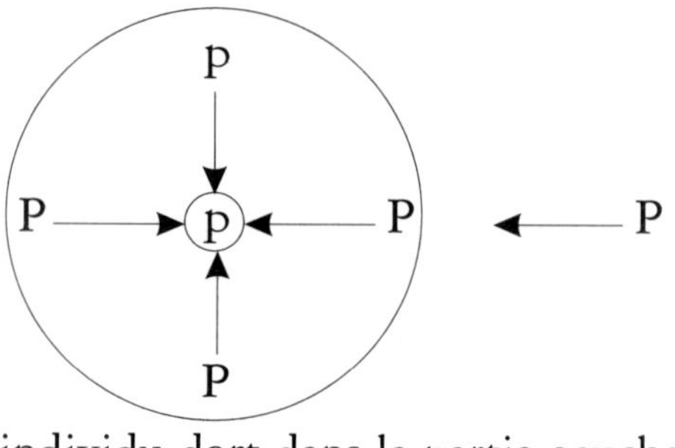


- Au lit, généralement, l'individu dort dans la partie gauche du lit; « il-elle » est refermé sur lui-même, en position fœtale.
- Assis côte à côte, « il-elle » va préférer être assis à ta gauche en se tenant à une certaine distance de toi.
- Assis face à face, « il-elle » est refermé sur lui-même et tourné vers la gauche.

### 7) *Suggestions pour approcher un gaucher verrouillé en position d'esclave*

- Tu dois utiliser une approche très nuancée et très douce, en lui demandant d'entrer dans « le territoire » pour pouvoir rentrer dans « son territoire ».
- S'« il-elle » accepte, « il-elle » est généralement suffisamment réceptif pour vouloir établir un lien de communication, mais « il-elle » est sur ses gardes.

Sois très poli en maintenant un contact verbal, visuel, direct et constant avec lui tout en respectant une certaine distance.

Évite de prendre une attitude macho, car « il-elle » déteste toute forme d'agression. C'est à toi de bâtir patiemment une relation de confiance avec l'individu. Je te recommande d'éviter toute forme de promesses et d'engagement que tu ne pourrais tenir, car pour lui, ce serait une trahison et peut-être un anéantissement.

- S'« il-elle » refuse, c'est que tu n'as pas suivi les recommandations ci-haut mentionnées. Alors, assume ton échec, car il sera très difficile de refaire un deuxième contact pour rétablir la confiance.

## III- Le gaucher non verrouillé sur son principe masculin

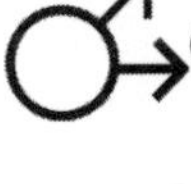
Gc

LE GAUCHER NON VERROUILLÉ a comme symbole , le double critère sexuel masculin. C'est par une énorme pression coercitive interne et externe qui l'a positionné ou poussé à sauter à pieds joints dans le monde des mâles qui sont accrochés au Principe Masculin.

En récupérant dans une extrême limite de tension cette nouvelle position neurosociologique, il est devenu un « supérieur-

supérieur », avec une puissance de « macho + 2 ♂ », sans être verrouillé et en restant mobile avec toute la puissance que cela implique.

Généralement, la récupération de cette nouvelle position neurosociologique est de courte durée car, par nature, le gaucher de base préfère l'équilibre apporté par son pat hémisphérique mobile et le monde des nuances, de l'harmonie et de l'équilibre.

Si malheureusement il reste positionné trop longtemps sur la position de supérieur-supérieur, ce gaucher risque le verrouillage en position de gourou « dictateur-tyran » sur le Principe Masculin et il devient très difficilement gérable, ce qui engendre des problèmes pour les autres et lui-même. Cette condition devient permanente si elle est mise en place par la position neurosociologique des parents lors de la conception de l'enfant avec l'intention correspondant à la nature du gaucher ; alors, l'empreinte primordiale correspond à cet homme gaucher non verrouillé + 2 ♂ de macho sur son Principe Masculin.

## 1) *Cartographie des repères de position neurosociologique*

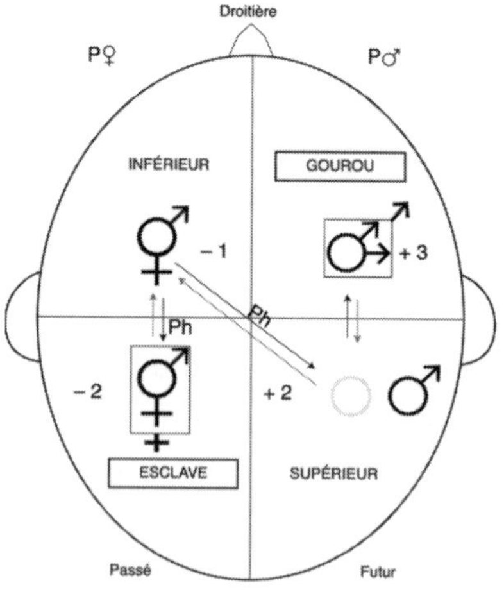


*Position :* le gaucher non verrouillé est sur la position neurosociologique du cadran inférieur droit symbolisé par le double mot « supérieur-supérieur ». Il faut prendre conscience que ce gaucher est en équilibre entre son Principe Masculin et son symbole sexuel masculin ; il n'est pas en tension sur cette position, mais plutôt en surpuissance de macho tout en restant mobile sur l'échiquier neurosociologique. Il va exprimer des critères psychologiques d'un obsessif-compulsif avec de l'agressivité qui sera généralement de courte durée, sauf si cette position neurosociologique est récupérée à la conception.

*Niveau:* Son niveau de puissance correspond à la codification du macho + 2 ♂. Il peut devenir très agressif.

*Son regard social et sexuel:* Son regard sera porté en premier sur les individus qui se positionnent à l'intérieur du Principe Masculin comme étant « supérieur ». En second lieu, il portera son regard avec une tangente ascendante dirigée vers le Principe Féminin, principalement vers la position neurosociologique d'inférieur.

## 2) *Cartographie des repères spatio-temporels*

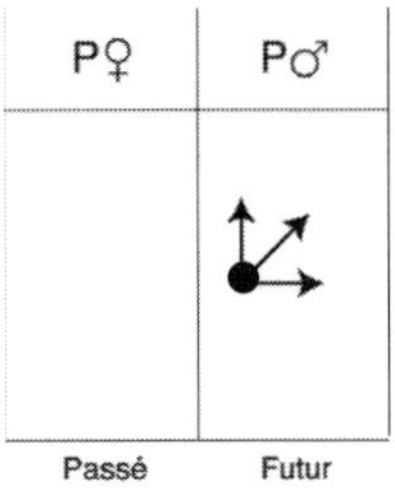


La présence d'un point localisé dans la réalité du Principe Masculin est un repère neuro-spatio-temporel relié au futur. À partir de ce point, trois flèches sont projetées vers trois directions différentes.

- La première flèche se dirige horizontalement vers la droite et exprime une réalité de regard vers le futur.
- La deuxième flèche se dirige à 45° vers le haut à droite et exprime la position de supériorité.
- La troisième flèche se dirige à 70° vers le haut à droite et exprime la position de double supériorité.

Le gaucher non verrouillé exprime la réalité de sa vie à partir de sa position neurosociologique de « supérieur-supérieur » et par la réalité du Principe Masculin.

- Il devient très territorial.
- Il est « supérieur-supérieur ».

- Il exprime la puissance du macho + 2 ♂ sans être verrouillé.
- Il est un puissant prédateur.
- Il peut devenir très agressif.
- Il exprime des critères psychologiques « obsessif-compulsif » et il est dans l'hyper performance à court terme.
- Ses objectifs sont précis et atteints rapidement.
- La nature de ses objectifs est de l'ordre du tout et de l'absolu.
- Il sort du passé et saute à pieds joints dans le futur.
- Il sort rapidement de sa légère dépression.
- Il a raison, les autres ont tort... et ils sont stupides.
- Il n'est pas encore verrouillé sur la position de gourou.

### 3) *Repères d'évaluation générale du gaucher non verrouillé en position de supérieur-supérieur*

Je te propose de refaire la lecture du Principe Féminin et du Principe Masculin en étant particulièrement attentif à la différence entre ces deux principes. Puis, considère ce gaucher qui a récupéré soudainement, par une pression coercitive interne ou externe une puissance symbolique de macho + 2 ♂ sans être verrouillé, sinon cela le ferait monter à une puissance symbolique de macho + 3 ♂.

Découvre ce gaucher qui était, quelques instant avant la bascule, sur le Principe Féminin : cool, relaxé, tranquille et nuancé, ayant cette inquiétude et cette crainte inconsciente ou consciente de devenir subitement un macho + 2 ♂, car « le passage » est généralement explosif bien qu'il ait souvent prévu une potentielle perte de contrôle... sauf s'il a pratiqué beaucoup le zen et qu'il est en restriction presque permanente. Exprimé d'une autre façon, il est « le gros toutou » qui devient soudainement un « ours grizzly » qui a perdu le contrôle. Il sait qu'il risque de détruire autour de lui. Il devient très difficilement gérable. Il risque d'avoir des pensées, des paroles et de poser des gestes qui pourraient être considérés comme criminels. Il a la potentialité d'exprimer rapidement et soudainement, sans préavis, des caractéristiques de criminels et de tueurs.

Heureusement pour le gaucher de base, sa réalité cérébrale va rechercher assez rapidement un retour à l'équilibre sur sa position neurosociologique initiale... sinon cela devient trop dangereux pour lui et pour les autres.

Si le gaucher a hérité à la conception l'empreinte primordiale de cette position neurosociologique avec l'intention des parents qui correspond au gaucher, alors c'est autre chose. Tu as beaucoup de travail à faire sur toi-même et tu dois observer scrupuleusement les recommandations qui vont suivre... sinon ta vie risque d'être dérangeante.

Si tu vis avec un gaucher et qu'il se retrouve temporairement sur cette position neurosociologique, sache que c'est généralement du court terme. Si c'est du long terme, tu as un problème considérable à l'horizon. Ne cherche pas à t'opposer à lui, prends une certaine distance si tu le peux. Laisse-lui le temps de faire tomber la pression tout en maintenant le lien verbal avec lui pour le ramener dans l'équilibre; permets-lui de décanter... Bien souvent, il va regretter son geste et il va vouloir corriger les conséquences de son comportement.

Si tu es un gaucher, je t'encourage à pratiquer beaucoup le zen, la méditation et certaines voies martiales (aikido, aïdo, tai chi...) pour apprendre à maîtriser la puissance en toi. Fais attention à ton ego, car il risque de te jouer des tours. Apprends à reconnaître ce que tu es, avec ses désavantages et avantages... car cela sera bien pour toi et pour les autres.

### 4) *Repères des mots clés du gaucher non verrouillé en position de supérieur-supérieur*

A) *Attitude générale dans la vie*

- Il exprime la nature du macho + 2.
- Il est en réaction de survie.
- Son ego est sur-développé.
- Il n'est pas dépressif.
- Il hyperperformant, obsessif et compulsif.
- Il peut être très agressif.
- Il devient un prédateur très puissant.
- Il peut rapidement perdre le contrôle de lui-même, en exprimant alors de grandes colères.
- Il peut poser des gestes extrêmes avec une potentialité de meurtre.
- Il va confronter rapidement, mettre K.O. et éliminer l'adversaire.
- Il se positionne pour exprimer de la tyrannie, comme un dictateur.
- Il y a possibilité de mégalomanie.
- Il peut facilement nier ses attitudes négatives antérieures.
- Il peut avoir beaucoup de regrets et de culpabilité.
- Il va tolérer d'autres mâles dans son territoire.

Généralement, ces attitudes sont de courte durée pour le gaucher de base qui a été propulsé sur cette position neurosociologique. Si il exprime, dès la conception, l'empreinte primordiale du gaucher non verrouillé sur une position de supérieur-supérieur, il y a de fortes chances qu'il soit caractériel et extrémiste.

B) *Activité physique*

- Il sera très actif et très performant à court et à moyen termes.
- Il fera des activités très mâles, comme la boxe, le rugby, le karaté, etc.
- Il est très agressif dans son activité physique et il va gagner.
- Il fait partie de la catégorie des champions olympiques.

C) *Activité sociale*

- Il est extraverti.
- Il est très visible dans son territoire.
- Son implication est importante et excessive.
- Attention: la porte est entrouverte pour poser des gestes de nature criminelle.

D) *Activité professionnelle*

- Il se retrouve à des postes de direction et de commandement.
- Il exercera des professions très mâles: chirurgien orthopédiste, policier, militaire, avocat, journaliste, sportif professionnel.
- Il va performer dans sa profession.

E) *Regard social et sexuel*

Le gaucher non verrouillé sur une double position neurosociologique de « supérieur-supérieur » à Principe Masculin a son premier regard social et sexuel dirigé à l'intérieur du Principe Masculin, vers le bas, en relation avec des individus qui sont sur une position neurosociologique de supérieur.

Le second regard sera dirigé avec une tangente vers le haut, de l'autre côté « de la barrière symbolique » neurologique, sur la position neurosociologique d'inférieur du Principe Féminin. Cela s'applique autant pour la réalité hétérosexuelle que pour la réalité homosexuelle.

- La réalité de cet homme étant reliée à la performance à court terme, alors son attitude sociale et sexuelle sera exprimée dans ce sens.
- Il se sent supérieur à tous les autres.
- Il impose sa puissance.
- Il a une sexualité très simple, excessive et performante.
- La porte est entrouverte pour exprimer une dynamique de sadomasochiste.
- Il a une sexualité qui risque d'être violente, avec une potentialité inconsciente ou consciente de viol.
- La notion d'abus dans sa vie sociale et sexualle fait partie de sa réalité.
- La notion de « harem » réel ou symbolique fait partie de sa réalité.
- La libido est très forte et de courte durée.
- Le rapport social et sexuel est dans une dynamique de dominant avec des exigences excessives.

## Le gaucher non verrouillé sur une position de supérieur-supérieur (♂ Gc, + 2 ♂)

### *La dynamique hétérosexuelle*

- Complémentaire
  - la droitière verrouillée sur son principe masculin, gourou ⚥ **Dre**, + 1 ½ ♂

– la gauchère de base sur son principe masculin, supérieur

⚥ **Gce**, + 1 ♂

- Problématique
  – la droitière sur son principe masculin, supérieur

⚥ **Dre**, + ½ ♂

  – la droitière de base sur son principe féminin, inférieur

♀ **Dre**, – 1 ♀

  – la gauchère verrouillée sur son principe masculin, gourou

⚥ **Gce**, + 2 ♂

- Éviter
  – la gauchère sur son principe féminin, inférieur-inférieur

♀ **Gce**, – 2 ♀

  – la droitière verrouillée sur son principe féminin, esclave

♀ **Dre**, – 2 ♀

- Fuir
  – la gauchère verrouillée sur son principe féminin, esclave

♀ **Gce**, – 3 ♀

## *La dynamique homosexuelle*

- Complémentaire
  – le droitier de base sur son principe masculin, supérieur

♂ **Dr**, + 1 ♂

- Problématique
  – le droitier sur son principe féminin, inférieur

⚥ **Dr**, – ½ ♀

– le gaucher de base sur son principe féminin, inférieur

⚥ **Gc**, – 1 ♀

– le droitier verrouillé sur son principe masculin, gourou

♂ **Dr**, + 2 ♂

– le gaucher sur son principe masculin, supérieur

♂ **Gc**, + 2 ♂

- Éviter

– le droitier verrouillé sur son principe féminin, esclave

⚥ **Dr**, – 1 ½ ♀

– le gaucher verrouillé sur son principe féminin, esclave

⚥ **Gc**, – 2 ♀

– le gaucher verrouillé sur son principe masculin, gourou

♂ **Gc**, + 3 ♂

Réfléchis et ressens la dynamique sociale et sexuelle de ce gaucher non verrouillé sur la position neurosociologique de supérieur-supérieur à Principe Masculin avec un facteur de puissance de macho + 2 ♂.

C'est très simple : tout est du court terme relié à la performance, à l'excès, à la domination. Quand c'est terminé, c'est le repos, au sens propre ou figuré... pour recommencer après. Il ne recherche pas la tendresse sauf s'il retourne sur sa position de gaucher de base qui est dans la zone à principe féminin. Alors là, c'est autre chose !

F) *Équilibre / déséquilibre*

Cet homme est en équilibre entre son Principe Masculin et sa réalité sexuelle de mâle. Il faut être particulièrement attentif :

cet homme gaucher n'est pas en tension, mais plutôt en mode « surpuissance macho » sur cette position neurosociologique de « supérieur-supérieur » et il est mobile. Son ego est sur-développé.

G) *Effets de l'alcool*

- L'assimilation d'alcool maintient sa position neurosociologique de « supérieur-supérieur ».
- Elle augmente son agressivité ; il dévient hyper excessif.
- Occasionnellement, l'alcool peut provoquer un retour sur son Principe Féminin et réactiver son pat hémisphérique mobile.
- Si la consommation est excessive, il risque le verrouillage sur le Principe Masculin, ce qui va augmenter radicalement son agressivité (macho+ 3 ♂) ; il peut alors devenir dangereux pour les autres et pour lui-même.

H) *Orientation alimentaire*

- Cette catégorie d'homme utilise principalement le support alimentaire de type « yang » avec, occasionnellement, un peu de « yin ».

I) *Aspect vestimentaire*

- Son style sera très militaire.
- Son choix de couleurs sera de nature froide.
- Certaines nuances seront présentes dans les couleurs et les coupes du vêtement.
- Les vêtements seront de coupe droite.
- Il apprécie le cuir et le daim.
- Son modèle vestimentaire visera à impressionner la galerie.

J) *Réaction aux médicaments*

- L'effet stimulant des médicaments augmente son agressivité, ce qui ouvre la porte à des conditions qui peuvent devenir dramatiques et, dans l'extrême limite, induire certaines attitudes criminelles. Il y a un risque de dépendance à ce type de médicaments, car cela lui permet d'être encore plus performant.
- L'effet inhibiteur des médicaments va repositionner l'individu en pat hémisphérique mobile à Principe Féminin et déclencher de nouveau une légère dépression. S'il y a une dépendance à ces médicaments, alors il y a un risque de verrouillage en pat hormonal sur la position neurosociologique d'esclave à Principe Féminin avec toutes les conséquences que cela implique.

K) *Vitesse de récupération*

- Sa capacité de récupération est très rapide pour lui permettre de maintenir sa position de force dans son territoire.

L) *Suggestions pour une récupération plus rapide*

- Son mode de récupération est très instinctif.
- C'est un « survivant ultime ».

M) *Niveau d'hormones*

- La testostérone est très élevée.
- La présence d'œstrogènes est presque inexistante.

N) *Correspondance de la géométrie sacrée*

- Cet homme a une correspondance de géométrie sacrée reliée à la deuxième cervicale axis-C2 avec le processus de fixation-subluxation atlanto-axiale avec une instabilité biomécanique des hautes cervicales.

O) *Catégories de voitures utilisées*

- En général, cet homme va choisir des grosses cylindrées avec beaucoup de puissance et de performance, comme les imposants *4 x 4*.
- La catégorie des véhicules doit impressionner la galerie.
- Son mode de conduite sera sporadiquement très agressif et potentiellement problématique pour les autres... Ce chauffeur est « un chauffard sporadique ».

P) *Lieu d'habitation*

- Son territoire d'habitation sera de superficie moyenne ou grande.
- L'espace utilisé sera dégagé, de concept zen et confortable.

Q) *Catégories de musiques*

- Il apprécie les grands chefs-d'œuvre musicaux, le *rock'n roll*, le *heavy métal*.
- La notion de puissance symbolique doit émaner de cette musique.

R) *Art et poésie*

- Il apprécie et recherche les œuvres artistiques à grand déploiement. S'il s'adonne à la lecture et à la poésie, elles seront de nature « dure ».

S) *Catégories de films*

- Il apprécie les films de guerre, d'horreur et de sexe ; occasionnellement, les films historiques reliés à la vie de grands leaders.

## 5) *Pathologies correspondant au gaucher non verrouillé en supérieur-supérieur:*

- Les pathologies qui correspondent à cet homme gaucher sont à Principe Masculin, mais elles ne portent pas l'empreinte du cancer.

Les pathologies seront quand même de nature foudroyantes, fortes et rapides. Exemples: déchirement ligamentaire, luxations articulaires, diabète, pneumonie, bronchites, infarctus du myocarde, hépatite, traumatisme physique direct ou indirect, etc.

Les différents systèmes de santé peuvent gérer ces types de pathologies, mais il faut faire un suivi très rapproché pour éviter le dérapage vers le verrouillage en gourou sur le Principe Masculin, lequel exprime des pathologies extrêmes.

## 6) *Identification des repères de position neuro-spatio-sociologique de survie*

- Cet homme est dans une relation de super-prédateur par rapport aux nombreux prédatés qui sont reliés à lui.

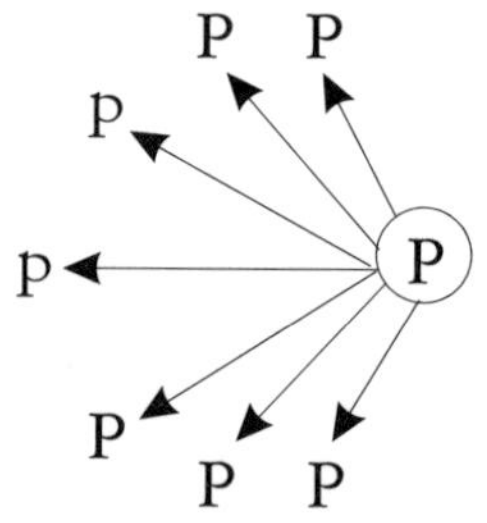


- Au lit, il va se coucher généralement à droite.
- Assis côte à côte, il va préférer être à ta droite et il peut effectuer une légère rotation du corps vers la droite.
- Assis face à face, il observe, te regarde et se prépare à te confronter.

### 7) *Suggestions pour approcher un gaucher non verrouillé en position de supérieur-supérieur*

- Je te suggère d'attendre le meilleur instant pour t'introduire dans son territoire, utilisant une approche directe et respectueuse et faisant particulièrement attention à éviter la provocation.

  S'il accepte, sois courtois et poli, franc et sans détour.

S'il refuse, je te suggère de refaire le contact plus tard tout en étant poli ; rappelle-lui le sujet et la raison de votre rencontre.

## IV- La gaucher verrouillé sur son principe masculin

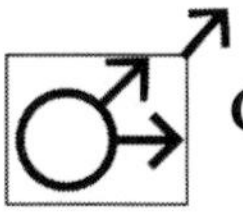

Gc

LE GAUCHER VERROUILLÉ SUR SON PRINCIPE MASCULIN a comme symbole (♂→) qui est composé du double critère sexuel symbolique masculin (P ♂) et de la notion d'encadrement (♂) par le critère symbolique sexuel masculin qui correspond au verrouillage dans le Principe Masculin. Le gaucher verrouillé vit ce repositionnement neurosociologique par une colossale pression coercitive interne et externe qui a augmenté de façon considérable la puissance d'action et de performance des critères à Principe Masculin dans son environnement.

Il a récupéré **la totalité** du territoire à Principe Masculin. Il est le **gourou**, le **tyran**, le **dictateur**, l'ultime chef, l'ultime prédateur pour la race humaine. Sa position neurosociologique est tellement extrême que s'il l'utilise mal, il devient un danger pour lui-même, pour les autres et, dans l'extrême limite, pour la race.

Il est verrouillé dans cette colossale réalité de chef suprême. Il exprime la puissance du + 3 ♂ macho. Si le gaucher récupère cette position neurosociologique, il fera ce qu'il a à faire pour s'y maintenir, c'est-à-dire tout faire... Étant verrouillé sur cette position, le gaucher ne peut plus revenir en arrière...sinon, pour sa réalité, il meurt, réellement ou symboliquement. Il faut prendre conscience que, pour le gaucher qui utilise cette position neurosociologique, **IL** a droit de vie et de mort sur tout ce qui vit autour de lui ; **IL** se permet tout ; **IL** est le Tout ; **IL** se prend pour Dieu. **IL** est dans la folie des grandeurs...

Lors de la conception, si les parents ont mis en place l'empreinte primordiale de cette position neurosociologique de gourou, avec l'intention reliée à la nature du gaucher, alors cet individu risque d'imposer sa puissance exponentielle sur son environnement et de mettre en place une dynamique sociale qui serait de l'ordre de la tyrannie !

## 1) *Cartographie des repères de position neurosociologique*

*Position :* Le gaucher verrouillé sur son Principe Masculin est en équilibre, mais aussi en surtension permanente sur la position neurosociologique du cadran supérieur droit symbolisé par le mot « **gourou** ». Cette position lui impose la réalité d'être non mobile sur l'échiquier neurosociologique et ce, de façon permanente. Il est le **prédateur ultime** avec une attitude obsessive-compulsive pour arriver à ses fins ; cela peut l'amener à provoquer sa propre mort et celle de son entourage en termes de réel, de virtuel, d'imaginaire et de symbolique.

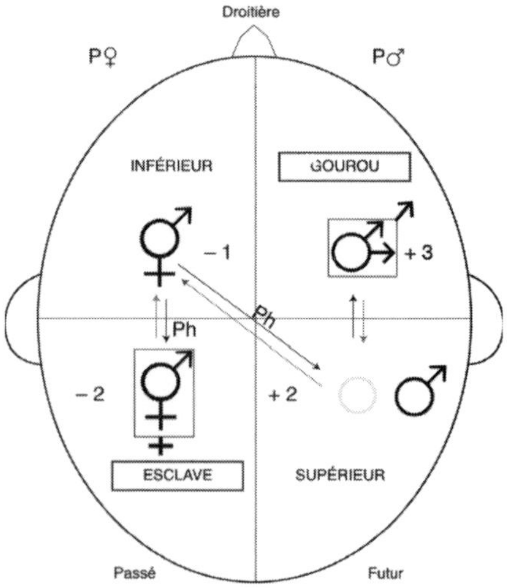

*Niveau :* Il exprime la puissance du macho + 3 ; il a perdu tous les critères à Principe Féminin. Par ce repositionnement neurosociologique, il devient très agressif et très performant. **Il est** le chef, l'ultime chef, le tyran, le dictateur.

*Regard social et sexuel :* Son regard est porté sur tout ce qui existe, c'est-à-dire sur tous les individus qui se positionnent sur le Principe Masculin et sur tous ceux qui se positionnent sur le Principe Féminin.

## 2) *Cartographie des repères spatio-temporel*

La présence d'un point localisé dans la réalité du Principe Masculin est un repère neuro-spatio-temporel positionné dans le futur. À partir de ce point, quatre flèches sont dirigées dans quatre directions différentes.

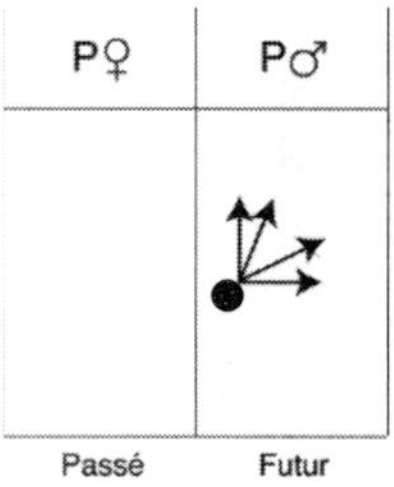


La première flèche horizontale vers la droite correspond à la réalité du regard porté vers le futur.

La deuxième flèche, qui est à 45° vers le haut à droite, correspond à la position de supérieur.

La troisième flèche, qui est à 70° vers le haut à droite, correspond à la position de supérieur-supérieur.

La quatrième flèche, qui est verticale vers le haut, correspond à la position de gourou.

Le gaucher verrouillé sur son Principe Masculin exprime la réalité de sa vie par sa position neurosociologique du gourou de la façon suivante.

- Il est l'ultime gourou.
- Il est l'ultime prédateur.
- Tout est centré autour de lui (je, me, moi).

- Il exprime la réalité du concept du « trou noir » qui aspire tout ce qui se rapproche de lui ; c'est le principe de la force centrifuge.
- Il est mégalomane.
- Seul son monde existe.
- Il vit pour son futur dans son présent, écrasant tout le passé derrière lui.
- Il vit pour lui.
- Il est le dictateur, le tyran.
- Il se dirige vers un processus d'autodestruction et il entraîne les autres avec lui.
- S'il tourne mal, c'est-à-dire s'il exprime un processus destructif, alors il sera l'expression du « **mal incarné** ».

### 3) *Repères dévaluation générale du gaucher verrouillé en position de gourou*

Je te propose de refaire à nouveau la lecture des critères qui correspondent au principe masculin, considérant ce gaucher avec une puissance symbolique de + 3 ♂ macho. Découvre-le, ce gaucher verrouillé sur son Principe Masculin par un contexte de circonstances internes et externes d'ordre social, promotionnel. Peuvent être en cause : l'honneur, l'autoproclamation, l'héritage familial, la drogue... Peu importe, il se retrouve avec **le pouvoir** de vie et de mort sur **Tout**, incluant lui-même, car se croyant immortel, il a oublié qu'il pouvait mourir.

Si cet homme est un sage et qu'il choisit d'être du côté de la justesse, de l'équilibre et de l'harmonie pour **l'Unité**, alors il sera un guide éclairé pour les autres, mais les probabilités sont très, très, très minces, à dire vrai, presque nulles. Les probabilités sont plutôt du côté de la noirceur, de l'injustice, de l'anarchie, du désordre, du déséquilibre et de l'incohérence. Donc, il devient rapidement « le criminel », le tueur en série. Il devient alors impossible à gérer et, sans le savoir, dans sa folie des grandeurs, il va vers sa finalité, vers sa mort par un processus d'implosion-explosion. N'oublie jamais, il se prend pour ce qu'il n'est pas et il est captif dans son jeu.

À toi qui lis ce dernier passage et qui est gaucher, je te recommande fortement de réfléchir et de *re-fléchir* sur la puissance que tu portes en toi, sachant qu'elle peut être mise au service des autres, de la société, de ton pays et de l'humanité, mais pour ça, **il te faudra de l'humilité et la grande sagesse d'accepter d'être le meilleur deuxième**. Si tu appliques cette recommandation, c'est dans la paix, la joie, l'amour, l'équilibre et l'harmonie pour l'**Unité** que ta vie se déroulera, comme un fleuve tranquille.

## 4) *Repères des mots clés du gaucher verrouillé en position de gourou*

### A) *Attitude générale dans la vie*

- Il est une machine performante.
- Il est le tyran, le dictateur.
- Il est le chef.
- Il est obsessif-compulsif dans son mode de fonctionnement.
- Tout lui est permis pour arriver à ses fins.
- Il n'est pas dépressif ; au contraire, il rend les autres dépressifs.
- Son agressivité est excessive si elle est mal canalisée.
- Il contrôle tout.
- Il fonctionne par pur instinct et esprit de domination.
- Il est mégalomane.
- Il est visible partout dans son territoire.

- Il met K.O. et il élimine tous les individus qui s'opposent à lui.
- Il est paranoïaque au plus haut niveau.
- Il doit se surveiller constamment.
- Sans en être conscient, il fonctionne sur le mode d'autodestruction.
- S'il tourne mal, il deviendra un grand criminel et il sera irrécupérable.
- Il est son rêve, il devient son rêve, il **Est**...
- Il est impossible à déverrouiller.

B) *Activité physique*

- Il est hyperactif par nature.
- Il est hyperperformant.
- Il préconise des activités physiques très viriles et excessivement violentes qui peuvent induire la mort.
- Il est hyper agressif.
- C'est le gagnant ; il a gagné avant même de commencer.
- Il fait partie de la catégorie des champions olympiques (en réel, virtuel, imaginaire et symbolique).

C) *Activité sociale*

- Il est le seul qui existe.
- Il est **Tout**.
- Il est partout et en tout.
- Son nom, son visage et son buste s'imposent partout.

D) *Activité professionnelle*

- Il est le patron.
- Il est le juge.

- Il est la loi.
- Il a droit de vie et de mort.
- Il se prend pour César.
- Il se prend pour Dieu.
- *Remarque:* Les fonctions ci-haut mentionnées ne sont pas nécessairement négatives, au contraire. Elles sont des fonctions de puissance et d'autorité qui sont nécessaires et essentielles dans toutes les sociétés, sinon c'est l'anarchie, le désordre et le chaos social.

E) *Regard social et sexuel*

- Son regard social et sexuel est dirigé vers tous les individus qui s'expriment sur le Principe Masculin et sur le Principe Féminin. Cela s'applique autant pour l'hétérosexuel que pour l'homosexuel.
- Il est « la présence » et tout lui est permis.
- Sa sexualité est simpliste avec certains critères pathologiques.
- Il ne fonctionne que pour la performance.
- La notion de harem s'impose.
- Sa libido est très forte, excessive et très courte. Cela peut aller jusqu'à l'impuissance ou bien « l'in-puissance » (la puissance à l'intérieur de) qui fera que l'individu n'aura aucune activité d'ordre sexuel et qu'il aura la possibilité de transcender cette énergie pour permettre une ouverture de conscience.
- La relation sexuelle est celle du dominant avec des exigences sans limites.
- Si son énergie sexuelle est mal canalisée, la porte est ouverte pour une sexualité excessive, bestiale, violente et sadique,

avec viol ou fétichisme, qui font partie de son mode de fonctionnement.

## Le gaucher verrouillé sur une position de gourou (♂ Gc, + 3 ♂)

### *La dynamique hétérosexuelle*

- Complémentaire
  - la gauchère verrouillée sur son principe masculin, gourou

    ⚥ **Gce**, + 2 ♂
- Problématique
  - la droitière verrouillée sur son principe masculin, gourou

    ⚥ **Dre**, + 1 ½ ♂
  - la gauchère de base sur son principe masculin, supérieur

    ⚥ **Gce**, + 1 ♂
- Éviter
  - la droitière sur son principe masculin, supérieur

    ⚥ **Dre**, + ½ ♂
  - la droitière de base sur son principe féminin, inférieur

    ♀ **Dre**, – 1 ♀
- Fuir
  - la gauchère sur son principe féminin, inférieur – inférieur

    ♀ **Gce**, – 2 ♀
  - la droitière verrouillée sur son principe féminin, esclave

    ♀ **Dre**, – 2 ♀

- Jamais
  - la gauchère verrouillée sur son principe féminin, esclave

    ♀ **Gce**, – 3 ♀

## *La dynamique homosexuelle*

- Complémentaire
  - le droitier verrouillée sur son principe masculin, gourou

    ♂ **Dr**, + 2 ♂
  - le gaucher sur son principe masculin, supérieur

    ♂ **Gc**, + 2 ♂
- Problématique
  - le droitier de base sur son principe masculin, supérieur

    ♂ **Dr**, + 1 ♂
  - le droitier sur son principe féminin, inférieur

    ⚥ **Dr**, + ½ ♂
  - le gaucher verrouillé sur son principe masculin, gourou

    ♂ **Gc**, + 3 ♂
- Éviter
  - le gaucher de base sur son principe féminin, inférieur

    ⚥ **Gc**, – 1 ♀
  - le droitier verrouillé sur son principe féminin, esclave

    ⚥ **Dr**, – 1 ½ ♀
- Fuir
  - le gaucher verrouillé sur son principe féminin, esclave

    ⚥ **Gc**, – 2 ♀

Tu peux maintenant ressentir la dynamique sociale et sexuelle de ce gaucher verrouillé sur son principe masculin avec une puissance de + 3 ♂ macho. Il est l'ultime gourou... Étant tout, il se permet tout. Tout dépend de ses humeurs et de ses besoins de l'instant. Tu vis ou tu meurs par cette dynamique sociale et sexuelle dans la notion de réel, virtuel, imaginaire et symbolique. Tu risques ta peau d'une façon ou d'une autre. Cela t'appartient de savoir ce que tu veux ou pas dans ta vie.

Si, malheureusement, cet homme « tourne mal » dans sa vie, alors ni toi ni personne d'autre ne pourra rien pour lui, sauf si la Providence Divine lui tombe dessus !

F) *Équilibre / déséquilibre*

- Cet homme est en équilibre et en surpuissance entre son principe masculin et sa nature sexuelle masculine tout en étant verrouillé dans cette dynamique.
- Il est mégalomane, il est le maître et il se prend pour Dieu.

G) *Effets de l'alcool*

- L'assimilation d'alcool maintient le verrouillage neurosociologique.
- La dépendance à l'alcool est très rapide.
- L'assimilation excessive risque de provoquer le coma et une mort foudroyante.

H) *Orientation alimentaire*

- Cette catégorie d'homme consomme, selon ses besoins, toutes les catégories de support alimentaire de type « yang et yin ».

I) *Aspect vestimentaire*

- Son style sera très militaire et spartiate.
- Son choix de couleurs sera de nature froide.
- Il utilise le support vestimentaire et les décorations pour impressionner.
- L'apparence est le mot clé.
- Paradoxalement, il pourra vivre dans une grande sobriété vestimentaire.

J) *Réactions aux médicaments*

- L'effet stimulant des médicaments augmente le verrouillage de sa position neurosociologique. Cela risque de provoquer un éclatement avec des conséquences de coma et de mort rapide et foudroyante.
- L'effet inhibiteur des médicaments risque de maintenir le verrouillage en place et de produire un effet d'implosion avec pour conséquence une grande dépression.

K) *Vitesse de récupération*

- Sa capacité de récupération tient presque du miracle.

L) *Suggestions pour une récupération plus rapide*

- Son mode de récupération est très instinctif.
- C'est le « survivant ultime ».

M) *Niveau d'hormones*

- La testostérone est très élevée.
- Les œstrogènes sont absents de son système.

N) *Correspondance de la géométrie sacrée*

- Cet homme une correspondance de géométrie sacrée reliée à la deuxième cervicale axis-C2 avec le processus de fixation-subluxation atlanto-axiale et une fusion anatomique adaptative entre la deuxième cervicale et la troisième.

O) *Catégories de voitures utilisées*

- En général, cet homme va utiliser comme moyen de transport de grosses cylindrées, le *4 x 4*, la limousine, bref, ce qui est le plus puissant et le plus gros.
- Le confort est très important.
- Son mode de conduite variera en fonction de ses humeurs. Il risque de devenir problématique pour les autres conducteurs.
- Paradoxalement, il pourra ne privilégier aucun véhicule précis. Il ira même jusqu'à préconiser la marche à pied.

P) *Lieu d'habitation*

- Son territoire d'habitation sera très grand, voire gigantesque, confortable et très luxueux.
- Il est mégalomane.
- Il possède de nombreuses résidences.
- Paradoxalement, il peut se satisfaire du strict minimum.

Q) *Catégories de musique*

- Il apprécie beaucoup les grands chefs-d'œuvre classiques.
- Il peut apprécier le *heavy* rock.
- Paradoxalement, il recherche le silence et la tranquillité dans la nature.

R) *Art et Poésie*

- Il apprécie les chefs-d'œuvre artistiques et politiques et il se considère comme étant lui-même de l'art et de la poésie.
- Paradoxalement, il est un contemplatif de la nature et de la vie en général.

S) *Catégories de films*

- Il favorise les films à grand déploiement reliés aux grands conquérants.
- Il apprécie les films réalisés sur lui-même.

## 5) *Pathologies correspondant au gaucher verrouillé en gourou*

Les pathologies seront de nature à Principe Masculin, rapides et foudroyantes et portant potentiellement l'empreinte de cancer. Les signes avant-coureurs seront de la nature du collapse, du coma. La mort sera très rapide. Les maladies seront ingérables par les différents systèmes de santé. Exemples : infarctus massif du myocarde, cancer des bronches, problématiques de voies biliaires, problématique de la vessie, problématique des canaux pancréatiques, diabète, anévrisme cérébral, toutes les formes de traumatismes physiques violents qui provoquent un degré de dommages élevés de morbidité.

### 6) *Identification des repères de positions neuro-spatio-sociologiques de survie*

Cet homme est « le grand prédateur ultime ». Ce n'est pas une relation qu'il vit avec les autres, il **impose** sa présence aux autres. Il se considère comme étant « le soleil ».

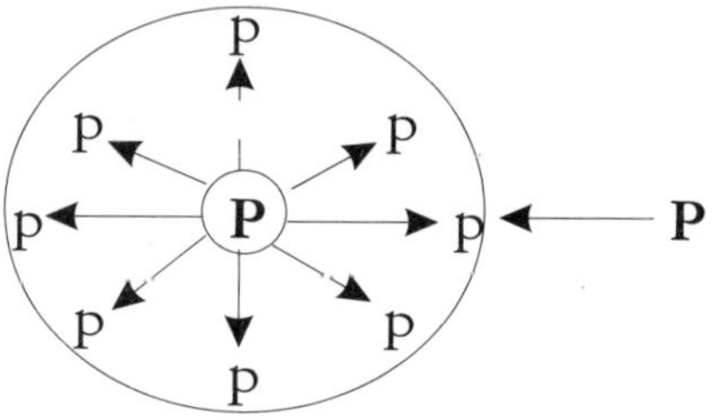


- Au lit, généralement, il utilise la position centrale du lit, et il dort seul, car il est paranoïaque.
- Assis côte à côte, il sera rarement assis à côté de toi, sinon il sera ta droite.
- Assis face à face, c'est la position préférée de cet homme, car il peut contrôler et diriger la conversation, confronter à sa guise et expulser si nécessaire.

### 7) *Suggestions pour approcher le gaucher verrouillé en position de gourou*

- Je te suggère d'attendre qu'il porte son attention sur toi. N'oublie jamais que tu es dans **son territoire**.
- Il demande ta présence.
- Il décide de ta présence.
- Il décide de ta départ.

Je te propose une approche directe et respectueuse face à l'ultime autorité avec une touche de soumission de ta part, et d'attendre qu'il questionne.

S'il accepte, sois bref, courtois et ne dépasse pas les limites établies. Souviens-toi que si tu es avec lui, c'est parce qu'il y trouve son intérêt.

S'il refuse, généralement, il n'y a pas de seconde chance, car si tu persistes, il considérera cette attitude comme de l'ingérence. Alors, tout est possible...

***Et si c'était vrai... !***

Chapitre 10

# La gauchère

Nous allons découvrir ensemble cette femme hors du commun et paradoxale, car elle a tout... et rien à la fois ! Cette femme est « la femme forte de la Genèse » qui a permis à l'humanité de marcher lentement et difficilement au travers des cycles d'évolution jusqu'à maintenant ! Cette gauchère qui, à cause d'une extrême tension coercitive interne et externe imposée par notre monde et notre humanité, est celle qui fera naître la nouvelle race, qui sera l'espoir et peut-être le dernier espoir pour nous faire passer la transition de notre race.

## I- La gauchère de base non verrouillée sur son principe masculin

⚥ Gce

LA GAUCHÈRE DE BASE a comme symbole (⚥Gce) le double symbole sexuel féminin et masculin en même temps, ce qui correspond à une réalité symbolique de l'androgyne par sa position neurosociologique d'empreinte primordiale de survie lors de sa conception par ses parents. Ceux-ci exprimaient l'intention « il faut avoir un garçon... » et, en plus, la somme de leurs propres empreintes primordiales avec une prédominance féminine. Sa nature androgyne n'est pas dans le sens anatomique du terme, bien que... La gauchère de base a toutes les caractéristiques sexuelles féminines, mais elle fonctionne avec toutes les caractéristiques du Principe Masculin. En d'autres mots, c'est un Principe Masculin avec un corps de femme, et cette femme-homme est reliée au « fantôme » de la position neurosociologique d'inférieur du Principe Féminin.

Il faut prendre conscience que cette femme vit un pat hémisphérique mobile dès sa conception et qu'elle exprime une constellation schizophrénique. Par cette « pirouette » neurosociologique de survie, la gauchère de base est une femme qui est stable, en équilibre-déséquilibre entre son Principe Masculin et son Principe Féminin, mais elle a une légère tendance à favoriser le mode de fonctionnement du Principe Masculin qui lui inspire une attitude de performance la poussant à être dans l'action et dans la mise en place de projets.

## 1) *Cartographie des repères de position neurosociologique*

*Position :* la gauchère de base (⚥Gce) est sur la position neurosociologique du cadran inférieur droit symbolisée par le mot « supérieur » ; en même temps, elle est reliée au « fantôme » de la position neurosociologique « inférieur » en Principe Féminin. Par cette position androgyne, la nature de base de la gauchère lui permet de se sentir bien sur cette position, d'être en équilibre dans ce déséquilibre. Cette *pirouette adaptative* lui permet d'être mobile... sans être mobile.

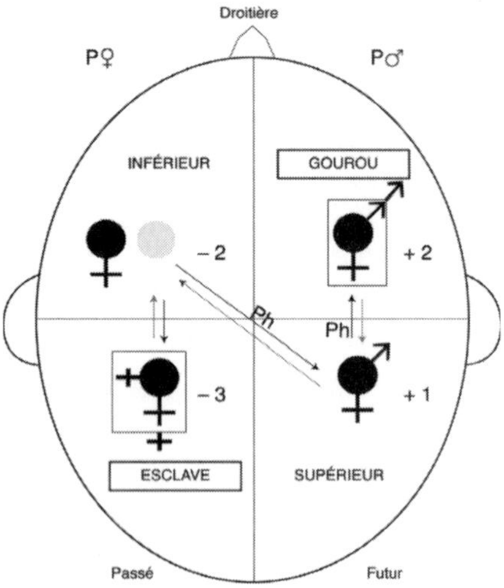

*Niveau:* Son niveau de puissance correspond à la codification du macho + 1. Elle est dans la performance et le contrôle du territoire spatial par sa nature et sa naissance.

*Son regard social et sexuel:* Elle aura un regard dirigé avec une tangente vers le haut de l'autre côté de la barrière symbolique sur la position neurosociologique d'inférieur en Principe Féminin.

En d'autres mots, tout en se sentant supérieure, la gauchère te considère symboliquement comme son supérieur, et c'est l'une des raisons pour lesquelles elle fait beaucoup de choses pour toi.

L'idéal, c'est que tu lui laisses faire tous les projets. Elle va les gérer. Tu finalises par ton appréciation verbale qui sera « dosée » et concrète, devant ses partenaires de travail, et ce, en évitant qu'elle soit trop satisfaite d'elle-même.

## 2) *Cartographie des repères spatio-temporels*

La présence d'un point localisé dans la réalité du Principe Masculin est un repère de position neuro-spatio-temporel relié au futur. À partir de ce point, trois flèches sont projetées dans trois directions différentes.

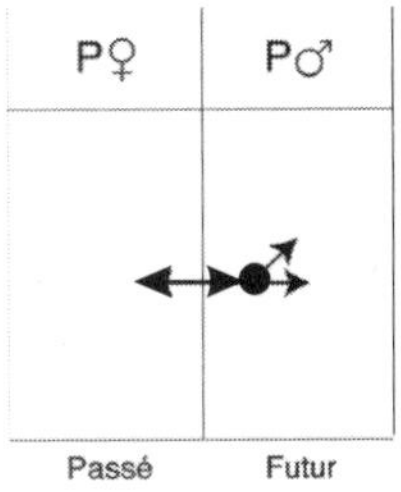


- La première flèche horizontale se dirige vers la droite et elle exprime une réalité portée vers le futur.
- La deuxième flèche se dirige à 45° vers le haut à droite, exprimant la position de supérieur.
- La troisième flèche est symbolisée par une double flèche horizontale qui est positionnée autant sur le Principe Masculin que sur le Principe Féminin et qui lui permet d'avoir un va-et-vient de pensée et de regard entre le futur et le passé.

La gauchère de base exprime la réalité de sa vie par son double positionnement neurosociologique : sa dominance à Principe Masculin reliée à un « fantôme » à principe féminin.

- Elle exprime la réalité du macho + 1 ♂, supérieur.
- Elle est dans une dynamique de prédateur-prédaté.
- Elle est territoriale.
- Elle est dans la performance et la compétition.
- Ses objectifs sont reliés au futur, mais elle est retenue par le passé qui la ralentit comme un boulet aux pieds.
- Ses objectifs sont atteints rapidement (légère fluctuation possible).
- Elle sait où elle va aux sens strict et élargi.
- On doit toujours lui donner deux objectifs consécutifs à atteindre, sinon elle s'emmerde et les problèmes commencent.
- Elle tolère et préfère les mâles dans son territoire.
- Elle vit un certain niveau d'intolérance envers les autres femmes dans son territoire, car pour elle, celles-ci ne sont pas assez dans l'action, un peu trop sur le verbo-moteur.

### 3) *Repères d'évaluation générale de la gauchère de base en position supérieure*

Je te propose de faire référence aux textes reliés au Principe Masculin et au Principe Féminin.

Ressens cette gauchère qui exprime un niveau de puissance du macho + 1 ♂. Ressens l'empreinte de base neurosociologique que ses parents lui ont léguée avec par exemple l'intention « l'enfant qui va naître doit être garçon car... ! ».

Cette femme ne connaît même pas les mots « sofa, chaise, repos, vacances ». Elle doit performer pour survivre comme un homme dans un monde d'hommes. Elle utilise les stratégies et la puissance du macho + 1 et elle garde en veilleuse « son fantôme » neurosociologique d'inférieur avec les caractéristiques du Principe Féminin. Elle est une femme qui vit dans la performance, et rapidement, elle va monter les échelons de la hiérarchie sociale. Elle connaît et utilise très bien les arguments et le mode de fonctionnement du mâle. Elle utilisera la séduction pour se faufiler au travers les maillons de la vie.

Elle s'ennuie avec les femmes, car elle trouve qu'elles parlent trop et qu'elles ne sont pas assez dans l'action. Pourtant, elle est une femme, mais pas tout à fait comme les autres !

Les vacances, pour elle, c'est un concept, un écho lointain... Lorsqu'elle prend des vacances, elle est cool, mais elle ne peut pas s'arrêter... Elle est la femme parfaite pour l'homme qui ne veut rien faire !

Sa vie affective est bizarre ! Étant performante et séductrice, normalement tout devrait être pour le mieux dans le meilleur des mondes des mâles... Pourtant ! Lorsqu'elle arrête de bouger, la plupart du temps c'est qu'elle est à la limite de l'épuisement ; et comme c'est presque toujours ainsi, alors on peut deviner la suite... « Demain, mon amour, je suis fatigué, je vais faire dodo ». Mais elle récupère rapidement grâce à sa position neurosociologique. Durant la nuit ou aux petites heures du matin... peut-être l'acte sexuel est-il possible... mais vite, car la journée est bien remplie !

Pour ce qui est de la famille, elle est la mère enceinte qui va travailler jusqu'au dernier jour ; et si elle peut retourner au travail deux jours après l'accouchement, elle le fait. C'est une mère autoritaire, qui gère étroitement son monde dans son territoire. Par sa position neurosociologique androgyne et par le pat hémisphérique mobile, elle est rarement ou jamais malade ; c'est la femme presque parfaite...

Mais si par une pression coercitive interne ou externe, elle bascule sur sa position neurosociologique d'inférieur-inférieur à Principe Féminin, alors c'est la grande séductrice – 2 ♀, c'est la femme à *party*, c'est la fête. C'est l'une des raisons pour lesquelles, ne pouvant se permettre de perdre le contrôle dans son territoire, cette femme minimise la consommation de cocktails, d'alcool et de drogue. Si elle perd le contrôle d'elle-même, elle risque de devenir dépendante et de s'enfoncer dans une grande dépression et de se diriger vers le suicide.

C'est aussi la grande artiste qui explose sur scène ou à la maison... Une mise en garde : si tu abuses d'elle lorsqu'elle a perdu le contrôle d'elle-même, tu risques de le regretter lorsqu'elle aura récupéré son territoire.

Comme le gaucher, la gauchère n'a pas beaucoup de marge de manœuvre ; alors, naturellement, elle recherche l'équilibre. Si dans ton milieu de travail tu as le privilège de travailler avec une gauchère et que tu connais les règles du jeu à suivre pour savoir la diriger sagement, tu as à ta portée une partenaire de travail idéal. Si tu ne connais pas les règles du jeu, tu risques de perdre ta place !

## 4) *Repères des mots clés pour la gauchère de base en position supérieure*

### A) *Attitude générale dans la vie*

- Elle n'est pas dépressive.
- Elle survit dans un corps de femme par le Principe Masculin.

- Elle vit un paradoxe permanent, car il lui est difficile de vivre pour elle-même et pour les autres.
- Elle pense et agit selon le Principe Masculin avec en plus, l'intelligence et l'intuition féminines.
- C'est une femme de performance, car elle est dans l'action ; c'est une femme d'affaires.
- Elle se questionne sur ce qu'elle fait avec le corps d'une femme, car elle est un homme !
- Elle est territoriale.
- Elle est dominatrice.
- Elle n'a pas de temps à perdre.
- Elle est fonceuse.
- Elle est résistante.
- Elle est géniale.
- Elle aime le pouvoir.
- Elle est attirée par la position sociale de chef, et bien souvent, elle veut cette place de chef.
- Elle est à l'aise dans le monde des mâles.
- Attention, messieurs et personnes de Principe Masculin : elle arrive dans votre monde avec vos mécanismes de survie masculins, elle veut votre place et elle l'aura.
- On doit toujours lui donner deux objectifs à la fois pour qu'elle évolue sagement.
- Elle est idéale pour gérer une entreprise, pour être cadre supérieur, et vous avez intérêt à l'écouter.
- Elle a tendance à confronter, à mettre K.O. et à continuer à frapper.

B) *Activité physique*

- Elle est généralement active physiquement.
- Elle est dans la performance.

- Elle recherche les activités physiques viriles.
- Elle est agressive et elle veut gagner.
- Ses performances athlétiques sont généralement de niveaux élevés. Elle est une candidate aux médailles d'or.
- Sa morphologie est athlétique si elle exprime son empreinte de base.

C) *Activité sociale*

- Elle est extravertie, mais discrète.
- Elle est visible dans son territoire social.
- Son implication est modérée.

D) *Activité professionnelle*

- Elle sera orientée vers des professions mâles : orthopédiste, chiropraticienne, avocate, journaliste, policière, militaire, femme d'affaires, etc.
- Elle est généralement stable et performante dans sa profession, mais il ne faut pas oublier le double objectif.
- Elle monte dans la hiérarchie à vitesse variable et elle envisage de prendre la place du patron.
- Elle surveille son territoire pour maintenir sa position hiérarchique avec une projection de monter. Elle ne fait pas confiance aux hommes.

E) *Regard social et sexuel*

- La gauchère de base sur sa position neurosociologique de supérieur dirige son regard social et sexuel avec une tangente vers le haut de l'autre côté de la barrière symbolique sur la position neurosociologique d'inférieur à Principe Féminin. Paradoxalement, elle considère cette position neurosociologique comme étant supérieure.Cela s'applique autant pour la réalité hétérosexuelle que pour la réalité homosexuelle.

- Sa séduction est naturelle, mais elle ne l'utilise pas pour sa performance sexuelle, seulement pour sa performance professionnelle et pour son évolution dans la hiérarchie du jeu de positions territoriales.
- Sa sexualité est simple et orientée vers la performance. Nous pouvons nous interroger sur la nature et la forme du romantisme qu'elle va utiliser.
- Sa libido est basée sur les caractéristiques du Principe Masculin, c'est-à-dire : forte, de courte durée et dirigée vers la performance... Quand c'est terminé, on se tourne et on dort.
- Dans le jeu des relations sociales et sexuelles, elle a une forte tendance à dominer et à contrôler son partenaire-adversaire, sinon elle devient vulnérable, ce qu'elle ne peut se permettre.

## La gauchère de base sur une position de supérieur (⚥ **Gce**, + 1 ♂)

### *La dynamique hétérosexuelle :*

- Complémentaire
  - le droitier sur son principe féminin, inférieur

    ⚥ **Dr**, – ½ ♀
  - le gaucher de base sur son principe féminin, inférieur

    ⚥ **Gc**, – 1 ♀
- Problématique
  - le droitier de base sur son principe masculin, supérieur

    ♂ **Dr**, + 1 ♂

– le droitier verrouillé sur son principe féminin, esclave

⚥ **Dr**, – 1 ½ ♀

– le gaucher verrouillé sur son principe féminin, esclave

⚥ **Gc**, – 2 ♀

- Éviter
  - le gaucher sur son principe masculin, supérieur-supérieur

♂ **Gc**, + 2 ♂

– le droitier verrouillé sur son principe masculin, gourou

♂ **Dr**, + 2 ♂

- Fuir
  - le gaucher verrouillé sur son principe masculin, gourou

♂ **Gc**, + 3 ♂

## *La dynamique homosexuelle*

- Complémentaire
  - la droitière sur son principe masculin, supérieur

⚥ **Dre**, + ½ ♂

– la droitière de base sur son principe féminin, inférieur

♀ **Dre**, – 1 ♀

- Problématique
  - la gauchère de base sur son principe masculin, supérieur

⚥ **Gce**, + 1 ♂

– la droitière verrouillée sur son principe masculin, gourou

⚥ **Dre**, + 1 ½ ♂

– la gauchère sur son principe féminin, inférieur-inférieur

+♀ **Gce, – 2** ♀

– la droitière verrouillée sur son principe féminin, esclave

♀ **Dre, – 2** ♀

- Éviter
  – la gauchère verrouillée sur son principe masculin, gourou

  ♀♂ **Gce,** + 2 ♂

  – la gauchère verrouillée sur son principe féminin, esclave

  +♀ **Gce,** – 3 ♀

Maintenant ressens et réfléchis, car cette gauchère, même si son mode de fonctionnement est relié à la performance et qu'elle aime contrôler son territoire, n'est pas une louve ni une nymphomane ; c'est plutôt l'opposé. Mais si une pression coercitive interne ou externe la propulse sur sa position neurosociologique inférieure de son Principe Féminin, alors c'est différent. Mais elle n'y restera pas longtemps, car elle se sent trop vulnérable et elle n'a plus de marge de manœuvre. Il vaut mieux éviter ce genre de contexte.

F) *Équilibre / déséquilibre*

- La gauchère de base est en déséquilibre entre sa nature sexuelle et son Principe Masculin, mais grâce à la «pirouette» neurosociologique de supérieure-inférieure du pat hémisphérique mobile, paradoxalement, cette femme se sent en équilibre dans ce déséquilibre. Sa crainte est de se retrouver dans un monde à Principe Féminin et de devenir trop vulnérable.

G) *Effets de l'alcool*

- Par instinct, la gauchère de base va limiter ou éviter l'absorption d'alcool qui provoque une bascule oscillatoire plus prononcée sur la position neurosociologique d'inférieur-inférieur du Principe Féminin, ce qui lui fait perdre le contrôle.
- Elle devient vulnérable et elle ne peut se le permettre, même avec son partenaire de vie.
- Elle devient hyperséductrice – 2 ♀ et elle perd tous ses moyens.
- Elle devient totalement désorientée.
- Elle devient très rapidement dépressive.
- Elle risque de se verrouiller sur sa position neurosociologique d'esclave du Principe Féminin.

H) *Orientation alimentaire*

- Elle recherche l'équilibre alimentaire, mais elle a une préférence pour la catégorie de type « yang ».

I) *Aspect vestimentaire*

- Elle fait partie de la catégorie de femmes dont l'aspect vestimentaire doit être fonctionnel par rapport à son travail, tout en gardant une touche de féminité.
- Elle recherche l'harmonie des couleurs qui seront tièdes, neutres ou froides.
- Elle mélange les catégories de tissus qui seront harmonieux.
- La coupe vestimentaire sera directionnelle, droite et de préférence militaire.
- Les critères vestimentaires seront à orientations mâles : pantalon, souliers plats, chaussures de sport, T-shirt, chemisier de coton...

J) *Réaction aux médicaments*

- L'effet stimulateur des médicaments provoque une surtension du pat hémisphérique mobile sur sa position neurosociologique de supérieur avec une augmentation de sa performance et de son agressivité. Il y a un risque de verrouillage en pat hormonal sur la position neurosociologique de gourou avec des conséquences neuro-psycho-socio-patho-organiques qui sont difficilement gérables.
- L'effet inhibiteur des médicaments provoque une surtension du pat hémisphérique mobile sur la position neurosociologique inférieur-inférieur en augmentant son facteur de puissance de séduction – 2 ♀, ce qui hausse radicalement la sensibilité émotionnelle et affective avec un état dépressif. Par ce fait, il y a un risque de verrouillage sur la position neurosociologique d'esclave avec un facteur de puissance de séduction – 3 ♀. Cela implique des conséquences neuro-psycho-socio-patho-organiques qui peuvent être extrêmes, difficilement gérables avec un état dépressif prononcé qui dirige cette gauchère vers le processus d'implosion et une mort lente et pénible.

K) *Vitesse de récupération*

- Sa vitesse de récupération est généralement assez rapide, accompagné d'une grande tolérance à la douleur.

L) *Suggestions pour une récupération plus rapide*

- Il faut maintenir la notion de double objectif à court et à moyen terme.
- Maintenir un certain niveau d'activité physique.
- Favoriser une approche alternative à contacts directs.
- Augmenter l'apport alimentaire de type « yang ».

- Approche homéopathique à orientation « yang ».
- Repositionnement relationnel neuro-spatial sur le principe neurosociologique supérieur. Exemple : déplacer le lit et ou la chaise de repos dans la zone droite de la chambre.
- Reprogrammation des histoires-mémoires reliées à la réalité du conflit ou de la pathologie.

M) *Niveau d'hormones*

- Le niveau d'œstrogènes est variable avec une légère tendance à la baisse.
- Le niveau de testostérone a tendance à être légèrement à la hausse.
- Elle peut avoir la sensation de vivre une ménopause sans être en ménopause.

N) *Correspondance de la géométrie sacrée*

- Cette femme a une correspondance à la géométrie sacrée de l'atlas-C1 relié à l'axis-C2, ce qui met en place un déséquilibre biomécanique permanent.

O) *Catégories de voitures utilisées*

- Généralement, cette femme va favoriser un gabarit de véhicules petit ou moyen qui est puissant et performant ; elle va apprécier le *4 x 4*. Son choix de couleurs sera neutre ou froid. Son mode de conduite va varier en fonction de l'oscillation du pat hémisphérique mobile et de ses humeurs, mais généralement, elle conduit d'une façon plutôt macho et elle impose la « vitesse de croisière » aux autres conducteurs.

P) *Lieu d'habitation*

- Son lieu d'habitation aura une surfac-e petite ou moyenne, avec un aménagement et une décoration de type zen, c'est-à-dire légèrement dépouillés. Généralement, son lieu d'habitation est bien ordonné et son espace de travail personnel est très ordonné.

Q) *Catégories de musiques*

- Elle sait apprécier les grands classiques, le jazz et le *soft-rock*.

R) *Art et Poésie:*

- Elle sait apprécier les grands chefs-d'œuvre et la poésie d'envergure.

S) *Catégorie de films*

- Généralement, elle apprécie les films d'actions et de science-fiction. Elle va sporadiquement regarder des films d'horreur et de sexe.

## 5) *Pathologies correspondant à la gauchère de base sur la position supérieure*

Souviens-toi que la gauchère a une position neurosociologique qui chevauche la double position de supérieur à Principe Masculin et d'inférieur à Principe Féminin. Cette femme est en pat hémisphérique mobile, ce qui la positionne sur un état de neutralité mobile, et de par cette position, elle n'exprime aucune pathologie... tout en ayant un problème de santé en attente.

Cette réalité de qualité de vie est paradoxale, car elle ne le sent pas quand elle ne va pas bien; aussi est-elle une femme qui est rarement malade, sauf lorsqu'elle sort ou qu'elle est amenée à l'extrême limite de cette position neurosociologique de supérieur; tout devient alors amplifié et catastrophique! Car ayant une forte résistance et une grande tolérance à la douleur et ne sachant pas s'arrêter, toute la symptomatique devient amplifiée;

elle risque la catastrophe ! Elle peut se retrouver avec une réalité qui sera difficilement gérable. Il faut savoir comment fonctionne une gauchère de base et agir en conséquence pour lui permettre de récupérer plus adéquatement.

Les pathologies seront reliées à une correspondance à Principe Masculin. Exemples : problème asthmatique, léger problème diabétique, problématique coronarienne, problématique de la vésicule biliaire et des canaux hépatiques, légère anorexie, instabilité et dégénérescence articulaires des épaules et des membres supérieurs, instabilité et dégénérescence articulaires des genoux, problématique articulaire de la région lombo-sacrée.

En résumé, la gauchère de base est rarement ou jamais malade, elle est la directrice ou l'employée idéale, car elle prend rarement des congés de maladie.

## 6) *Identification des repères neuro-spatio-sociologiques de survie*

La gauchère de base est dans une relation ambiguë : autant elle est en position de prédateur de base, autant elle est sur ses gardes pour ne pas être prédatée. Elle exprime les deux réalités en même temps selon les contextes environnemental, social et émotionnel où elle se situe.

p ◄—— (P)

- Au lit, elle aime dormir dans la position « centrale droite » de son lit et elle a tendance à dormir en biais à partir de l'oreiller situé à droite ; les pieds sont dans la partie gauche du lit.
- Assis côte à côte, elle préfère se tenir à une certaine distance de toi, sinon elle préfère à être assise à ta droite.
- Assis face à face, elle préconise cette position et elle va légèrement tourner son corps vers la droite.

### 7) *Suggestions pour approcher une gauchère de base en position supérieure*

- Je te suggère d'utiliser l'approche douce et directe, en demandant l'atomisation d'entrer dans « son territoire » qui est « le territoire ». N'oublie jamais : elle fonctionne sur un double positionnement neurosociologique spatial de supérieur-inférieur.
- Si elle accepte, la gauchère de base est généralement difficilement accessible, car elle est en permanence sur ses gardes... Tu dois faire la preuve de ton authenticité. Une fois acceptée, c'est OK ! Mais souviens-toi, elle te surveille ! Elle déteste la trahison.
- Si elle refuse, tu peux essayer de nouveau, mais généralement, ce sera très difficile de refaire le contact, sauf si cela est dans son intérêt personnel.

## II- La gauchère verrouillée sur son principe masculin

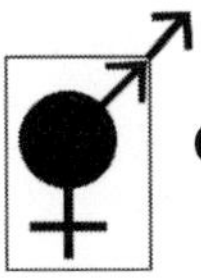

Gce

LA GAUCHÈRE VERROUILLÉE SUR SON PRINCIPE MASCULIN exprime la combinaison du double symbole sexuel féminin et masculin avec une « mise en cage » ou « verrouillée » dans le Principe Masculin (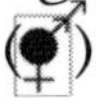).

Cette position neurosociologique peut être imposée par une pression coercitive interne et externe qui fait sortir la gauchère de base de son pat hémisphérique mobile et de sa position neurosociologique de supérieur, ou bien cette position est acquise comme « empreinte de base » lors de la conception. Ce qui est fascinant avec cette position neurosociologique, c'est que tu as l'impression de retrouver un homme devant toi... C'est un homme dans un corps de femme... C'est une femme masculinisée... car elle a complètement décroché de son « fantôme » neurosociologique d'inférieur à Principe Féminin. Elle est sortie de son pat hémisphérique et elle s'est verrouillée en gourou par un pat hormonal à Principe Masculin. Et on se demande pourquoi perd la tête ! « Elle-il » ne comprend pas ce qui se passe... « Elle-il » utilise un corps de femme... « Elle-il » est le gourou, le chef dans son monde et de ce monde... et elle tient à rester accrochée à cette position neurosociologique.

## 1) *Cartographie des repères de position neurosociologique*

*Position :* La gauchère se retrouve sur la position neurosociologique symbolisée par le mot « gourou » qui est verrouillée en pat hormonal et qui est non mobile. La gauchère exprime un état de déséquilibre complet entre sa nature sexuelle féminine et sa position neurosociologique de gourou en Principe Masculin. Son état psychologique démontre une attitude d'obsessive-compulsive.

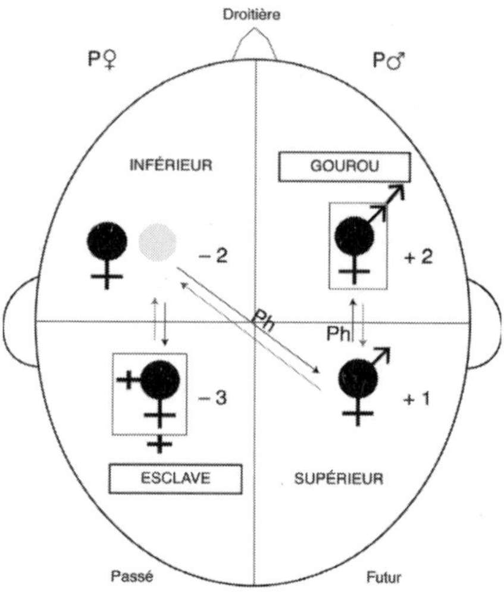


*Niveau :* Par ce positionnement neurosociologique, elle récupère le niveau de puissance de macho + 2 ♂. « Elle-il » utilise un corps de femme pour exprimer sa puissance masculine. « Elle-il » subjugue, impressionne, provoque et effraie les hommes et les femmes qui sont dans son territoire. Pourquoi ?... Parce que c'est une amazone ! « Elle-il » est une mante religieuse qui dévore ses partenaires après l'acte sexuel !

*Regard social et sexuel :* Son regard est porté en premier lieu à l'intérieur du Principe Masculin (la position localisée « en dessous d'elle »). C'est la position de supérieur. En second lieu, son regard est dirigé avec une tangente vers le haut, de l'autre côté de la « barrière symbolique » sur la position neurosociologique d'inférieur en Principe Féminin. Cela s'applique autant pour la réalité hétérosexuelle que homosexuelle.

## 2) *Cartographie des repères spatio-temporel*

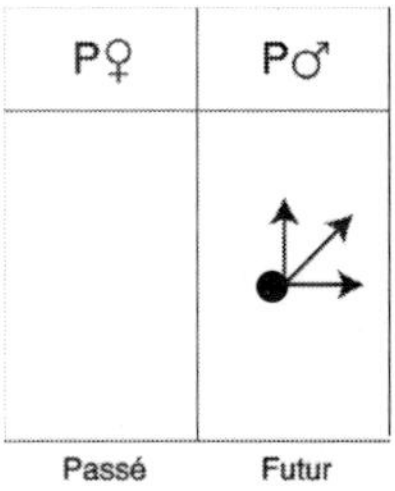


La présence du symbole d'un point localisé dans la réalité du Principe Masculin est un repère neuro-spatio-temporel relié au « futur ». À partir de ce point, trois flèches sont dirigées dans trois directions différentes vers la droite.

La première flèche horizontale vers la droite correspond à la réalité du regard porté vers le futur.

La deuxième flèche, qui se projette à 45° vers le haut à droite, correspond à la position de supérieur.

La troisième flèche, qui se projette à la verticale vers le haut, correspond à la position de gourou.

La gauchère verrouillée en pat hormonal sur sa position de gourou exprime ainsi la réalité de sa vie :

- Elle est le chef, le gourou.
- Elle risque d'être tyrannique.
- Elle risque d'être fanatique.
- C'est l'amazone.
- C'est la mante religieuse.
- Elle est l'ultime prédateur.

- Elle domine complètement son environnement.
- Elle exprime la puissance de macho + 2 ♂.
- Elle extravertie.
- Elle a une attitude d'obsessive-compulsive.
- Elle est hyperperformante.
- Ses objectifs sont reliés à la nature du Tout, de l'Absolu.
- Ses objectifs sont atteints très rapidement, efficacement et sans détour.
- Ses objectifs sont multiples.
- Elle s'enfonce dans cette dynamique.
- Elle vit dans le futur et pour le futur.
- Il est presque impossible de la faire sortir de cette dynamique.

### 3) *Repères d'évaluation générale d'une gauchère verrouillée en pat hormonal sur une position de gourou*

Je te propose de refaire la lecture du Principe Masculin et de découvrir une femme qui exprime une puissance de macho + 2 ♂. Découvre « cet homme » qui a un corps de femme. « Elle-il » ne comprend pas la raison de cette erreur. Il lui manque quelque chose, « là, en bas ». Imagine-toi, toi, droitière de base, séductrice de nature, si un matin à ton réveil, tu constatais que ton sexe féminin a été remplacé par un sexe masculin et que tes seins ont disparu ! Imagine toutes les conséquences que cela implique de ne plus avoir la réalité physique féminine pour survivre face aux mâles !

Avec notre gauchère verrouillée sur son principe masculin, c'est tout le contraire ! C'est ici que se trouve le paradoxe relié à la notion de récupération de territoire spatial (réel, virtuel, imaginaire et symbolique), ou bien d'énergie de réception. Il faut réaliser et comprendre que la notion d'appropriation de quelque chose de réel, virtuel, imaginaire et symbolique fait partie du processus de survie que le cerveau biologique utilise comme levier pour se donner l'impression de mieux contrôler et de dominer son environnement et sa propre réalité.

Donc, cette gauchère qui a récupéré cette position de surpuissance neurosociologique va maintenant fonctionner sur le mode de confrontation en se disant : « Je vais leur montrer à ces machos de base, comment ça fonctionne ! » Sauf qu'étant sur la puissance du super-macho, « elle-il » va entrer dans le monde des mâles. Elle risque d'y rencontrer un homme dont la puissance est égale ou supérieure à la sienne, et cela risque de lui faire très mal. C'est une des raisons pour laquelle cette femme, qui utilise cette position neurosociologique, va vivre en solitaire, qu'« elle-il » est paranoïaque, qu'« elle-il » a une profonde crainte du jour où « elle-il » va subir l'ultime affront (pour « elle-il », c'est l'ultime confrontation). Ce sera la catastrophe, l'explosion-implosion, la grande dépression et le suicide.

C'est par l'empreinte de base, lors de la conception ou par le contexte social, les promotions, les honneurs, la drogue, l'héritage familial, que cette femme va être poussée à vivre avec une « sur-identité », un ego « sur-développé ». Elle va se comporter comme une exclue du monde, et son monde enveloppe ce monde. Tout cela, pour garder sa suprématie. « Elle-il » va être « La Star des Stars ». « Elle-il » sera invitée et « évitée » par tout le monde... « Elle-il » sera totalement seule... À cause de sa paranoïa, « elle-il » ira jusqu'à la folie dans son isolement, pouvant même se suicider ou se faire « suicider »... Elle pourrait devenir une grande criminelle.

Il y a peu de choses à faire avec cette femme-homme si elle devient criminelle, sinon protéger la société de cette femme-homme, car « elle-il » est ingérable...

### 4) *Repères des mots clés de la gauchère verrouillée sur la position de gourou*

A) *Attitude générale dans la vie*

- « Elle-il » n'est pas en harmonie avec son sexe et son Principe Masculin.
- « Elle-il » se sent bien sur cette position neurosociologique et s'y accroche.
- « Elle-il » est en surtension permanente (en réel, virtuel, imaginaire ou symbolique).
- « Elle il » a une attitude d'obsessive-compulsive face à ses objectifs.
- « Elle-il » est très agressive et dominatrice dans sa relation avec son environnement.
- « Elle-il » est **la star** des stars.
- « Elle-il » n'est pas dépressive, mais elle-il rend les autres dépressifs ou agressifs.
- Son ego est sur-développé.
- « Elle-il » confronte, frappe, met KO, frappe encore, met dans le coma, frappe de nouveau et met à mort. Pourquoi ? Pour se garantir que l'autre ne fera jamais de contre-attaque.
- « Elle-il » va vers l'autodestruction.
- Dans l'extrême limite, « elle-il » devient ingérable.
- « Elle-il » utilise toutes les stratégies, bonnes ou mauvaises, sans aucun remords, pour maintenir sa position.
- « Elle-il » est mégalomane.
- « Elle-il » est souvent problématique dans son comportement, car elle-il a toujours raison et l'autre a tort.
- *Danger :* si malheureusement « elle-il » tourne mal, le crime est à sa portée et « elle-il » devient une grande criminelle (en réel, virtuel, imaginaire ou symbolique).

- « Elle-il » est presque impossible à déverrouiller de cette position neurosociologique de gourou.

B) *Activité physique*

- « Elle-il » est physiquement hyper active.
- Si « elle-il » a hérité cette empreinte de base à sa conception, « elle-il » aura une morphologie très athlétique.
- « Elle-il » est très agressive, très performante et « elle-il » gagne.
- « Elle-il » a déjà gagné avant d'avoir commencé.
- Si cette femme est bien gérée et guidée, « elle-il » a tous les critères pour devenir une grande championne olympique.

C) *Activité sociale*

- Extravertie, « elle-il » prend toute la place.
- « Elle-il » est partout.
- « Elle-il » est une idole sociale.

D) *Activité professionnelle*

- « Elle-il » peut jouer un rôle de leader dans un monde mâle.
- « Elle-il » occupe des postes d'autorité : haut fonctionnaire de l'État, sous-ministre, ministre ou premier ministre, directrice générale d'une institution, commandant.
- « Elle-il » est très ancrée et stable dans sa profession.
- « Elle-il » est hyperperformante dans sa profession.
- « Elle-il » est une gagnante, « elle-il » ne laisse aucune chance, c'est une « tueuse » en affaires.
- « Elle-il » domine presque totalement les mâles... avec plaisir.
- « Elle-il » est respectée et crainte par les femmes et les hommes.
- Les femmes sont tétanisées et terrorisées devant « elle-il ».

E) *Regard social et sexuel*

- Son regard social et sexuel est dirigé en premier lieu à l'intérieur du Principe Masculin vers la position neurosociologique de supérieur localisée sous la position neurosociologique de gourou. En second lieu, son regard sera dirigé de l'autre côté de « la barrière symbolique » avec une tangente vers le haut sur la position neurosociologique d'inférieur à Principe Féminin, et, occasionnellement, sur la position neurosociologique d'esclave. Cela s'applique autant pour la réalité hétérosexuelle qu'homosexuelle.
- « Elle-il » est la présence.
- « Elle-il » utilise toute la puissance mâle pour performer.
- « Elle-il » est très séduisante et « elle-il » le sait, mais elle s'en moque, car « elle-il » domine par ce qu'« elle-il » est.
- Sa sexualité est très simple et orientée vers la performance.
- La notion de multiples partenaires n'est pas une problématique pour elle. Au contraire, elle les domine et elle aime ça.
- Sa libido est très forte et de courte durée.
- C'est par son comportement obsessif-compulsif qu'« elle-il »l ouvre la porte au sadomasochisme, au viol, au fétichisme et, dans l'extrême limite, à la bestialité, à la zoophilie et même au meurtre.
- Ses relations sociales et sexuelles sont dans une dynamique de domination complète (réelle, virtuelle, imaginaire, symbolique) avec un niveau de voyeurisme qui est très fort chez elle-il.

## La gauchère verrouillée en pat hormonale sur une position de gourou : (⚥Gce, + 2 ♂)

### *La dynamique hétérosexuelle*

- Complémentaire
  - le droitier de base sur son principe masculin, supérieur

    ♂ **Dr**, + 1 ♂
- Problématique
  - le droitier sur son principe féminin, inférieur

    ⚥ **Dr**, – ½ ♀
  - le gaucher de base sur son principe féminin, inférieur

    ♂**Gc**, – 1 ♀
  - le gaucher sur son principe masculin, supérieur-supérieur

    ♂ **Dr**, + 2 ♂
  - le droitier verrouillé sur son principe masculin, gourou

    ⚥ **Dr**, + 2 ♂
- Éviter
  - le droitier verrouillé sur son principe féminin, esclave

    ⚥ **Dr**, – 1 ½ ♀
  - le gaucher verrouillé sur son principe féminin, esclave

    ⚥ Gc, – 2 ♀
  - le droitier verrouillé sur son principe masculin, gourou

    ♂ **Dr**, + 2 ♂

## *La dynamique homosexuelle*

- Complémentaire
  - la droitière verrouillée sur son principe masculin, gourou

    ⚥ **Dre**, + 1 ½ ♂
  - la gauchère sur son principe masculin, supérieur

    ⚥ **Gce**, + 1 ♂
- Problématique
  - la droitière sur son principe masculin, supérieur

    ⚥ **Dre**, + ½ ♂
  - la droitière de base sur son principe féminin, inférieur

    ♀ **Dre**, – 1 ♂
  - la gauchère verrouillée sur son principe masculin, gourou

    ⚥ **Gce**, + 2 ♂
- Éviter
  - la gauchère sur son principe féminin, inférieure-inférieur

    +♀ **Gce**, – 2 ♀
  - la droitière verrouillée sur son principe féminin, esclave

    ♀ **Dre**, – 2 ♀
- Fuir
  - la gauchère verrouillée sur son principe féminin, esclave

    +♀ **Gce**, – 3 ♀

Maintenant, réfléchis, souviens-toi et ressens ; cette gauchère est comme un homme dans un corps de femme. Son niveau de puissance du macho + 2 ♂ lui permet de fonctionner comme un homme, de s'exprimer comme un homme et d'avoir les mêmes objectifs qu'un homme.

Découvre l'amazone, **la Star**, la mante religieuse qui après avoir copulé avec le mâle, le tue et le dévore au complet (en réel, virtuel, imaginaire ou symbolique). Bonne chance à celui ou à celle qui s'aventure dans son territoire social ou sexuel. Il ou elle n'a presque aucune possibilité d'en ressortir sans blessure psychologique ou physique.

F) *Équilibre / déséquilibre*

- Cette femme-homme est en déséquilibre total. C'est le déchirement entre deux réalités, « elle-il » se moque de savoir ce qu'« elle-il » est, car le plus important, c'est que cette condition lui permette de détenir le pouvoir.
- « Elle-il » est enfermée dans ce verrouillage neurosociologique de gourou à Principe Masculin et, paradoxalement, « elle-il » ne veut pas sortir de ce contexte ; tout est une question de pouvoir dans son mode de raisonnement et de fonctionnement. Alors « elle-il » développe une surdimension d'identité et « elle-il » se prend pour Dieu ! Cette condition est permanente et irrécupérable même si tu la détrônes. « Elle-il » est ce qu'« elle-il » est ! « Elle-il » ira jusqu'à la mort pour être que ce qu'« elle-il » est, c'est-à-dire Dieu.

G) *Effets de l'alcool*

- L'assimilation d'alcool augmente toute la problématique neuro-psycho-socio-patho-organique de cette personne.
- Ceci va augmenter son verrouillage neurosociologique de gourou, son attitude d'obsessive-compulsive et son agressivité.
- Sa dépendance à l'alcool est presqu'assurée ; elle ira jusqu'à la mort par intoxication.

H) *Orientation alimentaire*

- « Elle-il » est attirée à l'excès par un type d'alimentation « yang ».

I) *Aspect vestimentaire*

- Son aspect vestimentaire va être très spartiate, très martial.
- La coupe des vêtements sera droite.
- Les couleurs seront dans des teintes froides : tout blanc, tout noir, tout gris, avec très peu de nuances.
- « Elle-il » a un faible pour le cuir.

J) *Réactions aux médicaments*

- L'effet stimulant des médicaments augmente le verrouillage neurosociologique et risque de provoquer un processus d'implosion-explosion entraînant la mort.
- L'effet inhibiteur des médicaments maintient le verrouillage neurosociologique et, dans l'extrême limite, risque de provoquer une bascule et verrouillage neurosociologique d'esclave sur le Principe Féminin et de mettre en place un processus d'implosion et de mort par dégradation ou par suicide.

K) *Vitesse de récupération*

- Sa vitesse de récupération est très rapide et, pour certains, cela tient du miracle.

L) *Suggestions pour une récupération plus rapide*

- Son mode de récupération est très instinctif.
- C'est la « survivante ultime ».

M) *Niveau d'hormones*

- Le niveau d'œstrogènes est généralement très bas ou absent.
- La testostérone est très élevée pour une femme.
- « Elle-il » exprime la réalité d'une possibilité d'aménorrhée, d'une ménopause précoce sans aucun symptôme apparent.

N) *Correspondance de la géométrie sacrée*

- Cette femme a une correspondance de géométrie sacrée reliée à l'atlas-C1, mais celle-ci va exprimer un processus de fixation-subluxation atlanto-axiale, un processus de fusion occiput-atlas ou bien le processus de fusion axis-C2 et C3.

O) *Catégories de voitures utilisées*

- Généralement, cette femme va préférer conduire des véhicules de gabarit moyen ou gros qui sont surpuissants et performants, le gros *4 x 4*, ou bien se laisser conduire dans une limousine de grand luxe. « Elle-il » veut du confort.

P) *Lieu d'habitation*

- « Elle-il » apprécie un espace d'habitation moyen ou grand, très ventilé et dépouillé (zen). La décoration sera froide et de nature « métallique ».

Q) *Catégories de musique*

- « Elle-il » apprécie les chefs-d'œuvre musicaux de grande envergure, le jazz, le rock... avec beaucoup de puissance sonore.

R) *Art et Poésie*

- « Elle-il » se considère comme une œuvre d'art, comme une poésie.
- « Elle-il » apprécie les chefs-d'œuvre de conquête et de grande envergure.

S) *Catégories de films*

- « Elle-il » apprécie les films d'histoire des grandes et des grands de ce monde, les films reliées aux grandes épopées, les films de science-fiction, d'horreur et de sexe.
- « Elle-il » apprécie se voir elle-même sur l'écran comme étant la vedette, **la** Star.

## 5) *Pathologies correspondant à la gauchère verrouillée en gourou*

- Les pathologies seront de nature à Principe Masculin, rapides, foudroyantes et portant potentiellement l'empreinte du cancer. Les signes avant-coureurs seront de la nature du collapse, du coma. La mort est très rapide. Les pathologies seront difficilement gérables par les différents systèmes thérapeutiques existants. Exemples : cancer des bronches, cancer du pancréas, diabète, problématique des voies biliaires, infarctus du myocarde, problématique artérielle coronarienne, ostéosarcome fémoral, processus articulaire dégénératif cervico-dorsal et lombo-sacré combiné aux têtes fémorales, anévrisme cérébral.

## 6) *Identification des repères de position neuro-spatio-sociologique de survie*

- Cette femme est « la puissante prédateur ».

Ce n'est pas une relation qu'« elle-il » a avec les autres... elle impose sa présence, elle est l'Étoile, **la Star**.

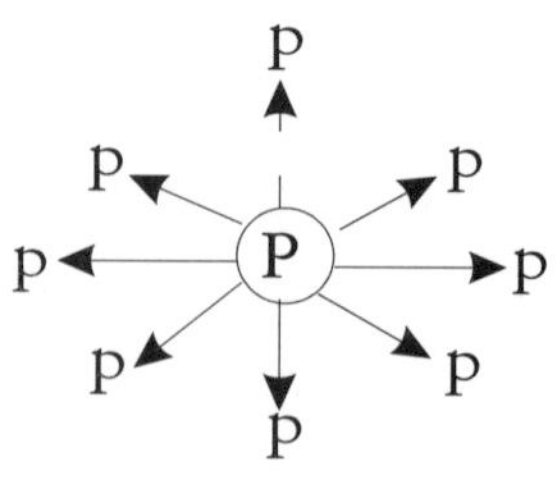

- Au lit, généralement, « elle-il » utilise la partie centrale du lit, « elle-il » dort généralement seul, car « elle-il » est paranoïaque.
- Assise côte à côte, « elle-il » est rarement assise à côté de toi ; sinon elle sera à ta droite.
- Assise face-à-face, c'est la position préférée qu'« elle-il » préconise pour être apte à mieux gérer et contrôler son environnement.

### 7) *Suggestions pour approcher la gauchère verrouillée en position de gourou*

- « Elle-il » demande et exige ta présence.
- « Elle-il » impose sa présence.
- « Elle-il » dicte ton départ.
- La soumission totale est exigée.
- Si « elle-il » accepte, « elle-il » veut savoir qui tu es... pour mieux t'utiliser ! Plus tu en dis, pire c'est pour toi !
- Si « elle-il » refuse, cela veut dire que tu n'existes pas pour « elle-il » ; il est préférable de te faire oublier pour ta survie !

## III- La gauchère non verrouillée sur son principe féminin

+♀ Gc

LA GAUCHÈRE NON VERROUILLÉE a comme symbole +♀ **Gce**, le double critère sexuel féminin. C'est une énorme pression coercitive interne et externe qui l'a positionnée ou **poussée** dis à sauter à pieds joints dans le monde des femmes accrochées au Principe Féminin.

En récupérant, dans une extrême tension, cette nouvelle position neurosociologique, elle est devenue une « inférieur-

inférieur », avec une puissance de « séductrice – 2 ♀ », sans être verrouillée et en restant mobile avec toute la puissance de séduction que cela peut offrir. Généralement, la récupération de cette nouvelle position neurosociologique est de courte durée, car par nature, la gauchère de base préfère l'équilibre de son pat hémisphérique mobile et le monde de la performance et de l'action. Si malheureusement elle reste positionnée trop longtemps sur la position « inférieur-inférieur », cette gauchère risque le verrouillage en esclave sur le Principe Féminin, et elle devient facilement la proie et la victime de prédateurs qui recherchent ce genre d'individus (ce qui positionnerait cette femme dans des conditions très précaires pouvant aller jusqu'au suicide). Cette condition devient permanente si elle est mise en place par la position neurosociologique des parents lors de la conception de l'enfant avec l'intention : « Il faut que ce soit un garçon qui naisse ». L'empreinte de base correspond à cette gauchère non verrouillée sur son Principe Féminin.

## 1) *Cartographie des repères de position neurosociologique*

*Position :* La gauchère non verrouillée est sur la position neurosociologique du « cadran supérieur gauche » symbolisé par le double mot « inférieur-inférieur ». Il faut prendre conscience que cette gauchère est en équilibre entre son Principe Féminin et son symbole sexuel féminin ; toutefois, elle n'est pas en tension sur cette position, mais plutôt en surpuissance de séductrice

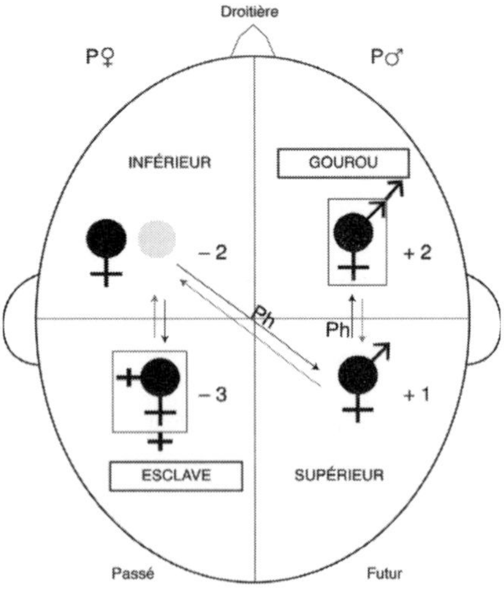

tout en restant mobile sur l'échiquier neurosociologique. Elle va exprimer des critères psychologiques maniaco-dépressifs avec une attitude d'hyperséductrice (la porte est ouverte pour exprimer certaines caractéristiques de la nymphomane) qui sera généralement de courte durée, sauf si cette position neurosociologique est reliée à la conception.

*Niveau:* Son niveau de puissance correspond à la codification de séductrice – 2 ♀, elle fait tourner la tête des femmes et des hommes.

*Regard social et sexuel:* Son regard sera porté en premier lieu sur les individus qui se positionnent à l'intérieur du Principe Féminin sur la position d'inférieur. En second lieu, elle portera son regard avec une tangente descendante dirigée vers le Principe Masculin, qui correspond à la position neurosociologique de supérieur.

## 2) *Cartographie des repères spatio-temporels*

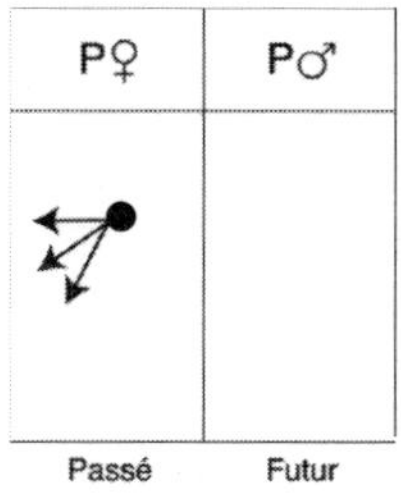


La présence d'un point localisé dans la réalité du Principe Féminin est un repère neuro-spatio-temporel relié au passé. À partir de ce point, trois flèches sont dirigées dans trois directions différentes.

- La première flèche se dirige horizontalement vers la gauche et elle exprime une réalité de regard vers le passé.
- La deuxième flèche se dirige à 45° vers le bas à gauche et elle exprime la position d'inférieur.
- La troisième flèche se dirige à 70° vers le bas à gauche et elle exprime la position de double infériorité.

La gauchère non verrouillée exprime la réalité de sa vie à partir de sa position neurosociologique d'inférieur-inférieur du Principe Féminin.

- Elle devient très dévalorisée.
- Elle exprime des symptômes d'une grande dépression.
- Elle se sent très vulnérable, très prédatée, une proie facile.
- Elle exprime la réalité d'inférieur-inférieur.
- Elle devient hyperséductrice avec un niveau de puissance de séductrice – 2 ♀.
- Elle est totalement désorientée aux sens strict et élargi.
- Elle n'a presque plus de repères fixes.
- Elle devient instable émotionnellement.
- Elle vit dans le passé avec des regrets qui sont généralement non justifiables.
- Elle risque de se verrouiller sur la position neurosociologique d'esclave.

### 3) *Repères d'évaluation générale de la gauchère non verrouillée en position d'inférieur-inférieur*

Je te propose de refaire la lecture du Principe Féminin et du Principe Masculin. Maintenant, considère cette femme qui a récupéré soudainement, par pression coercitive interne ou externe, la puissance symbolique de séductrice – 2 ♀ sans être verrouillée, sinon cela la ferait passer à une puissance symbolique de séductrice – 3 ♀. Découvre cette gauchère qui était, quelques instants avant la bascule, sur le Principe Masculin : dans l'action, performante, agressive, orientée, efficace, ayant cette inquiétude et cette crainte conscientes ou inconscientes de devenir subitement une hyperséductrice et d'attiser ainsi la convoitise de tous ces mâles « en chaleur » avec leur pouvoir de dominants.

De plus, cette femme devient très dépressive et très rapidement désorientée ; alors, c'est le délire, elle crie, elle pleure, elle appelle à l'aide, elle cherche à retrouver son équilibre en retournant dans son monde à Principe Masculin ; généralement, elle va réussir.

Si malheureusement les mâles l'approchent comme étant la femme hypersexée, **la proie**, alors, elle va vivre (en réel, virtuel, imaginaire ou symbolique) toutes les formes d'agressions. Elle ne comprend pas pourquoi elle subit tout cela, mais elle doit survivre !

Elle découvre très rapidement les faiblesses des mâles : le sexe ! Une fois l'acte sexuel terminé (peut-être même a-t-elle été payée), elle récupère et elle dort...en ayant conscience que tout devient possible pour elle par cette faiblesse mâle. Elle redécouvre la puissance de la séduction et, de ce fait, elle a les hommes à ses pieds. C'est la porte ouverte à une réalité sociale qui se nomme « la prostitution ». Pour maintenir cette dynamique, elle doit utiliser des substituts comme la drogue et ou l'alcool, et très rapidement, elle devient dépendante à tous ces produits. Cette dépendance l'amène à la déchéance. Assez rapidement, elle se dirige vers une descente aux enfers sur la position neurosociologique d'esclave avec les conséquences que cela implique.

Si la gauchère de base, qui s'est retrouvée par pression coercitive externe ou interne sur cette position neurosociologique d'inférieur-inférieur, réussit à éviter le scénario catastrophique ci-haut mentionné et qu'elle retrouve son équilibre naturel (un pat hémisphérique mobile avec une dominance sur la position neurosociologique de supérieur), alors elle ne permettra plus à aucun homme ni à aucune femme de la faire basculer de nouveau.

Elle cherchera à régler ses comptes avec ceux qui ont provoqué cette déchéance temporaire. La nature du règlement de compte risque d'être de l'ordre d'actes criminels (en réel, virtuel, imaginaire ou symbolique).

Pour sa survie, cette femme recherche assez rapidement son retour à l'équilibre pour éviter les dérapages, car cela devient trop problématique pour elle-même et potentiellement pour les autres.

Si la gauchère a hérité à la conception l'empreinte primordiale de cette position neurosociologique avec l'intention des parents qui correspond à la gauchère, alors c'est autre chose. Cette gauchère aura beaucoup de travail à faire sur elle-même et devra suivre scrupuleusement les recommandations qui vont suivre, sinon sa vie risque d'être un enfer.

Si tu es une gauchère qui est ou qui risque de se retrouver sur cette position neurosociologique, je t'encourage à être active physiquement, à pratiquer les voies martiales comme l'aïkido, le taï chi, le chi quong. Je te recommande fortement d'éviter l'absorption de toute forme d'alcool et de drogue ; maintiens-toi dans la voie du centre. Aide les femmes et les enfants qui sont traumatisés et qui n'ont pas le privilège d'être gauchères, car elles ont besoin de toi comme référence et comme repère. Tu dois faire attention à tes *petites* dépressions et à ton ego, car cela peut te jouer de mauvais tours. Apprends à reconnaître ce que tu es ; ce sera bien pour toi et pour les autres.

Si tu vis avec une gauchère et qu'elle se retrouve sur cette position neurosociologique, sache que c'est généralement à court terme. Cela risque de devenir très pénible pour toi et ta partenaire si c'est à long terme. Alors soit attentif, maintiens le lien verbal, maintiens ta présence près d'elle et protège-la d'elle-même et des autres. N'abuse surtout pas de la situation, au contraire protège-la, car elle risque gros. Tu dois trouver une façon de la maintenir en action, de la faire bouger, changer de lieu ou de contexte... sinon elle risque de s'enfoncer. Tu dois protéger cette femme, car elle est très vulnérable.

## 4) *Repères des mots clés pour la gauchère non verrouillée en position d'inférieur-inférieur*

### A) *Attitude générale dans la vie*

- Elle vit une grande dépression avec une attitude psychologique de maniaco-dépressive.
- Elle est très dévalorisée.
- Elle se sent très inférieure aux autres.
- Son verbo-moteur est très actif et elle s'écoute parler.
- C'est une prédatée, la proie.
- Elle a de grandes capacités de médium.
- Elle est hypersensible.
- Elle est très soumise.
- Elle a une tendance à se refermer sur elle-même.
- La porte est ouverte pour l'autisme.
- Le syndrome de Cottard est à surveiller.
- Elle est très passive.
- Elle est très séductrice et provocatrice.
- Elle est paranoïaque.
- On la retrouve souvent dans le milieu artistique comme actrice ou artiste.
- Sa réalité est altérée; cette femme attend beaucoup de son environnement pour trouver des solutions.
- Elle devient son rêve et son rêve devient elle.
- Elle vit des pertes de référence rationnelle, mais elle est dans la réalité temporelle.
- Elle est dans *son* monde et dans *le* monde.
- Elle vit une très grande souffrance psychique et sociale.
- Elle va s'abaisser pour survivre.

- Attention : le suicide est présent chez cette catégorie d'individus.
- Généralement, elle ne s'alimente pas correctement.
- Elle aura tendance à ne pas prendre soin d'elle-même.
- Elle vit dans le rêve.
- Elle est mystique.
- Elle est superstitieuse et fétichiste.
- Attention : si elle sort de cette position neurosociologique, il ne faut pas lui rappeler ce qu'elle a fait ; sinon, cela risque d'être trop douloureux pour elle et aussi pour toi... Souviens-toi, « elle-il » est revenue... !

B) *Activité physique*

- Elle fait rarement des activités physiques sinon jamais.

C) *Activité sociale*

- Elle est introvertie et refermée sur elle-même.
- Elle se fait très discrète au sein de la scène publique, sauf si elle est une actrice.

D) *Activité professionnelle*

- Elle fait partie de la catégorie des grandes artistes et des grandes actrices (en réel, virtuel, imaginaire ou symbolique).
- C'est un génie dans les jeux de rôle.
- Elle a le potentiel d'une grande médium.
- Elle est religieuse, professeur.
- Les professions solitaires l'attirent : chercheur, artiste, peintre, notaire, téléphoniste, secrétaire, travail de manutention

(pour ses petites mains), bibliothécaire, femme de ménage, fleuriste, prostituée, etc.

- Elle peut se retrouver dans les causes humanitaires.
- Elle est reliée à la beauté féminine ou malheureusement à son opposé.

E) *Regard social et sexuel*

- La gauchère non verrouillée sur une double position neurosociologique d'inférieur-inférieur à Principe Féminin a son premier regard social et sexuel dirigé à l'intérieur du Principe Féminin, vers le haut, en relation avec les individus qui sont sur une position neurosociologique d'inférieur. Le second regard sera dirigé avec une tangente vers le bas de l'autre côté de « la barrière symbolique » sur la position neurosociologique de supérieur du Principe Masculin. Cela s'applique autant pour la réalité hétérosexuelle qu'homosexuelle.
- La réalité de cette femme étant reliée à l'hyperséduction et à la passivité, son attitude sociale et sexuelle sera dirigée dans ce sens. Elle devient la proie idéale pour les fantasmes de nombreux mâles.
- Elle est hyperséductrice (Marilyn Monrœ).
- Sa sexualité est très complexe, car elle désire être aimée, et non seulement être un objet de sexe.
- Sa sexualité est destructive et composée de fantasmes et de fétichisme.
- Sa libido peut être forte, mais très fluctuante en fonction des circonstances, de l'affection et de l'attitude générale du partenaire.
- Elle a les caractéristiques de la nymphomane.
- C'est la « prostituée ».

- Elle est à haut risque de subir abus et viols.
- Elle a les caractéristiques « d'une vierge sacrificielle »

## La gauchère non verrouillée sur une position d'inférieur-inférieur (+♀Ge, – 2 ♀)

## La dynamique hétérosexuelle

- Complémentaire
  - le droitier verrouillé sur le principe féminin, esclave
    ⚥ **Dr**, – 1 ½ ♀
  - le gaucher base que son principe féminin, inférieur
    ⚥ **Gc**, – 1 ♀
  - le droitier sur son principe féminin, inférieur
    ⚥ **Dr**, – ½ ♀
- Problématique
  - le gaucher verrouillé sur son principe féminin, esclave
    ⚥ **Gc**, – 2 ♀
  - le droitier de base sur son principe masculin, supérieur
    ♂ **Dr**, + 1 ♂
- Éviter
  - le gaucher sur le principe masculin, supérieur-supérieur
    ♂ **Gc**, + 2 ♂
  - le droitier verrouillé sur son principe masculin, gourou
    ♂ **Dr**, + 2 ♂
- Fuir
  - le gaucher verrouillé sur son principe masculin, gourou
    ♂ **Gc**, + 3 ♂

## *La dynamique homosexuelle*

- Complémentaire
  - la droitière de base sur son principe féminin, inférieur

    ♀ **Dre**, – 1 ♀
  - la droitière sur son principe masculin, supérieur

    ⚥ **Dre**, + ½ ♂
- Problématique
  - la gauchère de base sur son principe masculin, supérieur

    ⚥ **Gce**, + 2 ♂
  - la gauchère sur son principe féminin, inférieur-inférieur

    ♀ **Gce**, – 2 ♀
- Éviter
  - la gauchère verrouillée sur son principe féminin, esclave

    ♀ **Gce**,-3 ♀
  - la droitière verrouillée sur son principe masculin, gourou

    ⚥ **Dre**, + 1 ½ ♂
- Fuir
  - la gauchère verrouillée sur son principe masculin, gourou

    ⚥ **Gce**, + 2 ♂

Réfléchis et ressens la dynamique sociale et sexuelle de cette femme gauchère non verrouillée sur la position neurosociologique d'inférieur-inférieur à Principe Féminin avec un facteur de puissance de séduction – 2 ♀.

Elle recherche l'amour et la tendresse, mais elle est la séductrice passive dont le mâle, avec ses fantasmes, va abuser, pour après repartir et retrouver sa femme ou une autre proie. Elle se sent salie, elle se sent comme une « traînée », une moins que rien.

Ressens le cri d'alarme et de désespoir de cette femme. Elle s'enfonce ! Elle ne veut que de l'aide pour pouvoir un jour se sortir de ce cauchemar et de cet enfer. Offre-lui cette aide sans aucune attente. Tends-lui la main. Si elle le peut et le désire, elle retrouvera son équilibre ; elle aura de la gratitude, de la compassion et de la compréhension.

F) *Équilibre / déséquilibre*

- Cette femme est en équilibre entre son Principe Féminin et sa réalité sexuelle féminine. Il faut être particulièrement attentif pour saisir que cette femme n'est pas séductrice, mais plutôt en mode « hyperséductrice » sur cette position neurosociologique d'inférieur-inférieur et qu'elle est mobile. Elle risque d'être en dehors de la réalité.

G) *Effets de l'alcool*

- L'assimilation d'alcool maintient sa position neurosociologique d'inférieur-inférieur.
- Elle augmente sa dépression et son processus maniaco-dépressif.
- Elle augmente l'état de léthargie.
- Elle augmente sa dévalorisation et son manque d'estime pour elle-même.
- Cette gauchère risque la dépendance à l'alcool.
- Occasionnellement, l'alcool peut provoquer un retour sur le Principe Masculin et réactiver son pat hémisphérique mobile.
- Si la consommation est excessive, elle risque le verrouillage sur la position neurosociologique d'esclave à Principe

Féminin, ce qui va augmenter radicalement son niveau de séduction (séduction – 3 ♀) et peut la positionner dans des situations irréversibles pouvant entraîner la mort.

H) *Orientation alimentaire*

- Cette femme va se gaver de la catégorie alimentaire de type « yin » avec un peu de « yang ».

I) *Aspect vestimentaire*

- Tout sera dirigé pour provoquer et séduire.
- La coupe des tissus sera très ample, légère et vaporeuse.
- Les couleurs seront très chaudes et flamboyantes.

J) *Réactions aux médicaments*

- L'effet stimulant des médicaments va atténuer sa dépression et la repositionner sur son pat hémisphérique mobile de supérieur à Principe Masculin. Il y a un risque de dépendance aux médicaments et de diriger cette femme vers un verrouillage en pat hormonale sur la position neurosociologique de gourou à Principe Masculin.
- L'effet inhibiteur des médicaments va provoquer un verrouillage sur la position neurosociologique d'esclave, augmenter l'état dépressif et rapidement diriger cette femme vers un processus d'autodestruction et de suicide.

K) *Vitesse de récupération*

- Sa récupération est généralement très lente et souffrante.

L) *Suggestions pour une récupération plus rapide*

- Les objectifs psychologiques doivent à être à court terme.
- L'entourage doit être stable et l'environnement stimulant.

- Augmenter l'apport alimentaire de type « yang ».
- Avoir recours à la musicothérapie, à la zoothérapie, à des thérapies alternatives graduelles et douces, à l'homéopathie à orientation « yang ».
- Le contact avec l'eau lui est bénéfique.
- Favoriser un repositionnement relationnel spatial sur la position neurosociologique de supérieur. Exemple : déplacer la chaise ou le lit dans le périmètre spatial droit de la pièce.
- Reprogrammer des histoires-mémoires correspondant à la nature du conflit ou de la problématique.

M) *Niveau d'hormones*

- Le niveau d'œstrogènes est très élevé.
- La testostérone est absente.

N) *Correspondance de la géométrie sacrée*

- Cette femme a une correspondance de géométrie sacrée reliée à l'atlas-C1 avec une grande instabilité biomécanique occipitale-atlas.

O) *Catégories de voitures utilisées*

- Cette femme va conduire une voiture souvent mal entretenue qui sera petite, très mobile, très économique, de couleur vive. Dans son mode de conduite, elle sera généralement distraite et complètement désorientée. Les contraventions reçues seront surtout reliées au stationnement interdit. De plus, elle ne respecte pas souvent les arrêts aux intersections.

P) *Lieu d'habitation*

- Son espace d'habitation sera petit, très encombré, avec beaucoup de couleurs et une décoration hétéroclite.

Q) *Catégories de musique*

- Généralement, elle sera attirée par des catégories de musiques très *soft*, *New Age*, les chanteurs populaires, les chansons d'amour, les musiques populaires, le classique léger.

R) *Art et Poésie*

- Elle sera attirée par le romantisme, l'érotisme, l'amour, le mystique, le domaine angélique.

S) *Catégories de films*

- Les films romantiques, d'amour, de famille, de Walt-Dysney, de nature, tous les films auxquels elle aura participé... Elle déteste les films de violence, de guerre et de sexe.

## 5) *Pathologies correspondant à la gauchère non verrouillée en position d'inférieur-inférieur*

- Les pathologies qui correspondent à cette femme sont à Principe Féminin, mais elles ne portent pas l'empreinte de cancer. Elles seront très douloureuses et elles vont se prolonger sur une longue période de temps. Exemples : hypoglycémie, hyperhyroïdie ou hypothyroïdie, vaginite, processus dégénératif articulaire dans la région cervicale, dorsale et lombo-sacrée, myopie, cystite, traumatisme physique direct ou indirect, etc..

### 6) *Identification des repères de position neuro-spatio-sociologique de survie*

- Cette femme est dans une dynamique relationnelle de très grande vulnérabilité, car elle est la proie, la victime, la prédatée du **Prédateur**.

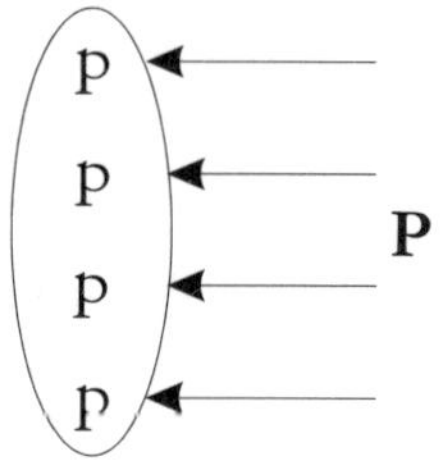


- Au lit, elle se tient généralement à gauche et sur le bord du lit.
- Assis côte à côte, elle préfère être à ta gauche, avoir une certaine distance de toi et se tourner sur elle-même vers la gauche.
- Assis face à face, elle n'apprécie pas cette position, elle va se tourner vers la gauche pour se refermer sur elle-même et se protéger.

### 7) *Suggestions pour approcher la gauchère non verrouillée sur la position d'inférieur-inférieur*

- Je te suggère une approche très très douce et nuancée, lui demandant l'autorisation d'entrer dans le territoire.

Si elle accepte, je te suggère de toujours être délicat, nuancé et poli en gardant une certaine distance pour ne pas provoquer un retrait de sa part. Évite d'élever la voix et de poser des gestes brusques. Ne fais aucune promesse que tu ne pourrais tenir.

Si elle refuse, tu dois laisser passer un peu de temps et essayer de nouveau.

## IV- La gauchère verrouillée sur son Principe Féminin

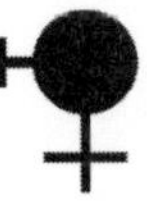
gc

LA GAUCHÈRE VERROUILLÉE SU SON PRINCIPE FÉMININ a comme symbole (+♀ Gce) composé du double critère symbolique féminin (♀) et de la notion d'encadrement (+♀) par le critère symbolique sexuel féminin qui correspond au verrouillage dans le Principe Féminin.

La gauchère verrouillée vit cette chute dans le Principe Féminin sur la position neurosociologique d'esclave par une colossale pression coercitive externe et interne qui a augmenté de façon considérable son niveau de féminité et de séduction dans son environnement.

Elle a récupéré **la totalité** du monde à Principe Féminin. Elle est **l'ultime esclave**, l'esclave des esclaves, esclave d'elle-même, l'ultime offrande, l'ultime serviteur, le **syndrome angélique**. Elle n'est « **rien** »... Elle attend tout et rien... tout peut arriver... rien ne peut arriver ! La finalité de ce rien est l'anéantissement complet et total et la disparition par implosion de sa réalité ! ZAP ! C'est terminé.

Lors de la conception, si les parents ont mis en place l'empreinte primordiale de cette position neurosociologique d'esclave avec l'intention reliée à la nature de la gauchère, alors nous avons une énorme responsabilité sociale et humanitaire **de protéger** cette femme des fantasmes et de la folie de notre société. Le **syndrome angélique** ouvre les portes d'un monde qui est parallèle au nôtre !

## 1) *Cartographie des repères de position neurosociologique*

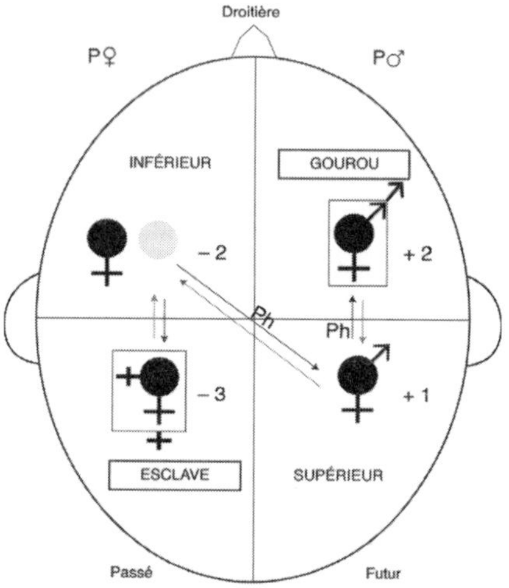


*Position:* La gauchère verrouillée sur son Principe Féminin est en équilibre, mais aussi en état de surtension-détresse permanente sur la position neurosociologique du cadran inférieur gauche symbolisé par le mot «**esclave**». Cette position lui impose d'être non mobile sur l'échiquier neurosociologique. Elle est **l'ultime offrande**, elle n'existe presque plus... Elle fait presque partie du monde des anges! Elle a l'attitude paradoxale d'être totalement détachée de notre réalité ou bien elle va exprimer des états maniaco-dépressifs très profonds, de délire et de folie.

*Niveau:* Elle exprime le niveau de féminité et de séduction – 3 ♀; elle a perdu tous les critères du Principe Masculin. Par ce positionnement neurosociologique, elle exprime un niveau de passivité et de réceptivité maximales. Elle est la vierge sacrificielle, la messagère, la portière d'entre les deux mondes, elle est la mère de tous les possibles. Derrière cette nature qui n'existe presque plus, elle est le regard angélique, la beauté angélique, elle est autre chose!

*Son regard social et sexuel:* Son regard est porté à partir du Principe Féminin vers **tout et rien**, c'est-à-dire **l'Absolu**.

## 2) *Cartographie des repères spatio-temporel*

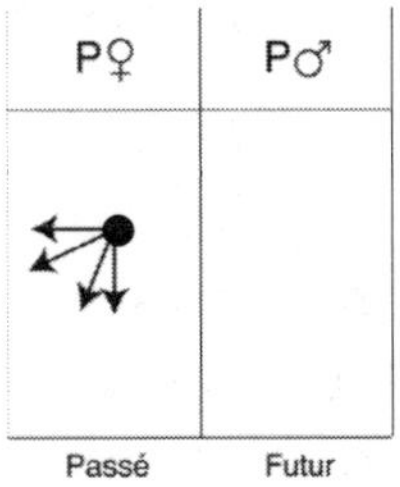


La présence d'un point localisé dans la réalité du Principe Féminin est un repère neuro-spatio-temporel positionné dans le passé. À partir de ce point, quatre flèches sont dirigées dans quatre directions différentes.

- La première flèche, horizontale vers la gauche, correspond à la réalité du regard porté vers le passé.
- La deuxième flèche, qui est à 45° vers le bas à gauche, correspond à la position d'inférieur.
- La troisième flèche, qui est à 70° vers le bas à gauche, correspond à la position d'inférieur-inférieur.
- La quatrième flèche, qui est à la verticale vers le bas, correspond à la position d'esclave.

La gauchère verrouillée sur son Principe Féminin exprime la réalité de sa vie par sa position neurosociologique d'esclave.

- C'est **l'esclave**.
- Elle est sur un processus d'implosion.
- Elle s'enfonce et étouffe dans cette dynamique.
- Elle n'a aucun repère réel ; tout est de nature virtuelle, imaginaire et symbolique.
- Elle est totalement désorientée dans notre monde qui se dit réel.
- Elle peut être autistique.
- Elle peut exprimer le syndrome de Cottard.
- Elle est totalement en réceptivité, donc totalement passive.
- Elle est hyperféminine et hyperséductrice.
- Elle exprime « **le syndrome angélique** ».

- Il est impossible ou presque de la faire sortir de cette position.
- Elle est « **l'ultime offrande** ».
- Elle n'est « **rien** ».
- Tout est relié au passé.
- Tout est relié à **la conception** et à l'état de préconception qui est **l'Absolu**, c'est-à-dire **tout et rien**. Elle est ailleurs dans un autre monde.

### 3) *Repères d'évaluation générale de la gauchère verrouillée en position d'esclave*

Je te propose de refaire la lecture du Principe Féminin. Découvre et ressens cette femme qui a récupéré le niveau de puissance de féminité et de séduction – 3 ♀. Par une colossale pression coercitive externe et interne, cette femme a été propulsée dans un autre monde. Elle n'existe presque plus, car elle n'est « **rien et Tout** », ce qui correspond à **l'Absolu**. Elle est « là » et elle n'attend « **rien et Tout** »... Elle attend l'autre monde... elle est entre deux mondes... elle est dans l'autre monde... elle est angélique... Elle est prisonnière sans être en prison. Si elle vient à sortir de son monde, elle exprimera un message « de l'autre côté, de Là ». Si elle n'en sort pas, elle n'est plus !

Lors de la conception, si les parents ont mis en place l'empreinte de base de cette position neurosociologique d'ultime esclave, d'ultime offrande, alors, je n'ai qu'une seule recommandation : il faut protéger cette femme des fantasmes et de la folie de notre société !

## 4) *Repères des mots clés de la gauchère verrouillée sur la position d'esclave*

### A) *Attitude générale dans la vie*

- Forte probabilité d'être autistique.
- Elle exprime le syndrome de Cottard.
- Elle exprime la soumission complète, **l'esclave**.
- Elle n'attend rien et tout...
- Elle est **là** !
- Elle est hypersensible, hyperféminine et hyperséductrice.
- Le conflit de déréliction est dans sa réalité.
- Elle s'offre totalement à la vie. C'est la nymphomane.
- Elle est « le syndrome angélique ».
- Elle n'a aucun repère social, spatial et temporel.
- Elle est asociale.
- Elle peut être une clocharde.
- Elle est en dehors de cette réalité (monde réel).
- Son monde est ailleurs.
- Selon nos standards, elle est suicidaire.
- Elle est une messagère de l'autre monde, une grande médium.
- Elle peut être une grande mystique.
- Elle pourrait être une religieuse cloîtrée.
- Elle est contemplative et en permanence dans la prière.
- Selon nos standards, elle est dans le délire verbomoteur, dans la folie, schizophrène.
- Elle peut être ou devenir paranoïaque.
- C'est « la proie ».

- Elle ne s'alimente presque pas, elle oublie de s'occuper d'elle-même et de s'habiller.
- C'est parfois le dénuement complet, le désordre complet autour d'elle.
- Il est impossible ou presque de la faire sortir de ce verrouillage.

B) *Activité physique*

- Elle est généralement dans l'inertie presque complète; elle bouge très peu.

C) *Activité sociale*

- Étant enfermée dans notre monde et libre dans un autre, elle n'existe presque pas, elle est donc absente de toute forme d'activité sociale.

D) *Activité professionnelle*

- Religieuse
- Grande mystique
- Grand médium
- Prêtresse-déesse
- Elle est « la vierge sacrificielle » pour l'ultime rituel (en réel, virtuel, imaginaire ou symbolique).
- Elle est le grand génie incompris.

E) *Regard social et sexuel*

- Son regard se fait à partir du Principe Féminin et il est offert pour « **Tout et rien** ». N'oublie jamais: elle exprime le « syndrome angélique ». Elle est l'ange de la lumière ou bien elle est l'ange de la noirceur. Alors, j'ai une recommandation : sois seulement présent et ressens... c'est tout. Oublie tout le reste... et tes fantasmes les plus fous !

## La gauchère verrouillée sur sa position d'esclave (♀ Gce, – 3 ♀)

### *La dynamique hétérosexuelle*

- Complémentaire
  - le gaucher verrouillé sur son principe féminin, esclave

    ⚥ **Gc**, – 2 ♀
- Problématique
  - le droitier verrouillé sur son principe féminin, esclave

    ⚥ **Dr**,-1 ½ ♀
  - le gaucher de base sur son principe féminin, inférieur

    ⚥ **Gc**, – 1 ♀
- Éviter
  - le droitier sur son principe féminin, inférieur

    ⚥ **Dr**, – ½ ♀
  - le droitier de base sur son principe masculin, supérieur

    ♂ **Dr**, + 1 ♂
- Fuir
  - le gaucher sur son principe masculin, supérieur-supérieur

    ♂→ **Gc**, + 2 ♂
  - le droitier verrouillé sur son principe masculin, gourou

    ♂ **Dr**, + 2 ♂
- Jamais
  - le gaucher verrouillé sur son principe masculin, gourou

    ♂→ **Gc**, + 3 ♂

### *La dynamique homosexuelle*

- Complémentaire
  - la droitière verrouillée sur son principe féminin, esclave

    ♀ **Dre,** – 2 ♀
  - la gauchère sur son principe féminin, inférieur-inférieur

    ♀ **Gce,** – 2 ♀
- Problématique
  - la droitière sur son principe féminin, inférieur

    ♀ **Dre,** – 1 ♀
  - la droitière sur son principe masculin, supérieur

    ⚥ **Dre,** + ½ ♂
  - la gauchère verrouillée sur son principe féminin, esclave

    ♀ **Gce,** – 3 ♀
- Éviter
  - la gauchère de base sur son principe masculin, supérieur

    ⚥ **Gce,** + 1 ♂
  - la droitière verrouillée sur son principe masculin, gourou

    ⚥ **Dre,** + 1 ½ ♂
- Fuir
  - la gauchère verrouillée sur son principe masculin, gourou

    ⚥ **Gce,** + 2 ♂

Réfléchis, ressens, **c'est une femme qui doit être protégée.**

F) *Équilibre / déséquilibre*

- La notion d'équilibre est un terme qui ne correspond pas à notre réalité par rapport à *sa* réalité. Elle est en ultime équilibre et pourtant, elle est totalement déséquilibrée pour nous.

G) *Effets de l'alcool*

- L'assimilation d'alcool risque de la précipiter dans le coma avec une mort très rapide.
- La dépendance à l'alcool est très très rapide.

H) *Orientation alimentaire*

- Elle peut s'alimenter de rien ou de tout.

I) *Aspect vestimentaire*

- Elle peut vivre dans le dénuement complet, c'est-à-dire avec rien ou presque rien, ou bien s'accaparer toutes les catégories de tissus et de vêtements qui seront à sa portée.

J) *Réactions aux médicaments*

- L'effet stimulant des médicaments va augmenter les incohérences et mettre en place un processus d'autodestruction par éclatement.
- L'effet inhibiteur des médicaments va provoquer le coma avec un processus d'implosion et une mort lente et souffrante.

K) *Vitesse de récupération*

- Si malheureusement cette femme devenait malade, son processus de récupération serait presque impossible, car sa *réincarnation* sera très lente et très longue.

L) *Suggestions pour une récupération plus rapide*

- Je propose d'utiliser en premier lieu la procédure de reprogrammation des histoires-mémoires de la réalité conflictuelle ou de la pathologie en place.
- Il faut mettre en place une procédure pour créer de nouveaux repères pour amener son cerveau à prendre conscience de son existence.
- Utiliser tous les supports sensoriels pour réactiver le contact avec notre réalité. Exemples : utiliser des clochettes, le vent, des odeurs agréables, les bruits de l'eau, lui mettre des autocollants d'étoiles au plafond.
- Utiliser la nature comme support de contact.
- Zoothérapie contrôlée et de courte durée.
- Alimentation de type « yin-yang » et plus tard de « yang ».
- Repositionnement relationnel spatial sur la position neurosociologique d'inférieure. Exemple : déplacer la chaise de repos ou son lit dans le cadran supérieur gauche de la chambre et face au mur.

M) *Niveau d'hormones*

- Son niveau d'œstrogènes sera très élevé ou absent.
- Son niveau de testostérone sera nul ou très élevé.

N) *Correspondance de la géométrie sacrée*

- La gauchère verrouillée sur son Principe Féminin a une correspondance avec la première vertèbre atlas-C1, avec une instabilité et une fixation-subluxation bio-mécanique occiput-atlas. Nous pouvons retrouver une fusion congénitale de l'occiput et de l'atlas.

O) *Catégories de voitures utilisées*

- En général, elle n'utilise aucun véhicule, préférant les services publics.

P) *Lieu d'habitation*

- Généralement, cette femme vit dans un petit espace avec un minimum de choses dans la pièce, sauf un ou deux objets qui lui permettent de maintenir de lien avec notre réalité (statue, photos...), et un ameublement minimal.

Q) *Catégories de musiques*

R) *Art et Poésie*

S) *Catégories de films*

- Pour ces trois dernières catégories, tout est dans sa tête. Elle est partie dans l'autre monde...

## 5) *Pathologies correspondant à la gauchère verrouillée en esclave*

- Les pathologies seront de nature à Principe Féminin avec l'empreinte de cancer. Elles seront très longues et très souffrantes, et aucun système connu ne peut gérer cette réalité sans créer des dommages irréversibles. Exemples : ostéosarcome généralisé consécutif au conflit de déréliction, choc hypoglycémique, chute du système hormonal, chute du système corticosurrénal, etc. Ou bien, il y aura une absence complète de pathologies.

## 6) *Identification des repères de position neuro-spatio-sociologique de survie*

- Cette femme est dans une réalité où la relation est inexistante. Elle n'est que « **là** ». Elle est « l'ultime offrande ». Elle est « l'ultime proie ». Elle n'est « rien et Tout ». Aussi, respecte-la.

Le « • » correspond à la nature d'une porte, à une réalité qui est virtuelle et pourtant réelle, à une réalité à deux dimensions.

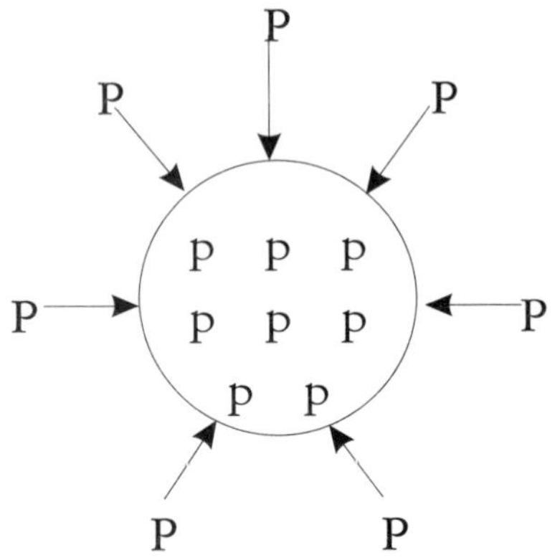


- Au lit, elle peut dormir partout, à l'intérieur ou à l'extérieur, voire préférer dormir cachée dans un coin...
- Assise côte à côte, cela ne changera rien pour elle, étant « refermée » sur elle-même et dans un autre monde...
- Assise face-à-face, cela ne changera rien pour elle.

## 7) *Suggestions pour approcher la gauchère verrouillée en position d'esclave*

Prends conscience que tu n'existes pas pour elle. Mais si tu deviens présent à elle, alors attention, tout est possible ! Elle peut devenir hystérique et paranoïaque en un instant et elle va vouloir te fuir. Ou bien, elle va vouloir t'incorporer pour être en toi, avec toi et toi !

Je te recommande de ressentir « l'Ange » qu'elle est. Offre-lui des repères de la nature comme le vent, l'eau, les odeurs agréables, les clochettes ; utilise une plume pour la toucher. Peut-être commenceras-tu à exister à partir de son monde et très lentement pourras-tu la ramener ici, dans ce monde.

Sois toi-même de nature angélique pour la ramener « de l'autre côté de la barrière ».

***Et si c'était vrai... !***

TROISIÈME PARTIE

# REMONTER L'ÉCHELLE...

*Dernières considérations pour cheminer vers la « verticalisation »*

## Chapitre 11

# L'infini qui se cristallise

> « *Il y a deux fonctions logiques possibles, l'une est cérébrale ou mécanique, l'autre est la logique vitale. La logique vitale mécanique ou syllogistique, de quantité, résulte d'une comparaison d'éléments concrets ou définis. La logique vitale et celle de la Genèse ou génération d'une forme matérielle; c'est la cristallisation de la cause abstraite en forme spatiale, concrète, par le Temps. La méthode de la logique mécanique ou cérébrale est analytique. La logique vitale exige la faculté de synthèse en tant que vision spatiale...* »
>
> R.A. Schwaller de Lubicz

« Ce qui est en haut est comme ce qui est en bas, et ce qui est en bas est comme ce qui est en haut ».

Si cet adage est juste, alors la correspondance entre notre réalité matérielle cérébrale et la réalité virtuelle immatérielle du monde dit spirituel doit s'établir, chacune des réalités étant le reflet de l'autre.

Les deux premières parties de ce livre donnaient la description de notre réalité neuro-psycho-socio-patho-organique par le support du cerveau biologique. La dynamique du cerveau biologique est d'avoir des repères réels, virtuels, imaginaires et symboliques pour survivre dans la réalité temporelle. Une « poussée » naturelle l'oblige à se hisser au-delà de lui-même pour aller à la rencontre de l'âme.

Un paradoxe peut jaillir de cette affirmation. En effet, comment le cerveau biologique (C.B.) peut-il aller à la rencontre de l'âme qui est, pour lui, sans repère ? Comme le cerveau biologique a besoin de repères, je te propose de remplacer le mot « âme » par « cerveau virtuel » (C.V.). Ce changement de terme permettra au cerveau biologique de créer un lien avec le cerveau virtuel ou l'âme.

La troisième partie de ce livre a pour but de créer la rencontre entre le cerveau biologique et le cerveau virtuel et ainsi favoriser le lien entre eux. À chacun d'entre nous d'entreprendre sa propre démarche vers cette rencontre et de vivre ainsi la grande aventure de sa propre quête.

Par la compréhension de notre réalité cérébro-psycho-socio-patho-organique, il devient logique et essentiel d'aborder la partie spirituelle de notre nature.

Après avoir compris les jeux de force relationnelle sur l'échiquier neurosociologique de l'esclave, de l'inférieur, du supérieur et du gourou, on se retrouve face à une gigantesque porte sur la réalité des femmes et des hommes « qui naissent à ce monde et dans ce monde » et qui expriment leur empreinte primordiale. Quelle est cette porte ? Comment ouvrir cette porte ? Que se passe-t-il et quelles vont être les conséquences de l'ouverture de cette porte ?

Je vais m'efforcer de donner une réponse à chacune de tes questions dans l'espoir que tu sauras lire et relire, entendre et réentendre, réfléchir et re-fléchir sur tes croyances et non-croyances par rapport à ce nouveau langage et à ces nouveaux repères.

La réalité est que « **nous** » vivons en *permanence* dans la notion de dualité. Chaque instant, nous devons choisir entre la gauche et la droite, le négatif et le positif, le noir et le blanc, le mal et le bien, les croyances et les non-croyances, entre l'injustice et la justice, entre la haine et l'amour, entre le début et la fin... Ce perpétuel mouvement est composé de trois phases : « un début... **une pause**... une fin. » Comme le balancier qui va de gauche à droite et de droite à gauche... avec *cet inconnu* si mystérieux, « ce Centre » incompréhensible qui est *présent sans être présent* et pourtant qui « **Est** », « **Là** ».

Et si « ce Centre » était la somme de tous les instants de ta vie à partir de ta conception, de ta naissance, de ton parcours de vie et de ton décès ? Si ce centre exprimait ton empreinte primordiale dans la sagesse, la justesse, l'équilibre, l'harmonie, la chéquina, l'esprit relié à **l'Empreinte sacrée**, l'Unité ? Et si cette pause dans le mouvement des trois phases était ce centre ? Si cette pause était ton parcours « horizontal » spatio-temporel entre ton début (ta conception), ta course folle contre la montre à exprimer à la perfection l'instant de ta conception et de l'empreinte primordiale et la fin qui est ta mort ?

Alors, pourquoi n'exprimes-tu pas « **la voie du Centre** » ? Pourquoi ne te « **verticalises-tu** » pas ?

Pourquoi ne te mets-tu pas en « restriction » en étant un observateur de toi-même ?

Depuis des milliers d'années, des femmes et des hommes ont réfléchi à ce genre de questions. Pourtant, depuis des milliers d'années, les femmes et les hommes continuent « à reproduire », aux sens strict et élargi, les mêmes déséquilibres qui les font tant souffrir et les ramènent à leurs pertes.

Ces déséquilibres proviennent en fait des trois émotions suivantes : la satisfaction, le désir avec sa multitude de nuances et de tendances, mais aussi, la résignation.

Ces déséquilibres existent parce que nous venons tous de la même école, que nous avons tous les mêmes types de professeurs, que nous parlons tous le même langage, que nous avons tous les mêmes repères... depuis très longtemps.

Ces déséquilibres résultent de la conséquence d'être sorti, consciemment ou inconsciemment, de notre empreinte primordiale.

La réponse à tous ces déséquilibres est tout simplement : « **TOI** ». Voilà la grande porte à ouvrir pour entrevoir un monde nouveau.

« **TOI** » qui utilises un véhicule corporel de sexe féminin ou de sexe masculin, avec ton empreinte primordiale, il faut que tu réalises que ce véhicule sexué est géré *par et pour* un cerveau que tu identifies comme étant « le tien ». La fonction de ce cerveau est de « survivre » à la « **MORT** » face à une réalité qui peut être réelle, virtuelle, imaginaire ou symbolique. Tu ressens ta vie et tes émotions, agréables et désagréables, par un cerveau-corps que tu identifies comme ton cerveau-corps, et par ton cerveau-corps, tu permets à ton cerveau de ressentir la position de « prédaté-prédateur ». Tu es positionné sur l'échiquier neurosociologique à partir de cette réalité, et par tes réactions de survie, tu exprimes et cristallises ce que tu es : c'est-à-dire, **TOI**.

Et si ce que tu es, ce TOI, était la conséquence imposée du jumelage, de la rencontre, de la fusion de deux êtres de sexes opposés (tes parents), l'un de sexe féminin et l'autre de sexe masculin... qui étaient positionnés sur l'échiquier neurosociologique dans une relation de « prédaté-prédateur ».

À ton avis, que crois-tu qu'il se passe à la conception ? La matérialisation des projet-sens immatériels de tes géniteurs, ou dit autrement, la cristallisation parfaite des énergies en mouvement qui se nomment aussi « **émotions** », « **E + motion** ». Ces émotions sont exprimées et cristallisées à partir d'une position événementielle et relationnelle sur l'échiquier neurosociologique que chacun des partenaires utilise sans le savoir ni le comprendre. Alors, « **TOI** », si tu existes dans cette réalité temporelle, c'est que tes parents de sexes opposés, à partir de leur position personnelle événementielle et relationnelle sur l'échiquier neurosociologique, t'ont permis d'exister à partir de cet instant de conception. Ainsi, tu portes « par toi, pour toi, en toi, par eux et pour eux », une réalité immatérielle qui s'est cristallisée sur l'aspect de la réalité matérielle. Cette réalité matérielle se nomme **l'empreinte primordiale**.

Cette empreinte primordiale exprime ta réalité historique sexuelle féminine ou masculine sur l'échiquier neurosociologique d'esclave, d'inférieur, de supérieur ou de gourou. Elle sera ton moteur de base qui offrira, par ton cerveau et pour ton cerveau, la possibilité de « projeter », via le cerveau-corps, le sens caché de ta mission de vie (ton projet-sens) sur cette réalité temporelle, avec ses avantages et ses désavantages.

Un cinquième critère neurosociologique, « le sauveur », peut se retrouver à l'intérieur des quatre positions neurosociologiques lors de la conception et de la mise en place de l'empreinte primordiale. Cette notion de sauveur a été développée dans un précédent chapitre.

Coupable ? Victime ? Non ! C'est plutôt la réalité de « la loyauté familiale invisible » qui est implacable, qui est la plus forte, la plus puissante, et qui impose ses règles du jeu sans aucun humour.

Lorsque nous sortons de notre empreinte primordiale, nous sommes en déséquilibre. Nous exprimons de l'incohérence et nous mettons en place une mini-maxi-schizophrénie qui nous coupe de notre vraie nature et de notre relation avec le « Toi » et l'autre... et provoque « la coupure ». Il y a perte du sens profond de la réalité du *sacrée* qui nous maintient dans la notion « d'horizontalité » au lieu de nous tenir « au Centre », dans le mouvement de « Verticalisation » et d'aller « à la rencontre de TOI ».

Peut-on changer cette loyauté familiale invisible ? Non.

Que faire alors par rapport à cette loyauté familiale invisible ?

L'accepter, la respecter et se donner le droit de la transformer par ton attitude de choisir d'être en « restriction » et d'appliquer un concept qui sera développé et expliqué dans un ouvrage ultérieur. Ce concept te permettra de calculer et d'évaluer ta position neurosociologique et ton empreinte primordiale. Mais chaque chose en son temps, comme le dicte la sagesse.

*Premièrement*, souviens-toi à quoi tu t'es engagé.

*Deuxièmement*, tu dois reconnaître ce que tu es, savoir où tu te situes et redécouvrir ton empreinte primordiale. Je sais, il te manque des informations pour pouvoir identifier précisément cette empreinte primordiale. Continue à lire, certains éléments supplémentaires te seront offerts.

*Troisièmement*, commence à être attentif à ce que tu penses, à ce que tu dis et à ce que tu fais face aux réalités qui viennent à toi.

Comment peux-tu appliquer les trois conseils ci-haut mentionnés ?

Pour faire cela, il faut que tu fasses « restriction », ce qui veut dire « se mettre en retrait de... ». Tu dois être un observateur de toi-même et de tout ce qui tourne autour de toi. Tu dois observer tes moindres « réactions négatives ou positives » et celles des autres. Tu sauras, par cette attitude de « restriction », ce que tu as projeté en négatif ou en positif comme idées, intentions, projets, pensées, émotions, désirs, et, en conscience, tu pourras choisir de ne pas répéter les mêmes attitudes.

Fais « restriction » chaque instant si tu le veux et le peux. Applique « la loi de la Genèse », qui est la loi de l'intention. C'est très simple ! Et pourtant, tout cela est si difficile à faire ! Pourquoi ? De nouveau, « la loyauté familiale invisible » est la réponse. « Tu veux passer à l'action... mais tu ne peux pas... ».

Commence ton expérience maintenant. Il y a un début, un commencement à chaque chose, et c'est maintenant ! Fais un pas de plus, ose être différent des autres, sois toi-même, va chercher « ton centre », recherche cette justesse et ose l'appliquer. Non pas la justice, je dis bien « la Justesse ». « La Justesse » permet d'ouvrir la porte de « la Justice » qui, elle, n'est pas de ce monde, mais vient d'ailleurs. Cela ne se fait pas à l'inverse... Réfléchis encore un peu !

## L'hérédité, l'ADN et les chromosomes

Nous allons utiliser le support logique et relationnel de l'hérédité, la réalité de l'ADN et des critères chromosomiques pour commencer à mettre en place la compréhension de la réalité de **l'empreinte primordiale**.

Ce qui différencie la femme de l'homme est sa composante chromosomique : la femme porte en elle l'indice XX et l'homme porte en lui l'indice XY. Nous avons vu, au début de ce livre, que la femme, avec son indice XX, est sous l'emprise du Principe Féminin qui correspond à l'hémisphère cérébral gauche. L'homme, avec son indice XY, est sous l'emprise du Principe Masculin qui correspond à l'hémisphère cérébral droit. De plus, tout le côté gauche du corps exprime la réalité du Principe Féminin et tout le côté droit du corps exprime la réalité du Principe Masculin. Donc, en résumé, tout le côté gauche cerveau-corps exprime le Principe Féminin et tout le côté droit cerveau-corps exprime le Principe Masculin.

Nouveau, tout ça ? On s'y fait, il faut seulement se familiariser avec certaines informations nécessaires et de nouveaux repères.

L'organe féminin qui permet de pérenniser l'espèce humaine est l'ovaire. Il y en a deux : l'un à gauche et l'autre à droite. L'un à Principe Féminin et l'autre à Principe Masculin. L'organe masculin qui permet de pérenniser l'espèce humaine se compose de testicules. Il y en a deux : l'un à gauche et l'autre à droite. L'un à Principe Féminin et l'autre à Principe Masculin.

Le graphique ci-après te permet de voir rapidement une coupe horizontale des hémisphères cérébraux féminins et masculins avec le positionnement des relais neurologique des ovaires et des testicules.

Après la conception et la gestation du fœtus, l'enfant va naître avec une sexualisation et ses critères de base ; il sera femelle ou mâle. L'aspect chromosomique joue un rôle majeur dans la sexualisation d'un enfant. Donc, pour que le sexe féminin s'exprime, il doit avoir la dominance XX, et pour que le sexe masculin s'exprime, il doit avoir la dominance XY. La notion « de dominance » du facteur chromosomique est la réalité qui caractérise la sexualisation d'un enfant.

En rajoutant la notion « de dominance » de la position neurosociologique d'un partenaire avec un facteur d'évaluation (facteur (–) qui correspond au Principe Féminin, et avec un facteur (+) qui correspond au Principe Masculin), ceci impose l'orientation du choix chromosomique pour la sexualisation d'un enfant. Par exemple, pour une « droitière verrouillée en position gourou » qui exprime le facteur de puissance de + 1½ ♂ macho engendrant un enfant avec un « droitier en position de supérieur » qui exprime le facteur de puissance de + 1 ♂ macho, la dominance du facteur d'évaluation et de la position neurosociologique est exprimée par le support biologique sexuel féminin (+ 1 ½ ♀) et va mettre en place la dominance chromosomique XX.

Donc, en ajoutant l'hypothèse de la position neurosociologique des parents sur l'échiquier neurosociologique de la position à Principe Féminin et ou à Principe Masculin qu'ils utilisent, en notant donc qu'ils offrent « l'impulsion, l'intention, la dominance de polarité dite féminine (–), ou la dominance de polarité dite masculine (+), nous augmentons la précision de la détermination du support sexuel biologique de l'empreinte primordiale.

Et si la réalité de la position neurosociologique jouait un rôle majeur « couplé » au rôle majeur de l'aspect chromosomique ? Si la réalité de la position neurosociologique jouait un rôle majeur en étant « jumelée » au rôle majeur de l'aspect chromosomique. Si la position neurosociologique jouait un rôle majeur en étant « fusionnée » au rôle majeur de l'aspect chromosomique ? Si la rencontre de deux rôles majeurs dans la conception d'un enfant permettait de savoir et de « ça voir » les trois réalités :

- la réalité du sexe dominant qui va s'exprimer : soit féminin (♀), soit masculin (♂) ;
- la réalité de l'empreinte primordiale neurosociologique à Principe Féminin ou à Principe Masculin ;
- la réalité de droitier, droitière, gaucher ou gauchère.

Cette dernière réalité permet de prévoir les maladies psychiques et physiques qui s'exprimeront à partir des positions neurosociologiques à Principe Féminin ou à Principe Masculin.

Je te propose un jeu de réflexions et de déductions à partir du rôle majeur de la position neurosociologique à Principe Féminin et à Principe Masculin, couplée à la réalité dominante de l'aspect chromosomique qui a « cristallisé » la sexualisation de l'enfant.

Exemple :

- Pour la mère (♀), le chromosome dominant est XX, et pour le père, le chromosome dominant (♂) est XY. La rencontre sexuelle de la mère et du père peut donner le tremplin à la conception d'un enfant de sexe féminin ou de sexe masculin.

**mère + père = enfant**
**XX + XY = enfant**
**sera ♀, XX, sexe féminin /**
**enfant sera ♂, XY, sexe masculin**
**♀ + ♂ = enfant**

Si nous nous offrons un nouveau regard en ajoutant la référence du symbole chromosomique féminin XX à la référence du Principe Féminin P ♀, nous obtenons XX = P ♀. Et en ajoutant la référence du symbole chromosomique masculin XY à la référence du Principe Masculin P ♂, nous obtenons XY = P ♂. Nous savons que la femme et l'homme utilisent une position neurosociologique à Principe Féminin ou à Principe Masculin pour optimiser ses chances de survie par la rencontre sexuelle et la fécondation d'un enfant par cette femme et de cet homme.

L'enfant qui sera conçu et qui naîtra va exprimer « la somme » des critères de la position neurosociologique dominante du Principe Féminin ou du Principe Masculin et va exprimer sa dominance sexuelle féminine ou masculine à partir de la position la plus forte.

C'est ce que je nomme l'empreinte primordiale de l'enfant qui est ainsi « chargé » du programme neuro-sociologique complet de la mère et du père. De cette empreinte primordiale neuro-sociologique qui a pris forme, nous pouvons retrouver deux réalités qui composent l'empreinte primordiale. Il y a la réalité des tonalités pures et la réalité des sous-tonalités.

*La réalité des « tonalités pures »* correspond à des individus qui expriment leur empreinte primordiale sans aucune sous-tonalité reliée aux positions neurosociologiques de l'esclave et de l'inférieur sur la zone à Principe Féminin ou celles du supérieur et du gourou sur la zone à Principe Masculin.

La réalité neuro-psycho-socio-patho-organique de ces quatre « tonalités pures » exprime une marge de manœuvre restreinte avec une identification clairement définie des comportements et des pathologies qui vont s'exprimer durant toute la vie. Il faut savoir que le champ morphologique de l'égrégore collectif humain met toujours en place des solutions de rechange de survie au cas où la survie de l'espèce serait mise en péril. Alors, les « tonalités pures » ont une raison d'être très précise sur l'échiquier neurosociologique. Ce seront celles et ceux qui seront la dernière solution de survie de notre société ou de notre espèce. Les gauchers et les gauchères sont particulièrement concernés. Les tonalités pures sont : l'esclave, l'inférieur, le supérieur, le gourou.

*La réalité des sous-tonalités* correspond à des individus qui expriment leur empreinte primordiale par de multiples sous-positions neurosociologiques d'esclave, d'inférieur, de supérieur et de gourou sur la zone neurosociologique de base d'inférieur ou d'esclave à Principe Féminin, et par de multiples sous-positions neurosociologiques d'esclave, d'inférieur, supérieur et du gourou sur la zone neurosociologique de base de supérieur de gourou à Principe Masculin. La réalité des « sous-tonalités » offre une plus grande diversité neuro-psycho-socio-patho-organique avec des nuances plus élargies, mais aussi une complexification dans l'identification précise des comportements et des pathologies qui vont s'exprimer dans la vie. Par cette plus grande marge de manœuvre, l'individu va pouvoir mieux s'adapter dans un contexte personnel, social et planétaire. Cette réalité des sous-tonalités nous offre le support humanitaire actuel de notre espèce.

Voici des exemples de sous-tonalités :

- Esclave avec une sous-tonalité d'esclave
- Esclave avec une sous-tonalité d'inférieur
- Esclave avec une sous-tonalité de supérieur
- Esclave avec une sous-tonalité de gourou
- Inférieur avec une sous-tonalité d'esclave, d'inférieur, de supérieur, de gourou
- Supérieur avec une sous-tonalité d'esclave, d'inférieur, de supérieur, de gourou
- Gourou avec une sous-tonalité d'esclave, d'inférieur, de supérieur, de gourou

Par l'identification de l'empreinte primordiale de l'individu, nous pouvons prévoir l'identification du reflet social strict ou élargi de la communauté à venir. Alors « tout le parcours historique, sociologique et pathologique » de l'être humain se met en place. En comprenant et en sachant que l'être humain n'obéit que par loyauté familiale invisible à ce programme inscrit dans l'empreinte primordiale, toute sa vie sera orientée vers la recherche, l'expérience et le questionnement sur sa réalité et le pourquoi de cette réalité... savoir ce qu'il est et faire ce qu'il doit (To be... is... To do / être...c'est... faire), sinon il sera dans un perpétuel questionnement : être ou ne pas être, se réaliser ou non.

Il nous reste à lui redonner les clés d'une connaissance qui lui permettra d'explorer, d'expérimenter et de rencontrer le pourquoi de sa réalité. Par cette « lente démarche horizontale à travers cette pause temporelle » de celle ou de celui qui aura choisi, qui choisit ou qui choisira de rencontrer son reflet, c'est-à-dire son « **TOI** », alors une nouvelle réalité se mettra en place : la « **verticalisation** » de l'être par un changement de paradigme neuro-psycho-socio-patho-organique.

Cette réalité, qui se nomme « verticalisation », permet « le retour vers **TOI** » et l'expression du pourquoi de ta réalité qui est ta mission de vie et l'expression de ton empreinte primordiale. Par cette expérience temporelle « du retour vers **TOI** », tu mets en place l'unique attitude que tu dois avoir pour exprimer ta réalité de vie, ton empreinte primordiale ou encore ta mission de vie : « **servir en étant l'offrande** » pour l'équilibre, la justesse et l'harmonie pour l'Unité.

Ainsi, quand viendra l'instant du départ, pour ton cerveau et par ton cerveau, ce ne sera pas « la fin » ! Mais « **une porte qui s'ouvre pour un passage** » par le troisième pas de l'autre côté, le trépas, pour continuer ta remontée sur l'échelle de Jacob... Et « le Retour vers **TOI** ».

Choisir en conscience et à chaque instant de ta vie de « te verticaliser », c'est « re-sacraliser » ta vie et peut-être « entendre le rire de joie de l'Éternel ».

Cette réflexion ouvre la porte à un monde colossal de prévisions et de projections du critère sexuel de base et des critères neuro-psycho-socio-patho-organiques de base de l'enfant qui va naître. L'empreinte primordiale de la réalité neurosociologique de chaque individu de sexe féminin ou masculin, permet de référencer, de cartographier et d'identifier, dans tous les domaines de la vie, les points forts et les points faibles de l'individu. Elle offre de meilleures possibilités d'équilibre et de réussite dans différents domaines. Elle nous offre un espoir grandissant pour diriger une société avec plus de justesse, d'équilibre et d'harmonie, une société positionnée au « Centre », une société de « Sagesse ».

Maintenant, je vais t'offrir quelques exemples pour te permettre de compléter ta compréhension et de mettre en place une réflexion.

Souviens-toi : position neurosociologique à principe féminin (P ♀) = XX = ♀ = mère
position neurosociologique à principe masculin (P ♂) = XY = ♂ = père

| Aspect chromosomique | Aspect de position neurosociologique (tonalité pure) (P ♀) + (P ♂) | (sous-tonalité) (P ♀) + (P ♂) |
|---|---|---|
| ♀ + ♂ | ♀ + ♂ | ♀ + ♂ |
| xx xy | ♀ xx | ♀ xx |
| ♀ xx | | |
| ♀ + ♂ | (P ♀) + (P ♂) | (P ♀) + (P ♂) |
| xx + xy | ♀ + ♂ | ♀ + ♂ |
| ♂ xy | ♂ xy | ♂ xy |

Réfléchis sur les similitudes et les correspondances symboliques entre l'aspect chromosomique et l'aspect de la position neurosociologique des parents. Observe le jeu de position neurosociologique (principe féminin, principe masculin) de deux êtres de sexe opposé (femelle, mâle) et la finalité du processus de la fusion par la fécondation de :

« femelle à principe féminin avec mâle à principe féminin »,
« femelle à principe masculin avec mâle à principe féminin »,
« femelle à principe féminin avec mâle à principe masculin »,
« femelle à principe masculin avec mâle à principe masculin ».

L'aspect neurosociologique nous donne accès à énormément d'informations sur l'empreinte primordiale de l'individu. C'est une grande richesse de reconnaître son empreinte primordiale. Cela nous évite des parcours chaotiques d'ordre personnel, social, culturel et médical.

Voici quelques exemples :

1) ♀ droitière + ♂ droitier = femelle ♀ = Pourquoi ?
XX + XY = XX = l'aspect chromosomique
2) droitière inférieure + droitier inférieur = femelle = position neurosociologique
XX ♀ dr XY ♂ Dre = XX ♀ dr
3) droitière + droitier = ♀ = symbole neurosociologique
4) – 1 ♀ + – ½ ♀ = – 1 ½ ♀ = facteur d'évaluation dominant
5) inférieure + inférieur = inférieure avec sous-tonalité de gourou
6) **l'empreinte primordiale :** Inférieure avec sous-tonalité de gourou

La dominance féminine du facteur d'évaluation et de la position neurosociologique fait que c'est une dominance à facteur chromosomique féminin qui va permettre à un enfant de sexe féminin (droitière ou gauchère) d'exprimer sa réalité neuro-socio-patho-organique à partir d'une empreinte primordiale d'inférieur (– 1 ♀) avec une sous-tonalité de gourou (– ½ ♀).

Je m'explique : L'empreinte primordiale s'évalue à partir d'un facteur de puissance négatif ou positif :

- Un facteur de – 2 ♀ correspond à la position d'esclave sur le Principe Féminin.
- Un facteur de – 1 ♀ correspond à la position d'inférieur sur le Principe Féminin.
- Un facteur de + 1 ♂ correspond à la position de supérieur sur le Principe Masculin.
- Un facteur de + 2 ♂ correspond à la position de gourou sur le Principe Masculin.

La notion de sous-tonalité s'évalue à partir d'un facteur de puissance négatif ou positif avec le facteur de « ½ » croissant ou décroissant qui correspond à la somme des ½ dominants de l'une des positions sur l'échiquier neurosociologique. Nous retrouvons ce concept en physique quantique : la vrille – et la vrille +.

Reprenons l'exemple de l'empreinte primordiale ci-haut mentionnée : inférieur avec sous-tonalité gourou. Tu dois utiliser les graphiques suivants pour te permettre de comprendre et de visualiser globalement ce qui suit. Le facteur de puissance d'évaluation dominant correspond à – 1 ½. Le premier facteur de puissance – 1 correspond à la dominance de la position d'inférieur exprimée par une femme qui va s'orienter sur la dominance chromosomique féminine XX. La sous-tonalité de puissance – ½ correspond au – ½ dominant négatif décroissant, qui est le gourou. **Sa base neurologique** fonctionne sur le Principe Féminin. **Sa base sociologique** fonctionne sur une position d'inférieur avec une sous-tonalité de gourou. **Sa position neurosociologique** est mobile avec une position de dominé qui va utiliser toute la puissance de la sous-tonalité de gourou verrouillé pour exprimer et maintenir sa position.

Par exemple, une femme droitière de base qui est douce, joviale et charismatique exprimera une certaine autorité sur son environnement tout en restant en retrait dans son implication sociale. C'est une femme droitière de base qui exprime fortement ses idées. **Sa base pathologique** est à Principe Féminin avec une sous-tonalité de gourou : hypoglycémie prononcée sans préavis, cystite récurrente de courte durée, sciatalgie gauche récurrente intense et de courte durée, etc. **Sa base organique** a une dominance à critère symbolique sexuel féminin avec une empreinte primordiale à Principe Féminin. Les critères de position neurosociologique dominants des parents lors de l'accouplement sexuel ont favorisé un rapport de puissance de – 1 ½ féminin, c'est-à-dire (– 1 ♀) qui donne le support à polarisation sexuelle féminin

| Sexe | P♀ | P♂ | Niveau |
|---|---|---|---|
| ♀ GC | pat ←<br>♀<br>(fantôme) | → hémisphérique<br>⚥ gc | +1 ♂ |
| ♀ GC | | [⚥] gc, ph | +2 ♂ |
| ♀ GC | +♀ gc | | −2 ♀ |
| ♀ GC | [+♀+] gc | | −3 ♀ |
| ♂ GC | pat ←<br>⚥ gc | → hémisphérique<br>♂<br>(fantôme) | −1 ♀ |
| ♂ GC | [⚥+] gc, ph | | −2 ♀ |
| ♂ GC | | ♂→ gc | +2 ♂ |
| ♂ GC | | [♂→↗] gc | +3 ♂ |

| Sexe | P♀ | P♂ | Niveau |
|---|---|---|---|
| ♀ DR | ♀ | | −1 ♀ |
| ♀ DR | ♀ dr | | −2 ♀ |
| ♀ DR | ♀ ← p. | h. → ⚥ dr | +1/2 ♂ |
| ♀ DR | ♀ ← p. | H. → ⚥ dr | +1 1/2 ♂ |
| ♂ DR | | ♂ | +1 ♂ |
| ♂ DR | | ♂ dr | +2 ♂ |
| ♂ DR | ⚥ dr ← p. | h. → ♂ | −1/2 ♀ |
| ♂ DR | ⚥ dr ← p. | H. → ♂ | −1 1/2 ♀ |

| | P♀ | | | | P♂ | | | |
|---|---|---|---|---|---|---|---|---|
| ♀ | +♀ gc | ♀ dr | +♀ gc | ♀ | ♀↗ dr | ♀↗ gc | ♀↗ dr | ♀↗ gc |
| | –3 | –2 | –2 | –1 | +1/2 | +1 | +1 1/2 | +2 |
| | Gc | Dr | Gc | Dr | Dr | Gc | Dr | Gc |
| ♂ | ⚥ gc | ⚥ dr | ⚥ gc | ⚥ dr | ♂ | ♂→gc | ♂ dr | ♂→gc |
| | –2 | –1 1/2 | –1 | –1/2 | +1 | +2 | +2 | +3 |
| | Gc | Dr | Gc | Dr | Dr | Gc | Dr | Gc |

(–), et de la sous-tonalité à position neurosociologique de – ½ ♀ gourou à l'intérieur du principe féminin.

Faisons une synthèse des données relativement à cette femme : nous devons faire référence aux informations des **critères à Principe Féminin et à Principe Masculin** couplés à la dynamique du **jeu de position d'un individu** sur l'échiquier neurosociologique et couplés à la **réalité de la droitière, du gaucher, de la gauchère et du droitier**. La somme des repères neuro-spatio-temporo-socio-patho-organiques de ces trois réalités fournit la description détaillée de l'empreinte primordiale de cette femme !

*Exemple :*

B-1) droitière + droitier = pas d'enfant = pourquoi ?
XX + XY = neutre, en équilibre = pas d'enfant

B-2) droitière supérieure + droitier inférieur = neutre = position neurosociologique
XX ⚥ dr + XY ⚥ dr = neutre

B-3) droitière + droitier = neutre = symbole de neurosociologique
= équilibre

B-4) + ½ ♂ + – ½ ♀ = 0 = facteur d'évaluation dominant

B-5) supérieur + inférieur = pas d'enfant avec une relation de couple en tension/équilibre, soit sur la notion d'attitude relationnelle positive ou négative.

B-6) Aucune empreinte primordiale ne va prendre place.

Dans cette dynamique de couple, aucun enfant n'aura été conçu. La tension interne du couple aura tendance à être mal vécue du fait de l'absence de la conception, qui sera perçue comme un échec, soit par la femme ou par l'homme ou par le couple. Si le couple comprend cette position de la dynamique relationnelle sur l'échiquier neurosociologique, il peut l'utiliser à son avantage et en faire ressortir le meilleur.

*Exemple :*

C-1) droitière + droitier = mâle = pourquoi ?
XX + XY = XY = l'aspect chromosomique.

C-2) droitière supérieure + droitier supérieur = mâle = position neuro sociologique.
XX ⚥ Dre + XY ♂ Dr = XY ♂ Dr

C-3) droitière + droitier = mâle = symbole neurosociologique

C-4) + ½ ♂ + + 1 ♂ = + 1 ½ = facteur d'évaluation dominant

C-5) supérieure + supérieur = supérieur avec une sous-tonalité d'esclave

C-6) **l'empreinte primordiale**: Supérieur avec une sous-tonalité d'esclave

La dominance masculine du facteur d'évaluation et la position neurosociologique donnent une dominance chromosomique masculine XY d'un enfant mâle (droitier ou gaucher) qui va exprimer sa réalité neuro-socio-patho-organique à partir d'une empreinte primordiale de supérieur (+ 1 ♂) avec une sous-tonalité d'esclave (+ ½ ♂). La sous-tonalité + ½ ♂ correspond à la première ½ position dominante croissante qui est l'esclave. **Sa base neurologique** fonctionne sur le Principe Masculin. **Sa base sociologique** fonctionne sur une position de supérieur avec une sous-tonalité d'esclave. **Sa position neurosociologique** est mobile avec une position de dominant, mais l'individu ne pourra pas exprimer sa puissance décisionnelle et d'action à cause de la grande dévalorisation que la pression de la sous-tonalité de la position verrouillée d'esclave lui impose.

Par exemple, un jeune adolescent pourrait avoir un bon potentiel pour le hockey, mais il se laisse dominer et rabaisser par ses compagnons de jeu sans que lui-même ne se positionne pour faire face à l'adversité. **Sa base pathologique** est à Principe Masculin avec une sous-tonalité d'esclave. Une dévalorisation d'ordre territorial va être mise en évidence. La phase de reconstruction va être rapide, mais avec une récurrence périodique. Ce jeune homme vivra, à court et à moyen termes, une problématique musculo-squelettique récurrente dans les régions lombo-sacrée du côté droit avec une fragilité cervico-dorsale combinée à une légère radiculite au bras droit. Une légère scoliose lombaire à convexité droite pourrait se mettre en place graduellement. **Sa base organique** a une dominance à critère symbolique sexuel masculin avec une empreinte primordiale à Principe Masculin. Maintenant, faisons une synthèse : les critères de position neurosociologique dominants des parents lors de l'accouplement sexuel ont favorisé un rapport de forces de + 1 ½ ♂ masculin, c'est-à-dire + 1 ♂ qui donne le support de polarisation sexuelle masculin (+) et la sous-tonalité de la position neurosociologique de + ½ ♂ esclave à l'intérieur du principe masculin.

En faisant la somme de tous les critères neuro-spatio-temporo-socio-patho-organiques couplée aux réalités du Principe Féminin, du Principe Masculin, et du jeu de force de position sur l'échiquier neurosociologique, nous avons un descriptif détaillé de l'empreinte primordiale de cet homme.

*Exemple :*

D-1) droitière + droitier = femelle = pourquoi ?
XX + XY = XX = l'aspect chromosomique

D-2) droitière gourou + droitier supérieur = femelle = position neurosociologique
XX⚥ + XY ♂ = XX ⚥

D-3) droitière + droitier = femelle = symbole neurosociologique

D-4) + 1½ ♂ + + 1 ♂ = + 2½ macho ♂ = facteur d'évaluation dominant

D-5) gourou + supérieur = supérieure avec une sous-tonalité de supérieur

D-6) empreinte primordiale : supérieure avec une sous-tonalité de supérieur

La dominance féminine du facteur d'évaluation et de la position neurosociologique donne une dominance chromosomique féminine XX d'un enfant femelle (droitière ou gauchère) qui va exprimer sa réalité neuro-socio-patho-organique à partir d'une empreinte primordiale de supérieure (+ 1) avec une somme de trois sous-tonalités qui correspondent à la position de supérieur (+ ½ (+) + ½ (+) + ½ = + 1 ½). La première + ½ correspond à l'esclave, la deuxième + ½ correspond à l'inférieur, la troisième + ½ correspond au supérieur qui est la position dominante. **Sa base neurologique** fonctionne sur le Principe Masculin. **Sa base sociologique** fonctionne sur une position de supérieur avec une sous-tonalité de supérieur. **Sa position neurosociologique** est mobile avec une position de dominante et elle va exprimer une attitude de supériorité décisionnelle et sociale majeure lui permettant de jouer un rôle important dans sa réalité stricte et élargie.

Par exemple, une avocate qui a bâti son prestige par sa présence et son attitude combative à défendre et à gagner ses causes, est présente sur de nombreux comités exécutifs administratifs et elle est un membre influent et décisionnel dans l'étude d'avocats pour laquelle elle travaille. C'est une femme qui a du caractère, qui sait où elle se dirige et qui va réussir. **Sa base pathologique** est à Principe Masculin avec une sous-tonalité de supérieur. Cette femme va exprimer une ménopause précoce avec un léger diabète. Ou bien elle aura tendance à faire des bronchites occasionnelles et de la tachycardie qui vont l'obliger à prendre occasionnellement du repos, même si cela ne lui plaît pas. **Sa base organique** a une dominance à critères sexuels féminins avec une empreinte primordiale à Principe Masculin. Maintenant, faisons une synthèse : en faisant la somme de tous les critères neuro-spatio-temporo-socio-patho-organiques couplée aux réalités du Principe Féminin et du Principe Masculin et au jeu de forces sur l'échiquier neurosociologique, nous avons le descriptif détaillé de l'empreinte primordiale de cette femme.

Il existe de nombreuses combinaisons de ces critères neurosociologiques à Principe Féminin et à Principe Masculin qui expriment la réalité de chaque être humain. En mettant en place cette compréhension et cette recherche de l'empreinte primordiale qui nous concerne tous comme individus, mais aussi comme étant un reflet de la réalité sociale, une richesse colossale est à notre portée pour nous offrir un changement de paradigme avec de nouvelles solutions dans tous les domaines pour nous permettre de retrouver plus d'équilibre, d'harmonie et de justesse dans notre relation réelle et symbolique avec l'Absolu.

Un prochain ouvrage permettra d'élaborer en détail tous ces paramètres et d'être très précis dans l'identification de l'empreinte primordiale et la compréhension de tous les mécanismes de mouvance sur l'échiquier neurosociologique.

Tu as suffisamment d'informations pour aller à la recherche et à la découverte de ton empreinte primordiale. De nombreuses réponses à tes questions existentielles s'offriront à toi. Mais attention ! Ce mode d'évaluation et d'identification est arbitraire, logique, rationnel et dégagé de toute émotion. C'est « une réalité à évaluation », c'est « une réalité à évolution » **pour servir** et non pour nous « servir » et nous « asservir ».

## L'intention

Pourquoi y a-t-il des droitières et des droitiers ? Des gauchers et des gauchères ? Pourquoi l'intention a-t-elle une importance si grande avant, pendant et après la conception ?

> « *Mais où est donc la volonté du contenant, le volume non euclidien ? Sa volonté est la semence, c'est-à-dire la spécification du contenu, donc une genèse c'est-à-dire le Temps, car le Temps n'est que genèse. La genèse nous apparaît comme Temps. Or toute volonté de mouvement et de forme est une spécification de l'Energie. La volonté s'identifie ainsi avec la semence en tant que spécificateur, et apparaît, en tant que genèse, comme Temps ou durée. La semence ordonne*

*le volume c'est-à-dire l'Espace: la genèse de cet Espace ordonne le Temps. Tout ce qui est naturellement spécifié est symbole et expression d'une volonté, donc d'une semence spécificatrice de l'Énergie inobjectivable: le Contenant.* ».

Schwaller de Lubicz

**L'intention** est le « **Feu** », c'est « **l'Esprit** », c'est « **l'Energie** » non polarisée qui donne le sens profond de *la chose* qui prend forme.

Cette « intention » (ce mot étant phonétiquement entendu comme *in tension*, qui sous-entend une tension à l'intérieur de), ce « **Feu** » porte en lui le sens caché de la dualisation. Par l'intention, cette pensée, cette idée, ce rêve, cette émotion, avec une surtension à polarité négative ou positive, va prendre forme et devenir le symbole parfait de l'intention cristallisée.

Si la joie est « ton **Feu** », c'est la joie qui se cristallise.
Si la peur est « ton **Feu** », c'est la peur qui se cristallise.
Si la justesse est « ton **Feu** », c'est la justesse qui se cristallise.
Si la haine est « ton **Feu** », c'est la haine qui se cristallise...

Je te propose d'être attentif à ce que tu ressens, à ce que tu penses et à ce que tu dis... car ce sont tes intentions qui se cristallisent plus ou moins rapidement. Tu n'es que le reflet de tes intentions... Tu n'es que le reflet de ton projet sens... Tu n'es que le reflet de ton empreinte primordiale... Tu n'es que la projection et le reflet des intentions de tes ancêtres que ces derniers ont exprimées fort probablement inconsciemment, rarement consciemment....Heureusement ou malheureusement pour toi, c'est ce que tu es présentement: la cristallisation des intentions négatives et positives de tes ancêtres.

Tu ne peux être autre chose que l'expression parfaite des émotions, des idées, des projets, des rêves et des intentions de tes ancêtres. Et face à cette somme colossale d'intentions que ton empreinte primordiale porte en elle, comme le rythme agit sur la volonté du mouvement, **tu obéis, malgré et contre tout, même quand tu ne cèdes pas.**

Quand ta mère et ton père t'ont conçu, en plus de leurs propres critères sexuels féminins et masculins et de leur position neurosociologique de l'instant, ils avaient des intentions personnelles (négatives ou positives) différentes ou similaires. Tout cela a joué un rôle majeur pour implanter le sens profond et caché du « **Feu** » que tu portes.

Quand tes parents t'ont conçu, « **toi** », qu'elle était leur désir ? Faire une fille ou un garçon ? Ou bien n'avaient-ils aucune intention précise à ce sujet ?

Quand tes parents ont réalisé que tu existais, après le premier, le deuxième ou le troisième mois de grossesse, et que par des réactions négatives ou positives, ils ont émis le désir, l'idée, l'intention : « il faut que ce soit une fille qui naisse », que s'est-il passé si tu avais déjà les critères sexuels masculins ? Ou l'inverse ? S'ils souhaitaient que ce soit un garçon, que s'est-il passé si tu avais déjà les critères sexuels féminins ?

Rappelle-toi que ton cerveau doit exprimer à la perfection le projet et le sens profond de cette intention... Alors, ton cerveau doit trouver la solution.

Et cette solution est que tu deviennes un gaucher, toi qui portes les critères sexuels mâles. En étant gaucher, tu pourras être comme une fille sur son mode de fonctionnement à Principe Féminin tout en gardant les critères sexuels mâles. Ainsi, tu obéis à « la loi de la genèse » et tu ne trahis pas la loyauté familiale invisible.

Ou que toi, qui exprimes les critères sexuels féminins, tu deviennes une gauchère. En étant gauchère, tu pourras être comme un garçon sur le mode de fonctionnement à Principe

Masculin en gardant les critères sexuels féminins. Ainsi, tu obéis à « la loi de la genèse » et tu ne trahis pas la loyauté familiale invisible.

Pour la droitière et le droitier, la réalité se met en place à partir du même principe, sauf que la nuance de l'intention d'un ou des deux parents est différente par rapport au désir que l'enfant soit de sexe féminin ou de sexe masculin pour des raisons très précises.

Interroge tes ancêtres, pose des questions sur le contexte sociohistorique de l'époque de ta conception. Pose des questions sur le contexte de la position neurosociologique de tes parents lors de ta conception ou bien sur le contexte de ta position neurosociologique et historique lors de la conception de tes enfants. Tu vas fort probablement découvrir beaucoup de choses...

Commence à réaliser et à comprendre que « **l'histoire se répète, c'est seulement le décor qui change** »... Tout fonctionne sur le principe de survie. C'est la pression coercitive interne et externe du milieu qui impose ses lois temporelles, culturelles, religieuses et historiques. La VIE, dans sa justesse d'Être, maintient en équilibre et en harmonie la réalité de ce monde qui « s'exprime »...

À une très lointaine époque, il y avait des réalités biologiques et neurosociologiques humaines très différentes en termes « de survie pure et dure ». Cela imposait un positionnement neurosociologique très précis pour les femmes et les hommes de cette époque. La majorité des femmes étaient gauchères pour leurs permettre d'exprimer tout le potentiel et la puissance du Principe Masculin, et par leur nature sexuelle féminine, elles permettaient « la pérennité de l'espèce ». **C'était l'époque matriarcale**.

Et la majorité des hommes étaient gauchers pour leur permettre d'exprimer tout le potentiel réceptif du Principe Féminin, relié principalement à la réalité de la famille au sens strict ou élargi et, par leur nature sexuelle masculine, ils protégeaient, sur une base réelle, virtuelle, imaginaire et symbolique, la réalité de la cristallisation de la Vie. C'était l'époque de la mise en place des croyances en des forces supérieures, en des puissances de la nature, en des déités, en des guides spirituels, en des prêtres et le début des religions matriarcales.

Pour faire une histoire très courte de l'histoire de l'évolution de l'humanité, de nombreuses femmes gauchères de cette époque ont été « poussées », par une pression coercitive interne et externe, à « basculer » dans la zone à Principe Féminin. Par ce repositionnement neurosociologique, elles sont devenues des droitières en récupérant la totalité de leur nature féminine qui favorise et exprime encore plus la séduction, la réception, la famille, la notion d'intermédiaire entre l'Absolu et les hommes par un rôle très précis de prêtresses...

Et lorsque de nombreux hommes gauchers ont été « détrônés » par une pression coercitive interne et externe des droitières dans le monde à Principe Féminin, ils ont eux-mêmes, pour leur survie, « basculé » dans la zone à Principe Masculin. Par ce repositionnement neurosociologique, ils sont devenus des droitiers en récupérant la totalité de leur nature masculine qui favorise encore plus le contexte du macho, du performant, de l'actif, du territorial spatial, du guerrier. Les guerres à grande échelle visant à envahir d'autres territoires sont apparues. La notion de roi à autorité divine s'est imposée et la longue période historique patriarcale s'est installée ; nous en sommes encore là.

L'évolution faisant son travail, les femmes et les hommes dans une totale ignorance ont continué à exprimer à la perfection « la Loi de la Genèse ». Puis, par une longue et lente réflexion à travers les siècles, ils observèrent qu'un certain pourcentage de femmes étaient gauchères et un certain pourcentage d'hommes étaient gauchers. Il devait bien y avoir une raison logique à ce soi-disant fonctionnement hors norme ? Ils observèrent – et observent encore présentement – que ces personnes se comportaient différemment des droitières et des droitiers. Mais pourquoi ?

Toutes les suppositions, aussi absurdes qu'illogiques, ont été avancées : mauvaises habitudes, mauvais plis, il s'est frappé la tête sur le mur, n'a pas été baptisé, un des parents a dû avoir une pensée impure ... tellement de stupidités, de bêtises, de superstitions, l'ignorance à l'état pur ! Combien rudes et violentes furent les corrections infligées à ces gauchers et à ces gauchères sous le prétexte que c'était mal... tout ça imposé par des droitières et des droitiers qui étaient coincés dans leurs croyances et leurs non-croyances... et qui n'avaient rien compris à la survie de l'espèce.

Par un autre regard et une compréhension différente de la réalité des gauchers et des gauchères, nous réalisons qu'ils sont, par leur nature et leur position bipolaire neurosociologique, **la dernière chance** pour survivre dans des contextes extrêmes de tensions sociales et planétaires.

**L'ignorance restera toujours la plaie ouverte et saignante de notre race !** Jusqu'à quand allons-nous garder ce regard et cette attitude d'ignorance ? Allons-nous nous rendre jusqu'à l'extrême limite de l'extinction de notre espèce à la surface de cette planète ? **Non !**

La pression coercitive interne et externe fera en sorte que la race humaine va évoluer lentement vers la réalité androgyne, où chaque femme et chaque homme seront un tremplin différent pour l'autre, avec de nouvelles réalités sociologiques, culturelles, cultuelles, politiques, géographiques et démographiques qui prendront place en gardant dans leurs mémoires génétiques les critères neurosociologiques de leurs lointains ancêtres.

Par un nouveau regard et une verticalisation de notre attitude face à la vie, nous devons ouvrir « une porte » et nous redonner le droit de réunifier ce qui est séparé, c'est-à-dire soi-même... **Toi**. Fusionne ce Principe Féminin à ce Principe Masculin... Va à ta « Noce verticale » entre « l'Épouse et l'Époux ». C'est par l'amalgame de l'un et l'autre, par l'autre et pour l'autre que sera conçue la réalité de cette intention d'être en équilibre, dans la justesse, dans l'harmonie et dans l'Unité. Nous verrons naître à ce monde la projection « du Grand SOI » par « ton TOI ». Et si c'était vrai... !

Tu penses que j'ai poussé un peu loin la potentialité de ta réalité. Et pourtant... Ce n'est que par toi et seulement toi que tu peux ouvrir **la porte. En même temps, tu es la porte**. Ne sois pas une porte vers « l'involution » et la déchéance. Sois **la porte** vers « l'Évolution », qui est quelque chose de totalement nouveau, qui n'existe peut-être pas dans **ta réalité** spatio-temporelle.

Cette **porte** qui est **toi** attend l'impulsion de départ... de **toi** ! Cette impulsion de départ doit être dans la justesse, l'équilibre et l'harmonie pour l'Unité, le Principe, l'Innommable, Le Sans Nom, l'Éternel.

Tu en sais maintenant beaucoup trop et en même temps pas assez pour arrêter ta recherche. Va vers l'expérimentation de cette compréhension de **l'Empreinte sacrée**, par toi, pour toi et pour les autres. Avant toi, d'autres ont emprunté cette voie du « centre », et d'autres la fouleront après toi. Certaines et certains sont actuellement engagés dans cette voie du « centre ». Ils n'ont pas à le crier sur les toits, ils n'ont qu'à être ce qu'ils sont.

Tends la main. Reprends ce qui te revient. Redécouvre le sens de ta vie. Exprime ta vie, offre-la à la Vie !

Tout commence « **par Toi** » **et seulement** « **par Toi** ».

***Et si c'était vrai... !***

# Chapitre 12

# Alpha et Oméga : retour à la case départ

*« La définition de n'importe quelle chose dans un univers naturel ou physique est conscience innée. Essentiellement cette conscience innée est, dans son accomplissement final, pour le minéral : infinité ; pour le végétal : infinité, croissance et génération du fruit ou semence ; pour l'animal : infinité, croissance, mouvement libre, et intelligence cérébrale primitive qui est l'Instinct ; pour l'animal femme et l'animal homme : toutes les consciences précédentes sont innées et la raison se développe, laquelle sera l'Humain conscient de la conscience. Alors commence la faculté de libération de la forme matérielle, le Retour, toutes les consciences naturelles étant réalisées. »*

R.A. Schwaller de Lubicz

Le « Retour » dont parle Schwaller de Lubicz est relié à la notion de « **Téchouva** »... « Retour à la case départ ». Tu as à remonter « l'échelle de Jacob ». La réalité de ce monde nous impose de remonter « cette échelle de Jacob ».

Et si tout n'était qu'une perpétuelle et interminable « remontée de cette échelle de Jacob », depuis le premier retrait de l'Absolu pour laisser place à cette Matrice universelle... « Que La Lumière Soit »... et au commencement... et à la Fin...

Et si tout ton Être, ton cerveau, ton corps et tout ce qui te compose n'était que le perpétuel mécanisme du début et de la fin neurophysiologiques, neuro-chimiques, neuropsychologiques, neurosociologiques, neuro-religieux et neuro-mystiques ? Et si ta réalité n'était que la réalité d'un colossal cycle en mouvement à l'intérieur d'un autre cycle ? Et si, du point de vue cérébral, tu n'étais qu'un premier *inspire*, une longue pause et un dernier *expire ?* Et si tu n'étais que stress-mort-reconstruction-détresse-survie-mort-reconstruction-survie ? Et si tout n'existait que pour cet instant paradoxal qui est la Mort... la mort de ton petit « toi » ? Et si c'était ça, naître à la Vie ?

Alors, tu te raccroches à quoi ? À la survie ? La survie avec tes croyances et tes non-croyances, tes pat hormonaux, tes pat hémisphériques, la pérennisation de ton espèce, ta position sociale dans la société avec ses avantages et ses désavantages, tes succès et tes insuccès, tes maladies, ta réalité d'être une femme ou un homme ?

Et s'il y avait autre chose que ta « Sur-Vie » ?

Relis le mot « survie ». Il symbolise une relation, une dynamique de prédaté-prédateur ; il est relié à la notion de vie et de mort, il exprime la dualité dans sa totalité, il est le rapport de force entre un commencement et une finalité.

Le mot « survie » est écrit dans une notion d'horizontalité, à partir d'un instant qui se nomme un point et qui fait apparaître sa réalité et son existence en se projetant vers la droite. Le temps parcouru sur ce corridor temporel est une dynamique vers le futur et la notion du projet. Ce qui symbolise aussi que tu es dans une dynamique événementielle qui se situe entre un début et une finalité, entre le début de la vie (conception/naissance), une longue pause temporelle et la fin de la vie (mort), ou bien, pour certains, le début de la vie (naissance) qui correspond à la mort, une courte pause temporelle et la fin de cette mort qui correspond à la Vie.

Maintenant, reprends le mot « survie » et divise-le en deux mots : « sur vie ». Tu auras un nouveau symbole, lequel exprime une nouvelle réalité, avec un nouveau sens à ces mots : « je suis sur la vie ». Si tu es « sur la vie », alors tu n'es pas « dans la vie » ! Si tu n'es pas « dans la vie », alors tu n'es pas « en vie » ! Et si tu n'es pas « en vie »... tu es quoi ?... un mort, « un mort vivant » ?

Pourrais-tu n'être qu'un « mort vivant » depuis l'instant de ta conception (par ton premier *inspire*, tu es né à ce monde) ? Alors, tu « sautilles », trois pas à la fois, trois marches à la fois dans ce monde, cherchant à t'accrocher à l'Abstrait, à l'Absolu... Cette démarche se nomme aussi la réalité « du trois pas » ou, dit autrement, « le trépas »... alors tu as été, tu es et tu seras l'expression de la mort qui fait une démarche sur la vie et à la recherche de la Vie, mais en étant sans cesse dans une réalité morbide. Pourquoi ne pas être simplement « en vie », être « la Vie » ?...

Si tu es « sur la vie », c'est que tu n'es pas « dans la vie »...

Si tu n'es pas « dans la vie », c'est que tu n'es « pas en vie »...

Si tu n'es « pas en vie », c'est que tu es « mort »...

Si tu es « mort » et toujours vivant, c'est que tu es un « mort vivant »... !

De nouveau, tu te retrouves dans un état de survie entre deux mondes, entre le monde des vivants et celui des morts, dans le monde des illusions et des apparences d'être en vie (tout en étant en survie). Et ce monde de la vie que tu ne reconnais pas, mais que tu observes sur ton écran temporel en constatant son reflet par toi, le cerveau-corps, tu l'identifies comme étant ta vie (c'est comme visionner des films au cinéma...).

Cette vie que tu dis tienne est une histoire avec un début (ta première inspiration), une pause plus ou moins longue (composée d'événements agréables et désagréables), et ton dernier souffle-*expire* (que l'on nomme la mort). On dira que tu as eu une belle vie, une vie moyenne ou carrément une vie d'enfer. Dit autrement, tu exprimes une « histoire-mémoires » qui est ta vie.

Et pourtant, depuis le début, ce n'est qu'une démarche horizontale d'un commencement vers sa finalité.

Alors, je te pose les questions: où se situe ta « verticalisation » ? Où est la reconnaissance de Toi et de ce que tu Es ? Quand vas-tu regarder au-delà des apparences de ce que tu crois être ? Quand vas-tu t'élancer dans la vie, et être dans la vie ? Quand vas-tu te donner le droit à la vie au lieu de te « contenter » de la survie, croyant que c'est cela, ta vie ? Quand vas-tu te donner le droit de te laisser prendre par la vie au lieu de t'opposer à la vie en croyant que la vie est ton adversaire ?

Bien entendu, tu pourrais te dire ou me dire : je sais qui je suis ! Je suis une femme ou un homme, j'ai tel âge, j'ai deux enfants, j'exerce telle profession, je suis ceci ou bien cela et patati et patata...

Attends, tu crois que ça, c'est toi, et que tu prétends te connaître, toi ?... Peut-être ?... Ou peut-être pas ?... Si tu sais qui tu es vraiment, alors explique-moi pourquoi tu lis ce livre.

Pour te connaître, il faut que tu reconnaisses ce que tu es, Toi. Ce qui est toi (ta personnalité) ou ce que tu prétends « être toi » n'est que le reflet de réalités qui s'expriment par ton « Toi » (l'Esprit), mais qui n'existent pas pour toi. Donc, qui es-tu ? Tu ne sais pas qui tu es en dehors des apparences que ton cerveau-corps ressent et projette, par lui et pour lui. Tout ça pour t'offrir une identité que tu crois être tienne. C'est comme lorsque tu es face à un miroir et que tu constates un reflet, un retour vers ton cerveau-corps que tu considères comme étant toi.

Où je veux en venir, me demandes-tu ?

Pour être en vie, être dans la vie, il faut que ton regard se porte au-delà des apparences que ton cerveau-corps utilise pour survivre...

*La première étape* consiste à te redonner de nouvelles références avec un nouveau langage pour rebâtir et ré-expérimenter ta vie avec plus de conscience. Pour ça, il faut que tu te donnes le droit de sortir de tes croyances et de tes non-croyances qui ferment partiellement ou totalement la porte à la Vie. Reconnaître que la porte est partiellement ou totalement fermée est la première étape pour se permettre d'identifier un nouvel horizon et de nouveaux repères.

*Dans la deuxième étape*, tu dois te redonner le droit à ré-ouvrir ou ouvrir encore plus grand cette porte.

*Dans la troisième étape*, tu dois « traverser » cette porte pour te diriger de l'autre côté.

*Dans la quatrième étape*, tu dois reconnaître ce que tu es et ce à quoi tu es relié.

*Dans la cinquième étape*, à partir de ce que tu « reconnais être », tu dois œuvrer avec la justesse dans la voie du Centre pour l'équilibre, l'harmonie, la justesse, l'Unité et la Grande Cause.

Seul toi peux le faire, par toi-même et pour toi-même... Personne d'autre que toi ne peut le faire, seulement toi, si tu t'en donnes le droit ! Cela exige du courage et la certitude de cette autre réalité. Cette certitude s'acquiert avec l'expérience constante de « la reconnaissance de Soi »... Je conviens que ce n'est pas facile, mais cela se fait !

Regarde le graphique suivant avec tout son symbolisme.

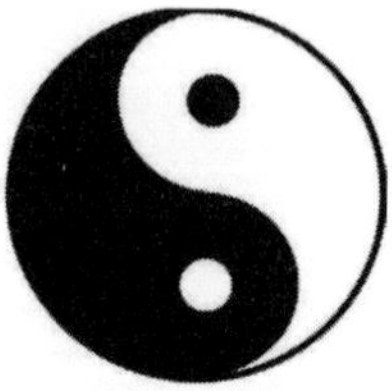

Le symbolisme du TAO correspond à la notion de l'infini, de l'absolu, de la totalité, du Tout, de la Vie. Mais il contient aussi, dans son symbole, la nature de la dualité qui correspond au Principe Féminin, avec son critère d'absolu qui est identifié dans la partie gauche du cercle par la zone opaque avec un cercle blanc, à l'intérieur de cette partie féminine, et qui correspond à la nature temporelle et spatiale de la réalité masculine.

Puis, il y a la correspondance au Principe Masculin, avec son critère d'absolu qui est identifié dans la partie de droite du cercle par la zone claire avec un cercle opaque à l'intérieur de cette partie masculine et qui correspond à la nature temporelle et spatiale de la réalité Féminine. Et il y a cette partie invisible qui sépare le Principe Féminin et le Principe Masculin et qui se nomme : « l'échelle de Jacob ».

En observant le deuxième graphique qui suit, à l'aide du repositionnement et du jeu de la linguistique, nous allons redécouvrir un autre niveau de lecture et prendre conscience de la démarche qu'une femme ou un homme doit faire pour émerger de la notion de survie, reliée au parcours horizontal d'une vie avec son début, une pause et sa finalité, et mettre en place un repositionnement neuro-psycho-socio-organique pour évoluer lentement en conscience vers « une Verticalisation de l'Être » et un retour vers Soi... pour enfin exprimer la Vie au lieu d'être dans la survie...

Reprenons le mot « Survie » : c'est-à-dire, survivre à la mort... La survie ne correspond pas à la vie.

Reprenons l'expression « Sur Vie » : c'est-à-dire, être « sur » la vie, être « sur » La Vie (TAO).

Reprenons cette expression, qui s'écrit à l'horizontale, et repositionnons à la verticale le mot Sur Vie :

$$\frac{\text{Sur} = \text{Sur}}{\text{Vie} = \text{TAO}}$$

Regarde maintenant se mettre en place une nouvelle interprétation linguistique et spatiale qui va nous ouvrir la porte à un nouveau paradigme.

Maintenant, réunifions la nature graphique du symbole du TAO (qui correspond à la Vie) à l'aspect linguistique verticalisé du mot Sur Vie :

**Sur**

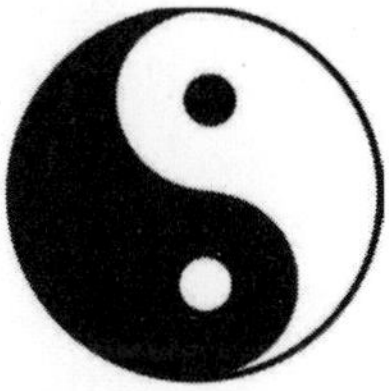

Le langage symbolique nous fait découvrir que nous ne sommes pas dans la vie ni à l'intérieur de la vie, ni en vie, mais plutôt sur la vie... Alors que faire ?

Nous devons aller à la rencontre de la Vie...

Nous devons aller à la rencontre du TAO...

Nous devons remonter cette « échelle de Jacob »...

Nous devons reconnaître notre double nature à Principe Féminin et à Principe Masculin...

Nous devons redécouvrir et comprendre, avec un nouveau langage et de nouveaux repères, les lois qui régissent les mécanismes de fonctionnement de notre univers cérébral (neuro-psycho-socio-patho-organique) qui sont le reflet des univers et des mondes (l'arbre séphirotique).

**«Ce qui est en haut est comme ce qui est en bas» et «Ce qui est en bas est comme ce qui est en haut»...**

Donc, pour être en vie, il faut remonter et s'élancer dans la vie. Être dans la vie, c'est être au-delà des apparences (illusions), c'est se donner le droit à autre chose qui n'existe pas pour ton cerveau.

C'est à cette étape que tout devient paradoxal. Car pour ton cerveau, ce qui ne peut être expérimenté par lui-même (réel, virtuel, imaginaire et symbolique) ne peut être repérable, et cette réalité n'existant pas, elle ne peut être nommée.

Ton cerveau ne peut expérimenter qu'une réalité qui existe dans une nature quantitative ou qualitative. Si la réalité (chose) de nature quantitative ou qualitative est absente, c'est-à-dire qu'il n'y a aucun repère, donc aucune nature de dualité et de comparaison, alors nous nous retrouvons devant un concept symbolisé par les mots et leurs concepts : le zéro, rien, néant, le moins que rien, avant le début et après la fin, ni début ni fin qui, paradoxalement, correspond au Tout, à l'Absolu, le Sans-Nom, l'Innommable... Dieu.

Alors, nous sommes en face du paradoxe d'aller à la rencontre de l'Innommable. Cette potentielle rencontre paradoxale que le cerveau peut expérimenter en réel, virtuel, imaginaire et symbolique, impose une loi qui est elle-même paradoxale : un retrait, une restriction, un oubli total de soi-même et la mort d'une nature symbolique, virtuelle, imaginaire et réelle.

Souviens-toi que la fonction du cerveau est de survivre et d'éviter (en temps réel, virtuel, imaginaire et symbolique) la mort qui peut être elle-même de nature réelle, virtuelle, imaginaire et symbolique, ce qui implique la réalité et la notion de l'Absolu. Il y a également la notion de la réalité de « l'avant-conception et de l'existence » de ton cerveau biologique qui correspond à la non-existence de ce même cerveau biologique, et cela implique de nouveau la même réalité et la notion de l'Absolu.

Encore une fois, nous nous retrouvons à la case départ et, en apparence, nous tournons en rond. Oui et non ! Oui, tu tournes en rond si tu t'accroches à cette dynamique rationnelle, logique, pure et dure ; alors, tout devient illogique et plus rien n'a de sens. Non, tu ne tournes pas en rond si tu fais appel à une autre réalité que ton cerveau utilise plus ou moins adéquatement, d'une façon plus ou moins régulière. Cette autre réalité se nomme de différentes façons : intuition, langage du cœur, lâcher-prise. Elle est un autre type d'ouïe qui te permet d'être à l'écoute de ce Silence qui est le... « Ça », « **l'Empreinte sacrée** », que tu ressens sans comprendre ni réaliser ce que ton cerveau expérimente. Cette écoute est le tremplin pour l'expérience de ce qui Est. Et « ce qui Est » se montre à toi lorsque tu te donnes le droit d'ouvrir la porte, de regarder et de reconnaître l'autre réalité qui est le reflet de « Toi »...

Si tu as la patience, le désir ardent et le courage d'émerger de ton monde de survie, d'aller à la rencontre et de reconnaître le « Ça » ou « **l'Empreinte sacrée** », alors peut-être que tu (ta partie neuro-psycho-socio-organique) vivras en conscience une expérience intemporelle d'être à l'intérieur du « Ça » et de réaliser que tu n'as jamais été à l'extérieur ni séparé du « Ça ».

Si tu te donnes le droit de répéter l'expérience le plus souvent possible, alors ton cerveau, par l'empreinte primordiale, choisira l'option de devenir un relais entre ce monde temporel et le « Ça », « **l'Empreinte sacrée** ». Lorsque ton cerveau aura expérimenté ce repositionnement, alors ce sera le début de « la verticalisation » de ta réalité, avec la dissolution graduelle de ta courte histoire-mémoire de survie de « mort-vivant » pour débuter une histoire-mémoire de Vie d'être vivant qui se nomme « un Humain » et qui remonte lentement « son échelle de Jacob » pour émerger dans le « Ça ». En d'autres mots, cela veut dire que « tu spiritualises ton corps et *corporifies* ton esprit ».

Revenons à la notion et à la réalité de « l'avant-conception ». Ton cerveau et ton empreinte primordiale n'existaient pas avant la rencontre de deux êtres biologiques (tes parents) qui t'ont conçu. Eux-mêmes avaient un cerveau biologique avec leur empreinte primordiale propre, avec chacun une histoire-mémoire de survie de « mort-vivant » (en tout cas pour la plupart d'entre eux). Cette réalité est nommée par la science comme étant l'hérédité, avec tous ses legs par procuration d'histoires-mémoires toutes reliées les unes aux autres et qui convergent vers toi. Tu les portes en toi. Cela veut dire simplement que tes ancêtres te permettent d'être là, tous tes ancêtres, depuis le début des temps.

Et si, par ce « parcours initiatique », tous tes ancêtres, qui ont sur-vécu, dès leur conception jusqu'à leur mort, t'avaient fait le legs de leurs projet-sens et de leur empreinte primordiale, d'époque en époque, pour te permettre d'avoir « l'Ultime Solution » pour « Vivre » au lieu de survivre ?

Et si ce « parcours initiatique » de tous tes ancêtres s'appelait : la Loyauté Familiale Invisible ?

Dans sa recherche pour la meilleure solution de survie de chaque instant, ton cerveau est relié, aussi loin qu'il lui est nécessaire, à ces mêmes ramifications ancestrales (même les plus lointaines). Par son empreinte primordiale, ton cerveau a des réactions neuro-psycho-socio-patho-organiques qui sont le reflet et l'image de ses mêmes ramifications ancestrales. **« L'Empreinte sacrée » est la première étape de ton parcours initiatique pour te permettre d'exprimer à la perfection ton**

**projet-sens en permettant la matérialisation de ton empreinte primordiale...**

À partir de cette réflexion, on peut se demander pourquoi on trahit cette « Loyauté Familiale Invisible » en sortant et en cherchant à rester en dehors de notre empreinte primordiale. Pourquoi cherche-t-on à se maintenir dans l'incohérence, l'injustice, le déséquilibre et se couper de son lien avec « son Origine » ? Pourquoi persiste-t-on à rester en dehors de son empreinte primordiale pour subir les contrecoups de la souffrance de la guérison » ? Pourquoi ne cherche-t-on pas à rester à l'intérieur de son empreinte primordiale et à exprimer à la perfection « **son projet-sens** » ? Pourquoi préfère-t-on continuer dans la démarche « d'horizontalité » pour se diriger vers une finalité qui est incohérente ? Pourquoi ne recherche-t-on pas son empreinte primordiale pour se donner la possibilité de se « verticaliser » et se permettre l'expérience du « Ça » ? Pourquoi ne se donne-t-on pas le droit d'être en paix avec soi-même, avec tous ses ancêtres, avec tous ses descendants et son Absolu ? Pourquoi ne se donne-t-on pas le droit de se guérir, de guérir tous ses ancêtres, tous ses descendants, et d'offrir toutes les souffrances à son Absolu ?

Finalement, on en revient à une seule et unique question : qui sers-tu ?

Tu ne peux servir qu'un seul « maître » : Dieu, l'Innommable, le Sans-Nom... Ou Mammon et ses ramifications comme l'injustice, la trahison, l'incohérence, le déséquilibre et toutes les illusions qui seront les reflets de sa tentation (Sa-tan ta tion) !

Réaliste ou bien moraliste ?

Un messager ou bien un provocateur ?

Être ou ne pas être ?

Faire ou ne pas faire ?

L'équilibre ou le déséquilibre ?

L'harmonie ou l'incohérence ?

La justesse ou l'injustice ?

La joie ou la haine ?

La paix ou la guerre ?

*Exprimer* ton empreinte primordiale ou *renier* ton empreinte primordiale ?

Se « verticaliser » ou maintenir « son horizontalité » ?

S'offrir à « **l'Empreinte sacrée** » ou la renier ?

Servir la Vie ou servir le vice !

Servir l'Innommable, Dieu, ou être asservi au service de Mammon ?

**Et si c'était vrai ?**

Nous savons, cela est un fait, que ton cerveau-corps est relié à la réalité des ramifications d'histoires-mémoires héréditaires.

Schwaller de Lubicz nous offre un aperçu de ce à quoi notre cerveau-corps est relié : « ... à l'Esprit abstrait et il faut un support concret qui, par sa nature, doit être la synthèse, – située dans l'Espace (tous les espaces) et le Temps (tous les temps, passés, présents et futurs), – de la forme à donner à l'Esprit, afin que de lui offrir le corps (cerveau-corps) nécessaire à l'expérience. Par la suite, ce support sera rejeté, laissant pur le nouveau concept. »[1]

En d'autres mots, tu dois spiritualiser ton corps et *corporifier* ton esprit !

1. R.A. Schwaller de Lubicz, *Du symbole et de la symbolique*, p. 54.

Peut-être que notre cerveau-corps est relié à autre chose et à d'autres catégories d'histoires-mémoires, et que nous devons aller à leur rencontre ?

Et si c'était vrai que pour marcher vers et dans cette autre réalité, il faille se redonner le droit à autre chose qu'à des croyances et à des non-croyances qui te maintiennent dans la survie de « mort-vivant » ?

***Et si c'était vrai... !***

## Chapitre 13

# Ce qui tue ton cerveau...
# Ce qui fait vivre ton cerveau...

Chaque époque, chaque peuple, chaque culture, chaque communauté, chaque culte, chaque famille et chaque individu est l'expression d'une empreinte primordiale qui correspond à une position sur l'échiquier neurosociologique, avec dominance à Principe Féminin ou à Principe Masculin qui décrit les cycles des histoires de passés immémoriaux, d'histoires de passés connus, d'histoires du présent et des histoires de futurs qui projettent leur ombrage sur l'image de ce que nous sommes présentement.

Pourtant, ce sont des femmes et des hommes, avec des caractéristiques de droitières, de gauchers, de gauchères et de droitiers, avec leur propre empreinte primordiale, qui ont été, qui sont et qui seront des individus, qui fonderont des familles, qui institueront des cultes, qui construiront des communautés, qui mettront en place des cultures, qui instruiront des peuples, qui donneront la « couleur » des époques et des cycles qui créent l'histoire de notre race : « des apprentis humains en voie d'évolution ».

Oui, c'est toi et moi et tous les autres qui créons ce à quoi nous nous identifions et ce à quoi nous survivons. Prends-en conscience ! Car c'est « Là », à partir de cette reconnaissance de ce que tu es et de ce que nous sommes comme peuple avec sa culture et son culte, que l'histoire, qu'une époque et qu'un cycle se répètent, se transforment ou s'éteignent !

Personne d'autre que **Toi** ne peut « te redonner le droit » à la Vie. Le cerveau-corps, le cerveau-personnalité, le cerveau-couple, le cerveau-famille, le cerveau-communauté, le cerveau-culte, le cerveau-culture, le cerveau-peuple et le cerveau-Humanité appellent à la Vie.

Personne d'autre que **Toi**. Il n'y a que **Toi** qui puisses le faire. Tu es celui qui peut « se redonner le droit » de se transformer lui-même, de transformer ce couple, cette famille, ce culte, cette communauté, cette culture, ce peuple, cette histoire, cette époque, ce cycle et cette humanité.

Prends conscience et reconnais « **ce qui te tue** » : « **toi** », ce cerveau-corps, qui te suicides en t'enlevant le droit à ta langue maternelle, en t'enlevant le droit à la Culture, à la Beauté, à l'Art, à la Musique, à l'Harmonie, à l'Équilibre, à la Justesse, au partage du savoir par « ces professeurs » qui sont les garde-fous de la culture.

Prends conscience et reconnais « **ce qui te tue** » : c'est toi, ce cerveau-corps, et c'est par toi, cerveau-corps, que tu te suicides en t'enlevant le droit à l'intuition qui est le langage du cœur, cette perception globale du Tout et du Rien, cette partie mystique en toi qui est « là » et qui attend que tu l'appelles et que tu échanges avec elle, cette autre partie de toi !

Prends conscience et reconnais « **ce qui te tue** » : c'est toi qui brises ce lien avec l'Unité, avec « le Monde et les Mondes » qui t'entourent, avec leurs Mystères...

Prends conscience et reconnais « **ce qui te tue** » : c'est toi, qui brises la culture... C'est toi qui fais éclater ton Principe Féminin et ton Principe Masculin...

Femme, prends conscience et reconnais « **ce qui te tue** » : c'est toi, qui restes accrochée à ta « neurologie de survie » et qui as perdu ton équilibre, ton harmonie et ton centre ; c'est toi qui te rends esclave d'une civilisation purement matérialiste. Tu n'as pas reconnu ni assumé ta puissance féminine. Tu n'as pas su l'allier avec le meilleur du masculin qui est en toi.

Homme, prends conscience et reconnais « **ce qui te tue** » : c'est toi, qui restes accroché à ta « neurologie de survie » et qui as perdu ton équilibre, ton harmonie et ton centre ; c'est toi qui te suicides en donnant en sacrifice ton pouvoir et ta puissance à ce gourou, à ce tyran, à ce dictateur, à cet ultime territorial qui possède ton monde réel, virtuel, imaginaire et symbolique, qui utilise sans gêne et avec mépris les lois qui régissent ce monde, ton monde, la civilisation... Tu n'as pas reconnu ni assumé ta puissance masculine. Tu n'as pas su l'allier avec le meilleur du féminin qui est en toi.

L'idéologie d'une civilisation tue le côté mystique, ce lien entre l'empreinte primordiale et « **l'Empreinte sacrée** », cette relation sacrée de la nature humaine par le Principe Féminin de chaque femme et de chaque homme, car c'est cette idéologie qui ferme la porte à la verticalisation de l'Être et nous maintient dans la démarche horizontale du court terme par la satisfaction des besoins et des désirs pour et par le pouvoir, pour et par l'argent, pour et par la drogue, pour et par la télé à outrance, pour et par le prestige, pour et par la gloire, pour et par les déséquilibres sexuels, pour et par les croyances et les non-croyances.

« Prends conscience que les civilisations modernes, si évidents que soient ses avantages, constituent une excroissance qui a vidé la femme et l'homme de sa substance interne (son sacré) en la matérialisant... » (Lucien Israël)

Prends conscience et reconnais que tu as désacralisé ta vie : tu as perdu tes croyances et tes non-croyances... Tu as perdu ta Foi... Tu n'as plus de Certitude. Prends conscience et reconnais que Tu es le prédateur et le prédaté de toi-même ! Prends conscience et reconnais que **tu te tiens dans la mort**...

Prends conscience et reconnais « **ce qui te tue** » : c'est toi, cerveau-corps, qui te suicides en t'enlevant le droit à redécouvrir et à comprendre le projet-sens de la grossesse, à évoluer avec la grossesse, à faire naître l'enfant et l'empreinte primordiale, à guider ton enfant, à éduquer ton enfant...

Prends conscience et reconnais « **que tu tues** » ta famille... la famille... la base triangulaire de notre réalité humaine. Tu ne reconnais plus ces petits rituels mensuels de la grossesse qui appelle l'enfant à venir dans ce monde, petits rituels qui sont reliés aux couleurs, aux fleurs, aux prières, aux musiques et aux encens.

Prends conscience que tu ne reconnais plus ton rôle de femme ni ton rôle d'homme pendant la grossesse et après la naissance. Tu ne reconnais plus ton rôle de mère, de père de famille, durant cette période si fragile que sont les treize premières années de vie d'un enfant.

Prends conscience que c'est toi qui remets aux autres ton rôle, ta mission de protecteur et de guide pour ton enfant qui est la double projection de ton projet-sens et de ta position neurosociologique et celle de ton partenaire lors de la conception... Permets à cet enfant d'exprimer son empreinte primordiale, en le connaissant, en le guidant et en le protégeant. Grâce à **Toi**, cet enfant deviendra lui-même.

Prends conscience et reconnais « **ce qui te tue** » : c'est toi, cerveau-corps, qui te suicides en acceptant l'irrationnel, l'illogisme, les images et les informations contradictoires... en croyant que pour vivre dans notre monde, il faut tuer notre monde, il faut polluer notre monde, il faut encourager la haine, la provocation, la violence, la prostitution, le viol, le mensonge, l'hypocrisie, la tricherie, la malhonnêteté, la calomnie, l'envie, la fraude, le vol, le racisme, la drogue et les guerres... **C'est toi, et toi seul, qui donnes droit à tout ça.**

Prends conscience et reconnais « **ce qui te tue** » : c'est toi qui te suicides en désacralisant ta vie, en te faisant croire à l'absence de ce lien entre ton empreinte primordiale et « **l'Empreinte sacrée** », en enlevant le respect de ta vie et de la vie, en tuant la vie, en te tuant.

Tu ne rends plus grâce à la Vie, tu as effacé les petits rituels sacrés de ta vie, tu as fait naître la mort en toi... Tu maintiens la mort en toi... Tu es un « mort-vivant ».

C'est toi qui fais et qui permets tout ça, et ce n'est pas l'autre le responsable, mais *toi.* Et pourtant l'autre est comme toi ! Et ça continue !

Prends conscience et reconnais que ta vie n'a pas de sens, que tu es désorienté et perdu, que tu es le seul responsable de ce que tu vis, qu'il n'y a pas ni coupable ni victime. Il y a « **seulement Toi** » qui soi-disant n'as pas droit ou qui ne se donnes pas le droit à autre chose, à un autre regard, à un autre langage...

Dis-moi pourquoi.

Loyauté familiale invisible ? Croyances et non-croyances ? L'empreinte primordiale ? La non-connaissance de qui tu es ? Et encore combien de raisons qui seront des pièges ? Et pour qui, et pourquoi ?

Prends conscience et reconnais que :

- seulement Toi peux te réveiller...
- seulement Toi peux prendre conscience...
- seulement Toi peux te reconnaître...
- seulement Toi peux être ce que tu es comme femme...
- seulement Toi peux être ce que tu es comme homme...
- **seulement Toi peux être Toi-même... !**

Alors, qu'attends-tu ? Que quelqu'un d'autre le fasse pour toi ?

C'est « Là », ici et maintenant, chaque instant où tu te donnes le droit d'être Toi...

- Agis par ton cerveau.
- Agis pour ton cerveau.
- Agis par offrande.
- Tends ta main.
- Prends la main.
- Par ta main, élève l'autre, et il t'élèvera.
- Sois constant... Sois persistant... Sois insistant...
- Cela se fait chaque instant si tu te donnes droit à chaque instant de choisir et d'agir.

***Et si c'était vrai... !***

## Chapitre 14

# Le cerveau double

Amenons une variante (importante) dans notre réflexion... celle du cerveau double.

Si ton cerveau utilise les deux hémisphères en même temps (gauche et droit) et les deux principes en même temps (Principe Féminin et Principe Masculin), avec une partie ou la totalité des sous-tonalités d'esclave, d'inférieur, de supérieur et de gourou, le tout en oscillant d'une position à l'autre sans jamais se verrouiller sur une position à Principe Féminin ou à Principe Masculin, nous nous retrouvons en présence du « **cerveau double bipolaire** ».

Si ton cerveau utilise en même temps les positions de sous-tonalité correspondant au Principe Féminin (une double position inférieur-esclave) ou correspondant au Principe Masculin (une double position supérieur-gourou), nous sommes en présence du « **cerveau double unipolaire** ».

Et si ton cerveau se donnait la possibilité d'utiliser ces combinaisons multiples de positions neuro-sociologiques en même temps pour une meilleure chance de survie ?... en apparence... !

Si tu es une droitière ou un droitier de nature cerveau double, alors ton cerveau se donne une nuance lui permettant de performer avec plus de mobilité neurosociologique et avec moins d'effets ou de conséquences secondaires en fonction des circonstances et des pressions coercitives internes et externes du milieu.

Étudions le gaucher et la gauchère pour mieux les comprendre.

Si tu es un gaucher de nature cerveau double, ton cerveau, tout en gardant sa position neurosociologique de base à Principe Féminin, se réapproprie la position neurosociologique fantôme à Principe Masculin qui, par ce fait, n'est plus une zone neurosociologique fantôme. Si la pression coercitive externe et interne devient ingérable, ton cerveau se verrouillera en même temps sur les deux positions neurosociologiques d'esclave et de gourou et il sera propulsé et attiré par sa géométrie sacrée de base à polarité masculine (+). Alors tu vas totalement dominer ton monde et lui imposer ta réalité masculine, par ta nature sexuelle masculine. Tu deviens «**le Suprême Gourou**», avec toutes les conséquences neuro-psycho-socio-patho-organiques que cela implique. Soit que tu deviennes « totalement Lumière », soit que tu deviennes « totalement Noirceur ».

Si tu es une gauchère de nature cerveau double, ton cerveau, tout en gardant sa position neurosociologique de base à Principe Masculin, se réapproprie la position neurosociologique fantôme à Principe Féminin qui, par ce fait, n'est plus une zone neurosociologique fantôme. Si la pression coercitive interne et externe devient ingérable, ton cerveau se verrouillera en même temps sur les deux positions neurosociologiques d'esclave et de gourou et il sera propulsé et attiré par sa géométrie sacrée de base à polarité féminine (–). Alors tu seras totalement dominée dans ce monde et tu seras l'offrande ultime au monde, par ta nature sexuelle féminine. Tu deviens l'« **Ultime Esclave** », l'« **Ultime Vierge sacrificielle** », avec toutes les conséquences neuro-psycho-socio-patho-organiques que cela implique. Soit que tu deviennes « totalement Lumière », soit que tu deviennes « totalement Noirceur ».

Voilà **la réalité du cerveau double** !

Par cette nouvelle réalité cérébrale qui s'applique à la droitière et au droitier, il est possible, à cette femme ou à cet homme, de *maintenir sa position* d'empreinte primordiale sans avoir à subir les contre-chocs des bascules cérébrales que le cerveau utilise normalement pour se permettre de vivre une réalité parallèle à son empreinte primordiale, ce qui provoque un état de déséquilibre de survie temporaire ou permanent (comme le pat hormonal, le pat hémisphérique et les verrouillages neurosociologiques). Ceci s'appelle une constellation schizophrénique.

Par cette nouvelle réalité cérébrale de la droitière et de droitier, il est possible, à cette femme ou à cet homme qui a subi une surtension oscillatoire de son empreinte primordiale, de récupérer plus rapidement et efficacement en fonction de cette surtension et de cette empreinte primordiale. Cette réalité en fait un être rarement malade ou qui manifestera les maladies correspondant à la zone cérébrale en surtension. Par exemple, chez une droitière qui a une empreinte primordiale neurosociologique de supérieur-esclave, la force dominante de son empreinte primordiale est celle du supérieur, alors que les nuances secondaires sont celles de l'esclave. Cette femme est donc en surtension sur sa portion neurosociologique d'esclave ; elle manifestera les pathologies atténuées de la droitière sur une position neurosociologique d'esclave qui est contrebalancée par sa portion neurosociologique de supérieur... et ainsi de suite....

Nous pouvons constater la complexité des constats neuro-psycho-socio-patho-organiques qui se mettent en place à la suite d'une pression coercitive externe et interne.

S'ils parviennent à cette nouvelle réalité du cerveau double, la droitière, le droitier, la gauchère et le gaucher auront une très grande capacité et la flexibilité à s'adapter aux pressions coercitives externes et internes du milieu. Ce qui en fait des êtres plus nuancés. Ils exprimeront et rechercheront sans arrêt l'équilibre et l'harmonie dans leur vie. En même temps qu'ils recherchent « la voix du centre », ils vivent le paradoxe d'une plus grande fragilité à cause de leur empreinte primordiale qui peut chevaucher de deux à quatre positions neurosociologiques incluant en même temps une position neurosociologique à Principe Féminin et une position neurosociologique à principe Masculin : esclave-supérieur, inférieur-gourou, esclave-inférieur-supérieur, gourou-supérieur-esclave, esclave-inférieur-supérieur-gourou.

Ces individus expriment et vivent « tout en double » dans leur vie, sur des références réelles, virtuelles, imaginaires et symboliques : deux maisons, deux voitures, deux chats, deux femmes (l'épouse et la maîtresse, l'épouse et le fantasme d'une autre femme en réel, virtuel, imaginaire ou symbolique), deux hommes (l'époux et l'amant, l'époux et le fantasme d'un autre homme en réel, virtuel, imaginaire ou symbolique), deux lieux différents de travail. Ces individus vivent sur deux continents, ils pratiquent deux métiers différents (ingénieur le jour et pompier le soir). Ce sont des acteurs pouvant jouer plusieurs rôles consécutifs de personnages différents. Ce sont des agents doubles idéaux ! Ils achètent toujours en double : deux paires de souliers, deux paires de pantalons etc. Ils visualisent deux films consécutifs ! C'est une vie en double... Cela coûte plus cher et c'est plus compliqué à gérer !

Les pathologies qui seront manifestées auront des critères à double réalité conflictuelle à Principe Féminin et à Principe Masculin en même temps : l'asthme, le psoriasis, double sciatique ! C'est la réalité des cerveaux doubles ! Ils recherchent l'équilibre pour la survie ! Généralement, leur mode d'expression et leurs idées seront ambivalentes : ni oui ni non, mais plutôt un entre-deux, et ce, jusqu'à ce qu'ils découvrent le sens de leur vie en restant dans leur empreinte primordiale et en la respectant.

Les êtres fonctionnant sur le critère « cerveau double » sont androgynes au point de vue neurosociologique (toujours en réel, virtuel, imaginaire et symbolique). Ils sont les premiers reflets du futur qui nous fait un clin d'œil sur l'androgynie humaine et sociale qui émergera bientôt d'une colossale pression coercitive interne et externe de l'égrégore collectif universel ! Que de surprises nous prépare ce futur neuro-psycho-patho-organo-sociologique !

Qu'est-ce qui fait qu'un être humain va exprimer une empreinte primordiale de réalité cerveau double ? La somme des facteurs de puissance des positions neurosociologiques des parents joue un rôle dominant dans l'expression de la réalité de cerveau double ! Il y a l'influence de l'expression consciente ou inconsciente des intentions (ou projet-sens) qui se matérialisent. Par exemple : des parents ont un fils de trois ans, nommé Pierre, qui décède. Alors, les parents vont « refaire » un enfant pour « remplacer » celui qui est mort. C'est ce qu'on appelle un enfant de remplacement; souvent, les parents vont nommer le deuxième enfant du même prénom que l'enfant décédé. Un autre exemple : l'enfant conçu en opposition de désir ou de croyance par rapport au fait qu'il ne doit pas y avoir d'enfant soit avant le mariage ou après le mariage.

Le but de ce chapitre n'est pas de donner un descriptif détaillé de la réalité du cerveau double. Il faut surtout prendre conscience de l'existence de cette réalité. Pour bien la saisir, il faut une compréhension approfondie des mécanismes neurosociologiques décrits dans ce livre.

La complexité du cerveau double impose l'écriture de tout un livre en lui-même, mais la rédaction d'un tel ouvrage exige beaucoup de travail, beaucoup d'observations, d'évaluations à cartographier. Les cerveaux doubles étant des individus très nuancés et très fluctuants, il faut se baser sur un minimum de deux positions neurosociologiques à Principe Féminin et Masculin pour évaluer leurs critères et mettre en place une évaluation détaillée de chaque combinaison de positions.

Je me propose de le faire dans un prochain ouvrage.

## Chapitre 15

# Pour répondre à quelques questions

J'ai regroupé certaines questions qui me semblent être complémentaires à notre sujet et qui apportent plus d'éclaircissements.

**Pourquoi donnez-vous à la fois tant et si peu d'informations sur un sujet aussi vaste ?**

Chaque chapitre du présent ouvrage est un livre en soi. Beaucoup d'autres recherches pourront et devront être faites par différents milieux scientifiques. Par un nouveau langage et de nouveaux repères, ***L'Empreinte sacrée*** est une porte qui a été ouverte sur un monde exceptionnel de faits et de réalités masqués jusqu'à maintenant par nos croyances et non-croyances qui sont des mécanismes de fuite reliés directement à un immense processus de survie collective. C'est à nous, les femmes et les hommes de tous les milieux professionnels, culturels, de cultuels, sociaux, gouvernementaux, familiaux et individuels, d'explorer et d'expérimenter avec justesse l'équilibre et l'harmonie qui s'offrent à nous tous, en nous donnant le droit à un changement de paradigme. C'est seulement après ce choix qu'une nouvelle Réalité prendra forme par nous, pour nous et devant nous, et mettra en place la notion d'être meilleur qu'hier. Jusqu'à maintenant, l'histoire se répète, seul le décor change. « Osons nous donner le droit à autre chose... C'est cela le début de La Liberté. »

**Pourquoi suis- je ce que je suis ?**

Tu es l'expression parfaite d'une empreinte primordiale, reçue par procuration. Tu es la cristallisation des émotions en surtension négatives et positives du projet-sens de tes ancêtres maternels et paternels, et de quelques autres catégories de liens non héréditaires, qui t'ont créé et te permettent d'être ce que tu es. Tu es l'expression d'une colossale « pensée maternelle » et d'une colossale « pensée paternelle », qui se sont projetées sur cet écran spatio-temporel pour te permettre de jouer un scénario dont tu es l'acteur. Tu es l'expression parfaite d'une empreinte primordiale qui est liée à « **l'Empreinte sacrée** »...

**Alors pourquoi suis-je une femme ou un homme ?**

Disons que lors de ta conception, tes parents exprimaient consciemment ou inconsciemment, par leur propre réalité personnelle de femme et d'homme, une position neurosociologique de survie à Principe Féminin et/ou à Principe Masculin, propre à leur état émotionnel de l'instant. Ce qui fait que si tu es de sexe féminin, c'est que ta mère exprimait une puissance neurosociologique à Principe Féminin ou à Principe Masculin plus forte que celle de la position neurosociologique à Principe Féminin ou à Principe Masculin de ton père. C'est ce qui te permet d'avoir une empreinte primordiale très nuancée et d'exprimer des critères neurosociologiques très différents de ceux d'une autre femme. Par exemple, tu es une femme droitière qui exprime une empreinte primordiale neurosociologique de supérieur, ce qui veut dire, en d'autres mots, que tu es une femme droitière en pat hormonal sur le Principe Masculin et que si tu sors de cette empreinte primordiale, tu seras en état de déséquilibre et tu mettras en place, lors du retour en équilibre sur ton empreinte primordiale, toute une série de pathologies correspondant à cette empreinte primordiale. Ta vitesse de reconstruction (vagotonie) sera en fonction de la position neurosociologique de ton empreinte primordiale. Si tu es de sexe masculin, c'est que ton père exprimait une puissance neurosociologique à Principe Féminin ou à Principe Masculin plus forte que celle de la position neurosociologique à Principe Féminin ou à Principe Masculin de ta mère. Par exemple, tu es un homme droitier qui exprime une empreinte primordiale neurosociologique d'esclave, ce qui veut dire, en d'autres mots, que tu es un homme droitier verrouillé en pat hormonal sur le Principe Féminin et que si tu sors de cette empreinte primordiale, tu seras en état de déséquilibre et tu mettras en place, lors du retour en équilibre sur ton empreinte primordiale, toute une série de pathologies correspondant à cette empreinte primordiale. Ta vitesse de reconstruction (vagotonie) sera en fonction de ton empreinte primordiale.... Et ainsi de suite.

**Si nous voulons concevoir un enfant, avons-nous intérêt à faire attention à l'environnement, à notre position neurosociologique, à nos états d'âme et à ce que nous désirons pour l'enfant?**

La réponse est oui. Beaucoup de choses et de concepts doivent être pris en considération. Il faut prendre conscience que permettre qu'un enfant soit conçu et prenne forme dans cette réalité est l'acte le plus sacré qui existe, car cet enfant, de sexe féminin ou de sexe masculin, sera la cristallisation de l'empreinte primordiale et la somme de vos intentions négatives et positives ainsi que de la somme des projets-sens de tous vos ancêtres. Cela combiné aux différentes catégories d'histoires-mémoires reliées à vous, c'est une somme colossale d'informations dans ta banque de données. Toutes les empreintes primordiales sont reliées à

« **l'Empreinte sacrée** ». Si déjà tu en prends conscience, c'est un bon départ ! Souviens-toi de la notion « de vapeur d'eau » que l'enfant récupère à son premier *inspire* seulement, et de la portée que cela aura sur ses centres énergétiques qui se nomment des chakras. Une compréhension et un travail très précis peuvent être mis en place pour rendre la réalité de l'enfant plus harmonieuse et équilibrée. Je vais développer ce sujet dans un prochain livre.

**Est-il préférable de dormir toujours à la même place dans son lit (seul ou en couple) ?**

Plusieurs choses doivent être prises en considération : la position de ton empreinte primordiale, les conditions de santé dans lesquelles tu te situes, tes objectifs du lendemain, le type d'attitudes et d'actions que tu auras à utiliser dans la journée. Je m'explique : si tu dors toujours à gauche dans le lit durant un nombre variable d'heures, ton cerveau passe sur le mode de reconstruction (vagotonie) à Principe Féminin et exprimera, durant sa période nocturne, les réalités du Principe Féminins, c'est-à-dire, le sommeil plus léger par son état de réceptivité accentuée, et dans la période d'activité diurne, tu seras plus passif, plus rêveur, plus méditatif, plus séducteur, légèrement dépressif et ainsi de suite. Si tu dors toujours à droite dans le lit, durant un nombre variable d'heures, ton cerveau passe sur le mode de reconstruction (vagotonie) à Principe Masculin et exprimera, durant sa période nocturne, les réalités du Principe Masculin, c'est-à-dire le sommeil sera plus profond, et dans la période d'activité diurne, tu seras plus actif, plus dans la performance, plus macho, plus agressif, les objectifs seront atteints plus rapidement et ainsi de suite. Il est suggéré de changer de place périodiquement pour rééquilibrer les hémisphères cérébraux du Principe Féminin et du Principe Masculin. Ceci s'appelle « le repositionnement neuro-spatial », et la meilleure façon d'observer et de ressentir les effets, c'est d'expérimenter par toi-même le jeu des positions sur l'échiquier neurosociologique.

Je te suggère d'utiliser le graphique correspondant aux positions neurosociologiques. Mets le graphique à plat sur une table, dans la même orientation que ton regard, et au fur et à mesure que ton regard se réoriente, en même temps, ton graphique va suivre cette réorientation, et tu vas redécouvrir que ton cerveau se repositionne constamment sur l'échiquier neuro-spatio-psycho-sociologique. Maintenant, expérimente, réfléchis, mets en place des changements de position neuro-spatial, et fais un constat logique et rationnel de tes réactions cérébrales par rapport à ton environnement ! Alors, au boulot et amuse-toi. À l'intérieur de l'atelier-formation de la « Nouvelle Diplomatie Neurosociologique cerveau gauche-cerveau droit, Principe Féminin-Principe Masculin », nous expérimentons, par différents exercices, ce concept avec toute la compréhension, l'implication et la logique du repositionnement neuro-spatio-sociologique.

**La communication dans la famille, avec les amis ou au travail n'est pas toujours facile... Que puis-je faire ?**

Je te suggère en premier lieu de reconnaître les droitières, les gauchers, les gauchères et les droitiers. En deuxième lieu, utilise les critères d'observation que j'ai énumérés dans le livre : l'orientation alimentaire, les effets de l'alcool, le type de voiture utilisée, le mode vestimentaire et ainsi de suite... à la suite de ces observations, tu pourras graduellement identifier sur quelle position neurosociologique telle ou telle personne se situe, et tu sauras utiliser sagement et diplomatiquement cette compréhension. En te donnant le droit, le désir, la volonté, la patience, avec un peu de travail et le temps de mettre en place cette « nouvelle diplomatie neurosociologique », tu vas augmenter d'une façon magistrale la qualité de ta relation et de ta communication avec les autres, et tu pourras graduellement mettre en place une relation de partenariat. Si en plus, tu prends l'habitude de te positionner à la gauche de ton interlocuteur et de lui exprimer calmement vers l'oreille gauche ton message, tu viens de passer à un autre niveau de « relation-communication ». Cette recommandation utilise la compréhension de la géométrie sacrée et des critères du Principe Féminin relié à la réception et à l'écoute, ce qui va faciliter grandement la réception de ton message et permettre à l'autre de s'orienter vers une attitude d'écoute, de partage, d'action, plutôt que vers des réactions de la nature d'une confrontation. Tu devras expérimenter et observer la différence entre le message donné du côté gauche et celui donné du côté droit. La réussite d'une meilleure communication est à ta portée, c'est à toi de décider ce que tu recherches.

**Dans une équipe sportive, est-il préférable d'avoir seulement des gauchers ou des gauchères pour augmenter les chances de succès de l'équipe ?**

Disons que cela serait explosif entre partenaires et que les adversaires risqueraient de gagner parce qu'il y aurait trop de pénalités de la part de l'équipe des gauchers ou des gauchères. N'oublie pas comment le gaucher fonctionne ni ce que tu dois faire pour le faire passer sur le mode Principe Masculin, et éviter les problèmes... N'oublie pas comment la gauchère fonctionne, et ce que tu dois faire pour éviter qu'elle s'ennuie (toujours au moins deux objectifs...). N'oublie pas, elles et ils deviennent des machines à récupérer *le* territoire qui devient *leur* territoire. Elles et ils ont tendance à « voir rouge » rapidement et perdre le contrôle... C'est pour ça qu'il est bien, pour l'équilibre de l'équipe, d'avoir un rapport de « un pour trois » d'équipières gauchères-droitières, d'équipiers gauchers-droitiers, car ils vont s'aider mutuellement à évoluer vers une victoire plus probable. De plus, il faut mettre en application la notion des repères de positionnement neuro-spatio-sociologique qui correspond à la nature propre de chaque individu de l'équipe.

## Est-ce que l'empreinte primordiale d'un individu peut être un avantage ou un désavantage dans la hiérarchie sociale ?

Il n'y a pas de meilleure ou de moins bonne position neurosociologique ! Comme il n'y a pas de meilleure ou de moins bonne empreinte primordiale ! Une fois que nous avons redécouvert et accepté notre empreinte primordiale, nous sommes dans une position d'équilibre, d'harmonie et de justesse. Nous sommes « une pierre d'angle » et il faut avoir l'humilité de l'accepter et de chercher à devenir meilleur à l'intérieur de cette empreinte primordiale. Lorsque la pression coercitive interne et externe devient ingérable pour le cerveau-corps (neurologie de survie), il met en place une série de solutions de survie, de fuite, qui vont s'appliquer dans un processus d'application en cascade : 1) la notion d'être droitière, gaucher, gauchère ou droitier, 2) la mini-maxi schizophrénie, 3) les croyances et les non-croyances, 4) le pat hormonal, 5) le pat hémisphérique, 6) les maladies. Cette notion de fuite provoque la sortie de notre empreinte primordiale et met en place un état de déséquilibre temporaire ou permanent. Lorsque nous sommes en dehors de notre empreinte primordiale, nous sommes dans une position de déséquilibre, d'incohérence, de fragmentation et d'injustice. Nous devenons « une fracture et un éclatement neuro-psycho-patho-sociologique ».

Par exemple, si un individu désire monter dans la hiérarchie sociale, il doit reconnaître et accepter sa position d'empreinte primordiale et savoir s'y maintenir avec sagesse pour le plus grand bien de l'individu et de la communauté. Sinon, l'individu se retrouve en surtension et il risque de déclencher le mécanisme cérébral neurologique de survie et de mettre en place un état de fuite par la mini-maxi schizophrénie dans une hiérarchie qui ne correspond pas à sa propre réalité d'empreinte primordiale. Il devient en déséquilibre pour lui-même et pour la société, qui risque de vivre des ralentissements et des incohérences dans son mode de fonctionnement. Toute la cascade de décisions et d'actions-réactions posées le seront dans le sens du déséquilibre de l'individu qui aura imposé les mauvais choix par « son déséquilibre » et par son manque de sagesse. Ainsi, une position neurosociologique d'empreinte primordiale d'inférieur-supérieur fait d'un individu un excellent subalterne ; il va pouvoir gérer la pression coercitive interne et externe qui correspond à son empreinte primordiale. Mais si l'individu est repositionné hiérarchiquement en supérieur-inférieur, il va vivre un état de surtension permanent, il ne pourra pas gérer la pression coercitive interne et externe du repositionnement : une pression trop forte sur ses épaules ou bien un niveau de responsabilité trop lourde, un manque de connaissances et de compréhension, un ego sur-développé à cause de ce repositionnement... Alors, l'individu deviendra problématique dans son mode de fonctionnement avec des incohérences dans les décisions et les directives qu'il imposera à ses subalternes. Économiquement, il n'est pas rentable pour la structure.

Il faut savoir que ce domaine de la hiérarchie, combiné à la réalité de l'empreinte primordiale, est un monde très complexe et très nuancé. Il y a beaucoup à faire et à refaire pour permettre à chacun d'entre nous d'être en équilibre et en harmonie à partir de son empreinte primordiale. Beaucoup d'échanges, de réflexions, d'humilité, de sagesse, de courage. Des décisions seront nécessaires. Elles devront être prises pour mettre en place de nouveaux critères d'éthique visant une nouvelle société dont les fondations seront l'expression de l'équilibre, de la justesse, de l'harmonie pour l'Unité. Dans ce repositionnement éthique et social, il ne faut pas chercher à être bon, mais il faut être meilleur !

**Ma fonction professionnelle m'amène à faire souvent des partages et des conférences en public et ou en privé. Est-ce**

**qu'il y a une réalité neuro-spatiale pour se positionner et être apte à passer un certain type de message pour des objectifs spécifiques ?**

Assurément ! Votre position sur l'estrade, sur le podium, sur une scène, à la télé, sur les photos, dans les journaux, autour d'une table de réunion d'affaires ou politiques, l'aménagement de votre bureau de travail, votre relation-communication avec une autre personne et, en plus, des objectifs précis que vous voulez atteindre... votre position, donc, doit être méticuleusement établie, car elle fera la différence entre être écouté, reçu, approuvé ou au contraire observé, confronté à de fortes oppositions avec peu d'issues.

Le monde des communications verbales, visuelles et spatiales est exprimé avec beaucoup de légèreté et d'incohérence. De nombreuses personnalités politiques, militaires, d'affaires, professionnelles et du spectacle se font prendre aux nombreux pièges des positions neuro-spatiales qui offrent un reflet précis de leur vraie nature ainsi que des incohérences qu'ils expriment par leur position neuro-spatio-sociologique. À partir d'une photo de deux chefs d'État assis côte à côte et qui « échangent », le cerveau, qui constate, lit et reçoit les informations, sait exactement celui qui est en position neurosociologique de force et celui qui est en position neurosociologique de faiblesse. Ou bien, devant deux chefs d'État debout côte à côte, vous savez neuro-spatio-sociologiquement qui est le leader et qui est le deuxième. C'est à l'intérieur de l'atelier-formation que nous découvrons ensemble toute la mécanique et la logique de ce processus de positionnement neuro-spatial et de ses conséquences !

**Est-il vrai que le pourcentage des blessures graves et morbides est plus élevé chez les militaires gauchers que chez les militaires droitiers ?**

Il est fascinant de constater, dans les journaux, que les statistiques démontrent cette réalité et que malheureusement rien n'est fait pour mettre en place une procédure pour diminuer radicalement ce haut niveau de mortalité ou de blessures graves. Tout est relié à la notion d'être ou de ne pas être sorti de l'empreinte primordiale avec le processus de survie fuite et du repositionnement sur l'échiquier des positions neurosociologiques en fonction des pressions coercitives externes et internes que subit l'individu dans un contexte précis. Pour ça, il faut maîtriser la mécanique du jeu de positions sur l'échiquier neurosociologique et comprendre la subtilité des différences entre les droitières et les gauchères, entre les gauchers et les droitiers. En utilisant un nouveau langage et de nouveaux repères reliés à la compréhension de la neuro-psycho-patho-sociologie, des solutions concrètes peuvent être mises en place pour diminuer les pertes et améliorer les résultats !

**Vous parliez des aliments de type « yin » et « yang » ... ?**

De nombreux livres ont été écrits sur ces orientations alimentaires, celle de type « yin » étant reliée à la réalité féminine, et celle de type « yang » étant reliée à la réalité masculine. Mon objectif, en décrivant le choix de l'orientation alimentaire en rapport avec la position neurosociologique de l'individu, a été de suggérer d'être attentif à cette réalité alimentaire et non d'en élaborer les différentes caractéristiques.

**Je suis un professionnel de la santé, croyez-vous que cela peut être utile pour moi d'utiliser ces nouvelles informations neuro-psycho-socio-patho-organiques et la réalité du repositionnement neuro-spatial pour mes patients ?**

Beaucoup d'informations ont été données pour être utilisées afin d'améliorer la qualité du service à une clientèle précise. Dans un premier temps, je vous suggère d'utiliser ces informations pour aborder différemment vos patients : droitière, gaucher, gauchère, droitier. À la suite de l'évaluation et du diagnostic de la condition de votre patient, vous pourrez avoir une idée plus précise de sa position neurosociologique. Par exemple, devant une jeune femme droitière atteinte de diabète... Cela vous donne déjà une information précise à savoir quelle est en pat hormonal avec une position neurosociologique de supérieur à Principe Masculin. Un homme droitier souffrant d'arythmie cardiaque et d'hypoglycémie... Cela vous donne déjà une information précise à savoir qu'il est en pat hormonal avec une position neurosociologique d'inférieur à Principe Féminin. Et ainsi de suite...

Puis-je vous suggérer d'approfondir et d'explorer, d'une façon plus pointue, votre évaluation et vos questions concernant le diagnostic de la pathologie avec les nouveaux critères de positions neurosociologiques à Principe Féminin et à Principe Masculin ? Cette étape demande de la recherche, de la réflexion, du lâcher-prise sur vos croyances et vos non-croyances et un nouveau regard sur votre compréhension de l'être humain. Mais quand vous aurez suffisamment fait de constats et de confirmations sur ce que vous avez observé, expérimenté, réfléchi et discuté, vous pourrez envisager d'établir une réorientation thérapeutique correspondant à votre diagnostic et à votre spécialité. En fait, la seule chose qui va se transformer, c'est la compréhension de la problématique de votre patient. Cette meilleure compréhension vous permettra d'offrir des étapes d'expertises et d'évaluations qui seront plus pointues et rapides. Vous pourrez offrir un support thérapeutique plus adéquat et performant et permettre ainsi une amélioration plus rapide de la condition de votre patient. Cela va vous demander un certain temps pour vous réajuster ; alors, il faudra être *patient* avec vous-même...

Je lance un appel urgent à tous les professionnels de la santé et à leurs dirigeants : à l'époque de vos vingt ans, lorsque vous vouliez sauver le monde (et vous sauver, sans en prendre conscience), vous vouliez être les meilleurs pour ceux qui, plus tard, seraient devant vous, vous demandant de l'aide. Tout ce qui peut améliorer la condition d'un être humain, à partir de ma compréhension et de mes recherches, est maintenant à votre portée. À vous de continuer à réaliser le rêve de vos vingt ans. S'il vous plaît, au nom de ceux qui souffrent et attendent tellement de vous, créez des centres de santé nouveaux (hôpitaux, cliniques, maisons de convalescence, maisons de retraite, mais aussi des centres de cures thermales et des centres de thalassothérapie) respectueux de toutes les nouvelles données que je vous offre.

### Avons-nous des sociétés avec une position neurosociologique à Principe Féminin et à Principe Masculin ?

La réponse est oui. Différentes sociétés existent, et elles sont à l'image de leur égrégore culturel, de leurs dirigeants, de leur peuple, de leurs communautés, de leurs villes, de leurs villages, de tous les citoyens qui expriment leur projet-sens. Si les citoyens expriment un égrégore culturel de positions neurosociologiques à Principe Féminin ou à Principe Masculin, alors ils mettront en place l'expression parfaite de leur état d'équilibre et de déséquilibre...Ils devront en assumer la responsabilité et les conséquences. La même réalité existe pour nos religions, pour nos politiques, pour notre science...La même réalité existe pour nos sociétés déséquilibrées, nos sociétés d'injustice, d'incohérence, et complètement déconnectées de l'Unité. La même réalité existe pour chacun d'entre nous, toi, moi et les autres... Cette réalité existe parce que tu ne te donnes pas le droit d'être l'expression d'équilibre, de justesse, d'harmonie pour l'Unité ni de savoir reconnaître et accepter humblement ton empreinte primordiale qui est liée à « **l'Empreinte sacrée** ». Redécouvre ton empreinte primordiale et tu redécouvriras **la position de « la Pierre d'assise » que tu es.**

**Combien y a-t-il de catégories de droitières, de droitiers, de gauchères et de gauchers ?**

Il y a quatre catégories pour chacun. Les catégories sont d'ailleurs décrites dans ce livre. Il s'agit maintenant de les repérer et d'en faire des partenaires !

**Existe-t-il des couples hétérosexuels avec une dynamique homosexuelle virtuelle, et vice versa ?**

Lorsque des partenaires expriment une position neurosociologique de même principe (féminin ou masculin), alors le couple qu'ils forment est dans une dynamique homosexuelle virtuelle. Par exemple, une droitière de base (♀Dre, –1) et un gaucher de base (⚥Gc, –1 ♀) vont exprimer une dynamique homosexuelle virtuelle inconsciente, avec toutes les conséquences que cela implique. Et bien sûr, ce phénomène se retrouve aussi chez des couples homosexuels qui expriment alors une dynamique hétérosexuelle.

*Et si c'était vrai... !*

## Chapitre 16:

# Une porte s'est ouverte... (synthèse)

Beaucoup de livres parlent et donnent des indices sur le monde des femmes et des hommes avec des caractéristiques propres à leur monde et leur sexe, mais rares sont ceux qui vont plus loin que les apparences de la femme et de l'homme.

*L'Empreinte Sacrée* est une réflexion, un nouveau regard, un nouveau langage et de nouveaux repères qui vont au-delà des apparences de la femme et de l'homme. Il apporte une nouvelle compréhension de la neurosociologie et du jeu de force des positions neurosociologiques d'esclave, d'inférieur, de supérieur, de gourou reliées au Principe Féminin et au Principe Masculin de la femme et de l'homme.

*L'Empreinte Sacrée* est la redécouverte et la compréhension de l'empreinte primordiale, pierre d'assise de l'Empreinte Sacrée. C'est la prise de conscience et la compréhension du fait que tu es trop souvent en dehors de l'empreinte primordiale. C'est la redécouverte et la compréhension profonde de l'équilibre, de la justesse, de l'harmonie et de l'Unité.

*L'Empreinte Sacrée*, c'est une nouvelle compréhension de cette femme droitière et de cette femme gauchère, si différentes l'une de l'autre par leur mode de fonctionnement neuro-psycho-socio-patho-organique. Elles sont si différentes dans leur dynamique de regard social et sexuel (domaine professionnel et familial). Leur dynamique sociale, leur potentiel de maladies psychologiques et physiques tant à Principe Féminin qu'à Principe Masculin sont totalement différents. C'est une nouvelle compréhension de cet homme gaucher et de cet homme droitier, si différents l'un de l'autre par leur mode de fonctionnement neuro-psycho-socio-patho-organique. Ils sont si différents dans leur dynamique de regard social et sexuel (domaine professionnel et familial). Leur dynamique sociale, leur potentiel de maladies psychologiques et physiques tant à Principe Féminin qu'à Principe Masculin sont totalement différents.

*L'Empreinte sacrée*, c'est la possibilité de se repositionner en s'offrant le tremplin d'une relation de partenariat face à soi-même et face aux autres, une autre façon d'aborder et de comprendre la femme et l'homme en permettant de mettre en place un espace de réflexion, de recherche, d'exploration et d'expérimentation sur cette dynamique relationnelle si complexe et diversifiée du rapport de force constant qui existe entre les différentes positions neurosociologiques à Principe Féminin et à Principe Masculin dans une société multiculturelle et « multicultes ».

*L'Empreinte Sacrée*, c'est la compréhension des Principes Féminin et Masculin, apportant des réponses et des solutions pour ceux et celles qui veulent autre chose que du recyclage d'idées, pour ceux et celles qui n'en peuvent plus de voir que le décor change mais que l'histoire reste la même.

Pour les professionnels de la santé, des services sociaux, des services d'ingénierie, des services judiciaires, des structures corporatives, des structures militaires et politiques, qui attendent tous et recherchent tous de nouvelles voies d'accès, *l'Empreinte*

*Sacrée* est un repositionnement social et économique. Par des solutions pacifiques et plus humaines, par un nouveau langage et de nouveaux repères logiques, rationels et scientifiques sur la réalité neurosociologique de l'être humain. *L'Empreinte Sacrée*, c'est aussi pour chacun d'entre vous, où que vous soyez sur la planète, que vous ayez un métier ou non (je considère qu'être une maman au foyer est un métier à plein temps).

Réalise que tu as complété la lecture du livre ***L'Empreinte Sacrée***, et que tu as ainsi commencé à intégrer la Nouvelle Diplomatie NeuroSociologique, Cerveau Gauche-Cerveau Droit, Principe Féminin-Principe Masculin.

La portée (ou l'envergure) de ce livre est grande et le contenu, très dense, demande une attention particulière pour mettre en place la compréhension globale de ce concept. Je suis conscient que cela te demande de relire sporadiquement certains chapitres pour en saisir la portée et en comprendre toutes les ramifications. Si tu choisis de le faire, tu devras fournir un effort volontaire pour être attentif à ce que tu es dans ta vie de tous les jours... et lentement, tu constateras des faits, des événements, des émotions, des réactions, et même des maladies, qui correspondent à ce que tu viens d'apprendre dans ce livre.

Si tu persistes dans ta démarche, alors la richesse du message deviendra une réalité concrète pour toi et tu n'auras qu'à repositionner ton langage, ta situation neuro-spatiale et ta façon d'être face à toi-même et face aux autres en fonction de ton ressenti et de l'objectif que tu veux atteindre. Lentement, tu verras prendre forme en toi, à partir de toi, par toi et pour toi, la conscientisation de ton empreinte primordiale, car tu expérimenteras plus d'équilibre, plus de justesse et plus d'harmonie dans ta démarche intérieure, dans ta santé psychologique et physique, dans ta vie de couple, dans ton milieu familial, dans ta dynamique sociale et dans ton milieu de travail.

Je te le redis encore et encore : cela ne se fera pas tout seul, car tu devras choisir de t'impliquer et d'expérimenter, par toi-même et pour toi-même, cette démarche qui sera ton parcours initiatique pour remonter cette « échelle de Jacob » qui te permettra de redécouvrir ton empreinte primordiale et d'aller à la rencontre de **l'Empreinte sacrée**. Tu devras devenir un observateur de toi-même en utilisant la notion de « Restriction » (être en retrait).

Tu pourras me dire que tu n'as pas le temps pour ça ! Mais tu as du temps pour répéter les mêmes habitudes et les mêmes réflexes de survie dans une dynamique de prédateur-prédaté ! Tu as du temps pour convaincre les autres de tes revendications en t'accrochant aussi longtemps que possible à tes croyances et à tes non-croyances qui te démontrent que tu es en survie.

Ça, tu ne le vois pas ; cela s'appelle une mini-maxi schizophrénie !

Alors, prends du temps pour toi. Tu en as. Prends du temps pour « ouvrir une porte » à un nouveau langage et à de nouveaux repères, à la Nouvelle Diplomatie Neurosociologique Cerveau Gauche – Cerveau Droit, Principe Féminin – Principe Masculin, car ce choix et cette attitude vont te permettre de retrouver lentement ton équilibre, la justesse, ton harmonie, la Joie et la Paix dans l'Unité que tu recherches tant.

*L'Empreinte Sacrée* offre la possibilité de lendemains meilleurs pour chaque individu qui, à son niveau et selon sa propre empreinte primordiale, façonne nos sociétés et peuple notre planète.

Cela nous oblige à ouvrir notre champ de conscience sur des sphères totalement nouvelles et nous offre une compréhension très différente de notre réalité sociologique de femmes et d'hommes, de notre relation avec l'Absolu, avec le Sans-Nom...

Les ouvrages qui suivront celui-ci seront dans l'esprit de la dynamique de l'échiquier neurosociologique.

Ouvrons encore une autre porte : **dans l'impossible, il y a tous les possibles !** Il faut seulement avoir la clef pour ouvrir cette porte.

L'essentiel (l'essence du Ciel) est l'Amour. Et c'est l'Amour qui te fera remonter « l'échelle de Jacob ». Recherche l'équilibre, la justesse et l'harmonie, alors la Paix et la Joie s'installent dans ton cœur.

Et souviens-toi que « Amour » signifie que tu es soleil et que ta vraie nature est Lumière.

**Je te dis donc à bientôt.**

# Une pensée de départ... pour se retrouver plus tard !

*Être, c'est faire* (Platon) ; alors, qui es-tu ?

*Faire, c'est être* (Socrate) ; alors, que fais-tu ?

*Être ou ne pas Être* (Shakespeare) ; Alors, as-tu choisi ?

*Doo... Be... Doo... Be... Doo..*! (Frank Sinatra); alors, c'est la joie !

Pour communiquer avec l'auteur ou pour obtenir des informations sur les conférences, les formations et les séminaires, les lecteurs sont invités à correspondre aux adresses suivantes :

Institut Mayol Québec : Tél. : 1-450-562-5386
Cel. : 1-450-712-0773
Courriel : *mayol@total.net*
*www.institutmayol.com*

Mayol Europe's : Tél. : 0-820-398-629
*wwwinstitutmayol.com*

Il est à noter que pour en savoir plus sur la démarche proposée dans le livre « L'Empreinte Sacrée » et l'approfondir par une dynamique de groupe, un atelier-formation se donne régulièrement. Cet atelier, « La Nouvelle Diplomatie Neuro-Sociologique par cerveau gauche heure droit, principe féminin principe masculin », s'étale sur 6 jours et permet de vivre l'expérience et d'intégrer en profondeur du concept relié à la notion neurosociologique du Principe Féminin et du Principe Masculin en interaction.

# Annexe 1

# Principe féminin

Activité physique minimale
Art
Atonie – aplasie
Attente
Beauté
Charme
Compréhension
Contemplation
Convivialité
Couleurs nuancées
Création
Culte
Culture
Dépression
Désordre
Désorientation
Détail
Dévouement
Dialogue
Domination (elle est dominée)
Écoute
Émotion
Esclave
Esthétisme
Famille
Films non violents
Géométrie sacrée : atlas C1
Imagination
Infériorité (se sent dans l')
Insatisfaction (frustation)
Intelligence
Intuition
Irrationalité
Langage
Libido (jalousie)
Lune
Lymphatisme
Méditation
Multitâches
Nervosité
Œstrogène
Oisiveté
Parole

Passivité
Pensée
Poésie
Prière
Proie (prédatée)
Psychisme
Réceptivité
Récupération lente
Repos
Rêve
Rituel
Romantisme
Sacré
Sauveuse
Sédentarisme
Séduction
Sensibilité
Sexualité complexe
Sommeil
Spiritualité
Vénus
Vision globale
Vision
Voix aiguë
Yin

## Annexe 2

# Principe masculin

Action
Activité physique mâle
Ame intérieure (simplicité)
Analyse
Attitude fluctuante
Attachement aux faits
Bilieux
Court terme
Couleurs neutres ou froides
Déduction
Don (principe)
Dialogue limité
Expansion
Films reliés au territoire, violents
Géométrie sacrée : axis C2
Esthétisme primaire
Gourou
Imbus de lui-même
Inhibition (drogue)
Intelligence de base
Intolérance
Jalousie
Logique
Linéaire
Macho
Mars
Mathématique
Méthode
Moteur
Muscle
Ordre
Orientation
Objectif
Pathologie
Performance
Prédateur
Profession masculine
Rationalité
Réalisateur
Respiration
Récupération rapide
Réflexion
Sanguin

Satisfaction
Sauveur
Science
Sexualité simple (courte durée)
Supériorité
Sociabilité
Stimulation (drogue)
Testostérone
Taciturnité
Territorialité
Tonie – aplasie
Vérité
Vitalité
Voix grave
Yang

## Lexique

# Cartographie cérébrale

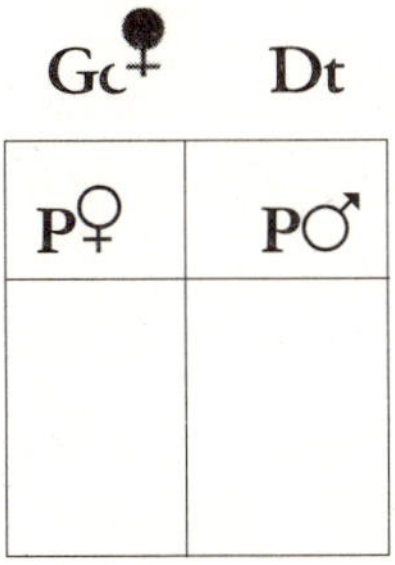


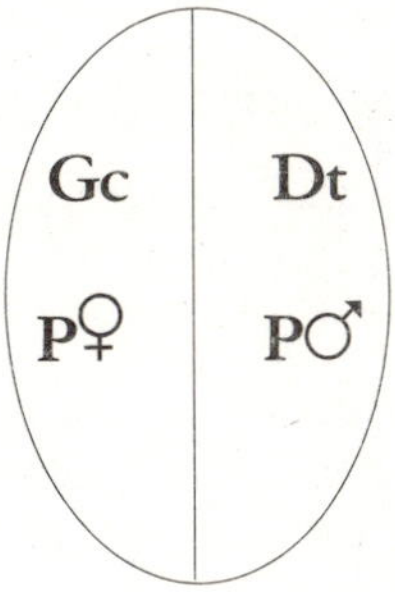


| | |
|---|---|
| C gc | ↔ cerveau gauche |
| C dr | ↔ cerveau droit |
| ♀ | ↔ sexe féminin |
| ♂ | ↔ sexe masculin |
| P♀ | ↔ principe féminin |
| P♂ | ↔ principe masculin |
| | ↔ sexe féminin + principe masculin |
| ⚥ | ↔ sexe masculin + principe féminin |
| ph | ↔ pat hormonal |
| pH | ↔ pat hémisphérique |

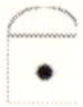 ↔ verrouillage

 ↔ verrouillage principe féminin

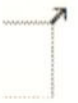 ↔ verrouillage principe masculin

P ↔ prédateur

p ↔ prédaté (proie)

macho ½ + 1, + 2, + 3 ↔ principe masculin ½ + 1, + 2, + 3

séductrice ½ + 1, + 2, + 3 ↔ principe féminin ½ + 1, + 2, + 3

dépression + 1, 2, + 3

½ + 1, + 2, + 3 ↔ degré de...

Gourou ↔ gourou ↔ verrouillé

Supérieur ↔ supérieur ↔ non-verrouillé

Inférieur ↔ inférieur ↔ non-verrouillé

Esclave ↔ esclave ↔ verrouillé

• ↔ cerveau biologique ↔ CB ↔ présent

•→ ↔ CB vers le futur

←• ↔ CB vers le passé

 ↔ CB vers le futur – gourou

 ↔ CB vers le futur – supérieur

 ↔ CB vers le passé – inférieur

 ↔ CB vers le passé – esclave

C1 ↔ Atals ↔ 1$^{re}$ cervicale ↔ P♀

C2 ↔ Axis ↔ 2$^{e}$ cervicale ↔ P♂

Stimulateur ↔ augmente

Inhibiteur ↔ diminue